数理医学丛书 3

眼科人工智能

杨卫华　迟　玮　主　编

科学出版社

北　京

内 容 简 介

本书系统阐述了人工智能技术在眼科学领域的研究进展与应用实践，涵盖眼底疾病、白内障、青光眼、眼表疾病等主要眼科疾病的智能诊疗方法，以及手术机器人、虚拟现实、智能装备等前沿技术的创新应用。全书共 14 章，从基础理论到临床实践，详细介绍了基于眼底彩照、OCT 影像的人工智能诊断技术，糖尿病视网膜病变、高度近视等疾病的智能筛查方法，并探讨了眼科数据库建设、商业转化及未来发展趋势。

本书内容严谨、实用性强，可供眼科医生、医学研究人员和人工智能领域从业者参考使用，也可作为眼科专业医学生的学习资料。

图书在版编目（CIP）数据

眼科人工智能 / 杨卫华，迟玮主编 .-- 北京：科学出版社，2025.6 .--（数理医学丛书）.-- ISBN 978-7-03-081589-7

Ⅰ. R77-39

中国国家版本馆 CIP 数据核字第 20259V3H41 号

责任编辑：张艺璇　沈红芬 / 责任校对：张小霞
责任印制：肖　兴 / 封面设计：陈　敬

科 学 出 版 社 出版
北京东黄城根北街 16 号
邮政编码：100717
http://www.sciencep.com
北京建宏印刷有限公司印刷
科学出版社发行　各地新华书店经销
*
2025年6月第 一 版　开本：720×1000　1/16
2025年6月第一次印刷　印张：20 1/4
字数：390 000
定价：158.00元
（如有印装质量问题，我社负责调换）

《眼科人工智能》编写人员

顾　问　孙兴怀　张少冲
主　编　杨卫华　迟　玮
副主编　戴　琦　万　程　许言午　贾志超　肖　鹏　陈新建
编　者　（按撰写章节排序）
　　　　杨卫华　深圳市眼科医院，南方医科大学深圳眼科医学中心
　　　　迟　玮　深圳市眼科医院，南方医科大学深圳眼科医学中心
　　　　万　程　南京航空航天大学
　　　　王　斌　上海鹰瞳医疗科技有限公司
　　　　康刚劲　西南医科大学附属医院
　　　　徐曼华　西南医科大学附属医院
　　　　王妍茜　西南医科大学附属医院
　　　　赵越越　西南医科大学附属医院
　　　　许言午　华南理工大学
　　　　方慧卉　人工智能与数字经济广东省实验室（广州）
　　　　戴　琦　温州医科大学附属眼视光医院
　　　　叶宇峰　温州医科大学附属眼视光医院
　　　　张祖辉　温州医科大学附属眼视光医院
　　　　陈新建　苏州大学
　　　　石　霏　苏州大学
　　　　陈亦棋　浙江省人民医院
　　　　陈　焕　浙江省人民医院
　　　　牟敬锋　深圳市眼科医院，南方医科大学深圳眼科医学中心
　　　　肖　鹏　中山大学中山眼科中心
　　　　贾志超　金陵科技学院
　　　　许　薇　金陵科技学院
　　　　李　笠　福州大学附属省立医院
　　　　洪向前　深圳市眼科医院，南方医科大学深圳眼科医学中心
　　　　张大磊　上海鹰瞳医疗科技有限公司

"数理医学丛书"序

　　现代医学与数理学科相交叉是今后医学科学和数理科学发展的一个重要研究方向，它具有十分重要的科学意义和广泛的应用价值。严格地讲，数理医学不仅是一门关于医学与数学的交叉学科，同时它还涉及计算机科学、物理学、信息论及数据科学等。其目的不仅是重构人体内部组织器官、病灶等的几何形状，确定组织、血管等的相对位置，以及生成解剖信息的定量描述，而且预测疾病的发生与转归、阐明疾病的发生机制、揭示医学的内在规律，这些功能有助于医生制定精准的诊疗方案，实现为患者造福的终极目标，对促进人类健康具有重要意义。

　　数理医学学科具有如下几个鲜明特点。

　　1. **多学科深度交叉与融合**：数理医学涉及医学、数学、统计学、物理学、计算机科学、信息论、数据科学与人工智能等学科。其研究的对象和问题、解决问题的方法和工具以及结论的意义都具有鲜明的多学科深度交叉与融合的特点。

　　2. **理论与实际需求密切结合**：数理医学研究的目的之一是解决临床医学提出的重大科学问题和实际需求问题。为了达到这一目的，需要新的数学思想、理论与方法以及高效的科学算法，通过数学建模、数值模拟、软件开发及临床试验和应用，制定合理的医疗方案，研制高端的医疗设备，达到造福患者的终极目的。因此，理论与实际密切结合是数理医学的特点之一，同时也是本丛书的特色之一。

　　3. **传统学科与大数据、人工智能等新兴学科的高度匹配与相容**：由于我国患病人数多、医疗数据庞大，研究医学大数据分析技术和应用大数据挖掘与分析算法是不可避免的。但是，我国不少医疗数据以碎片化、孤岛式存储，这些数据还属于传统的统计学范畴，因此统计学将发挥重要作用。上述现状意味着数理医学目前具有传统的统计学与现代的大数据、人工智能等新兴学科高度匹配与相容的特点。

　　人民健康是关乎国计民生的大事，是经济、社会发展的基础。实现国民健康长寿，是国家富强、民族振兴的重要标志，是实现"健康中国"的重要组成部分。随着社会经济的发展和生活水平的提高，民众对健康的需求与日俱增，当今科学技术的巨大进步使得智能诊疗应运而生。智能诊疗的目标是使诊断治疗精准、高效、低损害、低成本，主要是通过高端精准医疗设备和手段，尽可能地减小临床实践的不确定性，实现智能诊断和治疗，同时尽量将损伤控制到最低程度。因此，根据国家重大战略需求，深入开展智能诊疗领域的基础研究及关键技术研发，提升我国相关领域自主创新能力, 构建和完善适合我国国情的智能诊疗体系, 对于保证在涉及国计民生领域不受制于人, 具有十分重大的意义。

智能诊疗是一种多学科交叉的高精尖科技, 需要医学、信息论、数据科学、统计学和数学等学科协同合作和推进。医学影像的高效精准分析是智能诊疗的核心, 高效精准的医学影像分析有助于及时准确预测和识别疾病, 科学制定治疗方案, 适时实施手术导航和量化评估治疗效果。由于是特定成像设备对人体器官和组织的信息进行采集和反馈成像, 医学影像高效精准分析需要处理反演、非刚性、小样本、多模态、多序列等问题, 因此数学在其中起着不可替代的基础性作用。对于当今国际关注的医学影像分析与疾病智能诊疗, 已有的相关方法和技术面临着巨大挑战, 需要新的思想、理论、方法和技术才能获得更加清晰的图像、更加丰富精准的信息和更加快速的处理能力, 这也是数理医学所关注的重要内容。

宏观上讲, 数理医学一方面为智能诊疗提供了理论基础, 另一方面也为智能诊疗提供了方法论。事实上, 智能诊疗包括两方面: 智能诊断和精准治疗, 它可以通过现代医疗设备及生命科学等学科中的一些先进现代技术, 实现对患者的智能诊断与精准治疗, 在保证精准的同时尽可能将损伤控制到最低程度。智能诊疗的最终目标是以最小化的医源性损害、最低化的医疗资源耗费使患者获得最大化的效益, 这对造福患者、提高人类健康水平具有十分重要的意义。

"数理医学丛书" 重点介绍数理医学这一领域内的重大科学问题, 探索和发展该领域内的核心技术。希望通过对数理医学的研究, 能够提升我国在该领域的研究水平、应用能力和核心竞争力, 推进我国在高端医疗装备 (特别是医学影像设备等) 和诊疗手段方面拥有先进的自主知识产权, 为提高民众健康水平, 实现民众看病 "少跑路、少花钱、看好病" 这一惠民目标, 做出我们力所能及的贡献。同时, 在实际问题驱动下促进数学学科的原创发展, 增加数学学科新的研究增长点, 实现多学科交叉融合和协调创新。

孔德兴

于杭州玉泉

2024 年 9 月 3 日

前　　言

随着人工智能（AI）技术的迅猛发展，医疗领域正经历着一场深刻的变革。特别是在眼科学领域，人工智能的应用不仅提高了疾病筛查和诊断的准确性，还显著提升了临床治疗的效率和效果。本书旨在系统梳理和介绍这一领域的最新研究进展及应用实践，汇集众多研究者和临床专家的智慧和成果，力求为读者呈现一幅全面而详细的眼科人工智能研究全景。

眼科学作为医学的一个重要分支，涵盖了眼底疾病、白内障、青光眼、眼表疾病等多个方面。传统的眼科诊疗依赖于医生的经验和技能，但随着眼科疾病的复杂性增加，以及患者数量的增长，传统方法的局限性愈发明显。人工智能技术的引入，为眼科诊疗提供了新的解决方案。

人工智能在眼科的应用主要体现在眼底影像分析、疾病风险评估、诊断辅助、手术机器人和智能装备创新等方面。通过机器学习和深度学习等先进算法，人工智能可以从大量的眼科影像等数据中提取有价值的信息，辅助医生进行快速而准确的诊断。

近年来，基于眼底彩照的人工智能研究方法取得了显著进展。深度学习图像处理技术在眼底疾病筛查和诊断中的应用较为系统，基于此开发出了一系列高度近视眼底风险人工智能分级方法和语义分割方法。这些技术提高了诊断的准确性，也为高度近视的预防和治疗提供了重要的参考依据。同样，在糖尿病视网膜病变的研究中，人工智能技术极大地提升了筛查效率和诊断精度，为糖尿病患者提供了更好的视力保护。

在白内障和青光眼领域，人工智能研究也取得了显著成效。人工智能不仅可辅助筛查和诊断，还在手术规划和术后管理中发挥了重要作用。通过人工智能辅助测量和多模态影像融合，青光眼的早期发现和诊断精度显著提升。

眼科手术机器人和虚拟现实技术的结合，使复杂眼科手术的精准性和安全性大幅提升。在机器人辅助下，医生可以进行更为精细的操作，减少手术风险和患者痛苦。虚拟现实技术不仅提升了医生的培训质量，还为患者提供了新的治疗手段和康复方式。

我们的研究团队在眼科人工智能领域做出了诸多探索和贡献，致力于将最先进的人工智能技术应用于眼科疾病的筛查、诊断和治疗。通过与多家医疗机构合作，我们建立了大规模的眼科影像数据库，开发了多种创新的人工智能算法，并在临床应用中取得了显著效果。基于深度学习的眼底彩照分析系统在高度近视和糖尿病视网膜病变筛查中表现出色，该技术得到了广泛的临床认可。同时，我们在白内障和青光眼的人工智能辅助诊疗方面也取得了重要进展，相关研究成果在国内外顶级期刊上发表，并获得了多项发明专利。

眼科人工智能的研究不仅局限于单一疾病的诊疗，还包括多模态、多任务的智能系统开发，以及跨领域的研究，如由眼部表现预测全身疾病。我们相信，随着技术的不断进步和应用的深入，人工智能将在眼科诊疗中发挥越来越重要的作用。

本书由多位业内专家和学者共同撰写，涵盖了从基础理论到临床应用的广泛内容。在此过程中，主编团队特别重视研究方法的严谨性和临床应用的实用性。每一章中涉及的研究内容都依据详尽的实验设计和数据分析整理而成，力求为读者提供科学、可靠的参考资料。

尽管如此，我们深知，眼科人工智能这一新兴领域正处于快速发展之中，新的技术和应用不断涌现。本书难免存在疏漏和不足之处，我们将继续关注这一领域的发展动态，并在后续版本中不断更新和完善相关内容，力求为读者提供前沿的研究成果和应用实践。

在此，我要感谢所有参与本书编写工作的国内外专家和团队成员，感谢他们的辛勤付出和智慧贡献，并感谢所有读者对我们工作的支持和理解。本书的出版得到了深圳市科技计划项目（JCYJ2024081352704006）的部分资助。希望本书能为广大眼科医生、智能眼科研究人员和相关从业者提供有价值的参考，共同推动眼科人工智能技术的发展与应用。

杨卫华、迟　玮

2025 年 5 月

目　　录

第1章 眼科人工智能概述

人工智能（artificial intelligence，AI）是计算机科学的一个分支，旨在开发智能机器，使它们能够像人类一样进行学习、推理、判断和决策。人工智能包含许多子领域和技术，如自然语言处理、计算机视觉、机器学习、深度学习网络等。随着计算机技术和数据处理能力尤其是图像处理技术的不断提升，人工智能的发展和应用越来越成熟和深入，目前已被广泛应用于医疗保健、金融、交通运输、制造等领域。

由于大量眼科疾病特征须通过影像工具进行捕捉，与人工智能快速、准确和易用的优势相辅相成，眼科学已成为人工智能应用最广泛的学科，其应用已涵盖眼科疾病的预测和诊断、治疗和干预、预防和管理等疾病全管理流程。本章从人工智能及其相关算法的发展过程、眼科学与人工智能技术的碰撞、中国智能眼科技术的发展现状三个方面对眼科人工智能进行概述。

1.1 人工智能及其相关算法的发展过程

早在20世纪70年代，斯坦福大学就研发了一套命名为MYCIN的自动化系统并成功应用在医疗服务上，开启了人工智能在医学领域的应用研究（图1-1）。其使用大量假设状态制定决策原则，以筛选合适的抗生素，在临床测试的表现堪比感染性疾病专家。这种由使用事实和规则性描述编码并通过计算机进行运算的"专家系统"形成的临床决策制定能力，是第一个成功运行的人工智能模式，能在有限的临床范畴内良好工作，但是由于医疗领域的变化性和复杂性，医生很难手动编码所有相关的临床信息规则，所以无法大范围推广应用。

20世纪90年代，这种方法逐渐被机器学习和深度学习方法所取代。机器学习（machine learning，ML）可通过算法直接在样本数据库中学习"规则"，不需要手动编码。经典机器学习方法需要人为选取特征，先对测量数据或特征进行标记［如光学相干断层扫描（OCT）图像上的视网膜厚度］，然后再进入样本数据集对已知的标记进行训练，模型训练的效果主要取决于所选取特征的分辨能力。

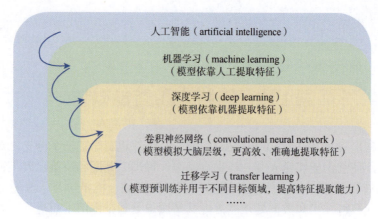

图1-1　人工智能算法模型的发展

近年来，为解决繁复的医学特征提取任务，机器学习的分支——深度学习网络（即通过算法自动挖掘数据中存在的特征）开始崭露头角。20世纪末，科学家们通过模拟大脑这一目前已知的唯一具有高度认知能力的系统，研发出具有更好识别效果和更复杂结构的深度学习算法——人工神经网络（artificial neural network，ANN）。ANN擅长自动分类任务，所以其在20世纪90年代进入医学领域后迅速被试用于临床，在输入端输入一组患者的相关特征后，系统会在输出端自动输出诊断。2012年，新的深度神经网络（deep neural network，DNN）诞生，在几乎所有的测试中表现出了远超其他统计学学习方法的特征提取能力。与ANN相比，DNN层数更多，可利用较少的人工神经元进行高效的学习。

卷积神经网络（convolutional neural network，CNN）是一种专门用来处理具有类似网格结构数据的神经网络，如时间序列数据（可视为时间轴上规律采样形成的一维网络）和图像数据（可视为二维像素网络）。随着大量注释数据的训练，CNN在本质上实现了计算机进行视觉图形识别的构想。CNN也是最适合图像数据的深度学习网络架构。早在2015年就有报道称深度学习CNN模型在特定图像的识别任务中已经达到人类的水平。

迁移学习（transfer learning）是近年来一种广受欢迎的深度学习策略，指一个预训练模型被重新用于另一个任务中。迁移学习具有小数据、可靠性和个性化的优点。迁移学习应用广泛，尤其是在工程界，无论是语音识别中应对不同地区的口音，还是通过电子游戏的模拟画面前期训练自动驾驶汽车。在医疗领域，亦有研究使用基于迁移学习的深度学习方法用于肺炎、恶性肿瘤、年龄相关性黄斑变性、糖尿病黄斑水肿等疾病分类，获得了较高的准确率、敏感度和特异度。

目前，以深度学习为基础的人工智能已经在医疗领域崭露头角，特别是在那些容易定义的临床任务中，包括 1D 信号（如心电图）、2D 或 3D 医疗图像（如眼底彩照或 OCT 图像）或结构性的电子版医疗记录。在眼科学、皮肤病学、肿瘤学、放射学等主要通过视诊、影像检查的学科，人工智能的发展尤其迅速。

1.2　眼科学与人工智能技术的碰撞

　　眼球是全身唯一可以直视血管的部位，眼球发生的病变不仅代表眼部局部的病变，同时还往往与全身多个脏器有千丝万缕的联系，这引起了医学、计算机、脑机科学等多个学科专家的关注。并且，眼科学对影像学检查依赖性强，影像资源丰富，如眼底照相、OCT、裂隙灯显微镜照相、荧光素眼底血管造影（FFA）、眼超声，以及各种角膜、眼表、睑板腺成像等数据每年呈指数级增长，大量的影像学资料为机器学习和深度学习提供了海量的图像数据源（主要包括多模态眼科图像和可以量化的临床指标），这些资源有助于人工智能辅助眼科疾病自动筛查和诊断系统的研发，为人工智能在眼科的应用提供了良好的基础。

　　自 2016 年首批运用深度学习筛查糖尿病视网膜病变的论文发表以来，人工智能特别是深度学习在眼科领域的研究数量呈现爆发式增长。研究病种从最初集中于糖尿病视网膜病变（diabetic retinopathy，DR）、年龄相关性黄斑变性（age-related macular degeneration，AMD）、青光眼，逐渐向早产儿视网膜病变（retinopathy of prematurity，ROP）、白内障、角膜病等其他疾病扩展，人工智能在眼科诊疗中的临床应用涵盖了眼部病变或特征的自动检测和定量、眼部疾病的自动筛查、基于人工智能的诊断分级，以及视网膜治疗和预后疾病模型中的临床决策支持等疾病诊疗流程中的各个环节，研究内容从模型算法到临床验证再到经济价值评估，层层深化。

　　由于基于人工智能的眼科智能模型可以在无须医生干预的情况下，自动对患者眼底图像进行客观判断和分析并给出诊断意见和建议，具有高效、易于广泛推广等优点，能够有效地辅助医生进行病情诊断，不仅提高了眼科医生的工作效率，也极大地缩短了患者的候诊时间，在很大程度上缓解了眼科医疗资源不足、分布不均的现状。因此，推动眼科人工智能的发展和应用在临床诊断方面具有重大意义。

　　不过，尽管目前在各种已发表的论文中，人工智能系统对于相关疾病的诊断和病情评估的准确率、敏感度和特异度优秀得令人咋舌，但因为实验中训练和验证数据的限定与真实世界复杂环境有着巨大的差异，所以人工智能系统广泛应用于临床尚未完全实现。设备型号的不同、图像的标准化问题及算法的黑盒问题都需要时间来解决，但这一切都无法阻挡人工智能发展的脚步。

1.3　中国智能眼科技术的发展现状

我国是人工智能领域的研究大国，在此领域有全球最大论文发表数，已经成为领军者。最早在2017年，湖州师范学院医学人工智能重点实验室杨卫华就提出了"智能眼科"概念，其核心理念是将包括人工智能技术在内的一系列智能技术与眼科医学相结合，融合先进的智能技术，推动眼科疾病筛查、诊断、治疗、监测和预测技术的不断提升，为眼病患者提供更准确、更快速、更全面且个性化的医疗服务。2018年10月12日，中国第一个智能眼科学组依附于中国医药教育协会正式成立，这对于中国智能眼科的发展有着标志性的意义。智能眼科这一领域的出现既源于中国医学科研的创新活力和智能眼科专家的齐心协力，又受益于因基数庞大的患者而积累的海量眼科医学数据及强大的软硬件智能技术支持。

此后，中国智能眼科领域涌现出了许多卓越的智能眼科技术。例如，2017年，中山大学林浩添教授团队研发的先天性白内障人工智能诊疗决策平台CC-Cruiser，标志着中国智能眼科当前这一阶段爆发的开始。该智能眼科技术可用于先天性白内障的诊断、风险评估和提供治疗建议，并在 *Nature Biomedical Engineering* 杂志上以《前途远大的机器学习》（"Auspicious machine learning"）为题作为封面文章，成为当期的精选新闻。2018年，中山大学何明光教授团队运用10万余张眼底图像成功训练出自动筛查威胁视力的糖尿病视网膜病变的技术，其诊断准确率高达95.5%，相关研究发表于 *Diabetes Care*，并受到国际同行的高度认可。2019年，林浩添教授团队研发了超广域眼底照相人工智能系统，中山大学张秀兰教授团队推出了首个青光眼人工智能手机应用"IGlaucoma"，杨卫华教授团队研发了针对中心性浆液性脉络膜视网膜病变的智能诊疗技术等。2022年，北京同仁医院魏文斌教授团队开发了可识别多种疾病的视网膜人工智能诊断系统（retinal artificial intelligence diagnosis system，RAIDS），澳门科技大学张康教授联合张秀兰教授共同研发了基于眼底彩照预测青光眼发病和进展的深度学习系统。2023年，林浩添教授团队使用晶状体照片开发"LensAge指数"，其基于深度学习的生物年龄，用于自我监测与年龄相关的疾病和死亡风险，成果发表于 *Nature Communications*。这些技术在特异度、敏感度、稳定性等多个方面超越了人类专家，为早期大规模筛查致盲眼病和精准诊断疑难眼病提供了可能性。

中国智能眼科技术在医疗机构的临床实践工作中展现了强大的发展势头，这些技术的成功应用使得智能眼科技术逐渐融入眼科临床实践，尤其是为基层眼科和人群筛查提供了新的解决方案。为了将这些先进技术应用于临床实践，许多研发团队积极主导应用开发和临床测试，并与企业单位展开合作，推动智能眼科领域的产品化；同时，针对国际上智能眼科临床研究方法、技术评价和产业规范缺乏标准化的问题，中国医药教育协会眼科影像与智能医疗分会和智能医学专业委员会主导、回顾和总结了国内外智能眼科相关研究，撰写并发布了多项临床标准。2019年8月，中山大学袁进教授牵头中国医药教育协会智能医学专业委员会智能眼科学组起草并通过了《基于眼底照相的糖尿病视网膜病变人工智能筛查系统应用指南》。2020年8月10日，深圳硅基智能科技有限公司的"糖尿病视网膜病变眼底图像辅助诊断软件"、上海鹰瞳医疗科技有限公司（Airdoc）的"糖尿病视网膜病变眼底图像辅助诊断软件"通过了国家药品监督管理局（National Medical Products Administration，NMPA）批准，并获得医疗器械三类证。2021年9月，由张秀兰教授、百度智慧医疗许言午教授、杨卫华教授共同牵头，联合中山大学中山眼科中心、广东省医疗器械质量监督检验所、中国信息通信研究院、南方科技大学、深圳市眼科医院、北京康夫子健康技术有限公司等27家单位，共同参与制定了我国首个关于眼底彩照数据质量控制规范的团体标准——《眼底彩照标注与质量控制规范》（T/CAQI 166-2020），并发表在中华医学会旗下的《中华实验眼科杂志》和英文期刊 *Intelligent Medicine*。

这一项里程碑式应用不仅标志着中国智能眼科进入技术商业化转化阶段，同时也意味着相关疾病领域的标准数据集和临床试验标准逐渐趋于完善。目前，我国的人工智能研究已经逐渐渗透到眼科的各个领域，包括视网膜疾病、白内障、青光眼、角膜病等，并紧密与大数据、产业相结合，相信不久将会有大批方便医生及患者的新型人工智能设备上市。

第2章 基于眼底彩照的人工智能研究方法

2.1 概　　述

随着成像设备的不断更迭和医学影像研究的不断进步，在医疗过程中可以获得越来越清晰的人体整体或部分的内部组织影像。通过这些影像，医生可以迅速地锁定患者病情病灶，得出准确的结果。遗憾的是，医疗影像在临床诊断各个方面的普及仍然面临医师资源匮乏的严重问题。相关研究显示，我国目前存在超2亿的眼病患者，而有眼科执业医师资格的医生人数不足5万，医院的眼科诊室长期人满为患，医生工作量巨大。除此之外，对眼底图像的诊断十分依赖医生的个人状态和经验，不同的医生诊断结果可能不一致，特别是在复杂的病例中，基于形态学的诊断是十分主观的。因此，深度学习的不断发展使人工智能用于协助医疗诊断，为医生提供医疗图像病灶的诊断建议，提高诊断的效率及准确性。

眼底彩照的获取不需要散瞳和麻醉，具有无创快捷的特点，而从简单的一张照片中却能得到大量有用信息：视网膜、血管、黄斑区、视杯和视盘等具体形态一目了然。这些信息都是重要的临床诊断依据，不仅能提高眼底病的检测准确性从而进行治疗，还有助于对身体其他部位疾病的早期发现与诊断。进行眼底彩照常规筛查，为用户诊断眼底疾病的类别也是目前临床十分热门的项目，其诊断系统同样面临着超负荷工作的状态。和对糖尿病的视网膜检测不同，眼底彩照常规筛查会面临更多样的眼底情况，涉及的病种更复杂，接受筛查的用户也更广泛。除此之外，由于这个项目属于基础性工作，除了大型医院外，基层社区或偏远地区的小型医院也会进行这项筛查。鉴于医疗资源缺乏且水平参差不齐，通过智能诊断筛查为医生提供辅助及建议非常有意义，不仅可以提高医生诊断准确性，也能减轻诊断的负担。

深度学习是机器学习领域中的一个重要组成部分，随着许多大数据集的出现，硬件的不断进步促使计算力提升，以及学者们不断对算法进一步优化，深度学习已经在各个领域达到甚至超过了人类水平，如各器官的医学影像检测方向、棋类博弈、人脸识别等。在计算机视觉领域，以卷积运算为基础的神经网络，即卷积神经网络可以在低参数量的情况下显著提高图像检测的准确性，达到其他网络无法企及的高度。对于人类肉眼能识别出的特征，甚至是无法观测到的差异，神经网络都有能力提取特征并进行学习。而对于眼底疾病的诊断，以前大多依赖医生观察眼底彩照中的病灶区域并进行分析，这也表明了眼底彩照中具有能观察到的病变特征，这为通过深度学习分析彩照并诊断提供了可能性。卷积神经网络在图像的旋转、尺度变换等方面具有良好的适应性，且能通过相对少的参数对二维、三维数据进行特征提取，因此特别适用于图像分类、分割。使用卷积神经网络对视网膜病变的病灶分割、对眼底彩照的图像分类诊断，使其在图像处理领域的优势得到发挥，能弥补当前医疗诊断资源不足的短板，这方面的研究具有重要的研究意义和实际应用价值。

　　本章将论述视网膜眼底图像和人体眼底构造的相关背景知识、后续章节使用到的多种图像预处理方法、深度学习理论中卷积神经网络使用的重要方法与模块，为后续章节的算法模型搭建提供理论基础。接着以高度近视视网膜病变为例，介绍高度近视风险分类的总体算法流程和具体方法，以及基于深度学习的高度近视病灶分割算法。最后，阐述一种基于模型融合的眼底多病种诊断方法，可实现小样本标签病种的精确诊断。

2.2　眼底结构

　　眼球是人体的重要器官，医学上"眼底"的定义是眼后节的底部。数码眼底照相机是获取眼科影像最常用的仪器之一，它能够获取清晰的视网膜彩色眼底图像，并且操作简单，采集的图像分辨率较小，易于存储和远程传输。在眼科临床检查中，数码眼底照相机采集的通常是每只眼睛的后极部45°眼底图像，该图像可以很好地显示出视盘区域及黄斑区域的形态学变化。图2-1所示为以黄斑中央凹为中心的45°眼底图像，展示了包括视盘、黄斑、血管等在内的眼底基本结构。

　　图2-1中央的区域被称为黄斑，是人眼的光学中心。而黄斑中央颜色较暗的椭圆形凹陷被称为黄斑中央凹，是眼球结构中视力最敏锐的部位。当黄斑中央凹出现出血或萎缩时，人眼视力将遭受极其严重的损伤。位于图中部偏左侧，呈现亮黄色的圆盘状结构被称为视盘（optic disc，OD）。OD是眼底最

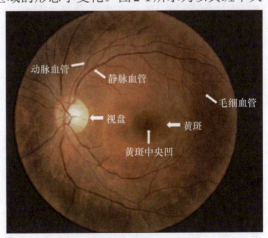

图2-1　眼底基本结构示意图

重要的基本结构之一，其大小和位置可以作为多种眼底疾病的诊断依据，在临床检查中具有重要意义。同时 OD 也是眼底中央动、静脉的汇集处，在 OD 中央可见放射状的多支血管，其中鲜红色的大血管为动脉，暗红色的大血管为静脉，末端细小的为毛细血管。眼底血管的形态变化可以直观反映出如静脉阻塞等多种眼底病变，在一定程度上也能够反映出其他脏器血管的情况。

2.3 图像预处理

在医学影像领域，图像数据的预处理步骤尤为重要。一方面，不同医院使用的拍摄仪器和参数不同，临床采集的眼底图像的大小、光照、对比度等特征的差异较大，且影像采集受到操作人员和仪器的不稳定性影响，眼底图像容易出现虚焦、噪声干扰、过曝光或欠曝光等一系列影响清晰度的问题。图像质量增强方面的预处理在一定程度上可以去除眼底图像中的噪声干扰，强调目标区域，从而提高后续病灶识别和分割的效果。另一方面，由于数据获取和样本标注的成本高昂，可直接用于算法模型搭建的高质量临床数据获取十分困难，因此医学影像数据集往往规模较小。但深度学习网络模型的训练往往需要大量的数据，在小规模的医学影像数据集上，模型非常容易出现过拟合的问题。过拟合指的是在训练阶段模型参数过分拟合于数据，而在测试阶段对未知数据的预测能力较差。为了减缓过拟合，需要对眼底图像进行数量上的增广，通过一系列数据增广操作扩充数据集，增加样本丰富性，从而提高模型的鲁棒性，使模型在未知的数据集上具有更好的泛化能力。

2.3.1 图像质量增强

图像质量的一般定义是在特定的目标应用场合下图像视觉效果的好坏。对它的评价标准包括曝光度、清晰度、对比度、噪声等多个方面的指标。图像质量增强就是改善图像的视觉效果，有选择性地强调某些有用的图像特征，并且抑制那些不感兴趣的特征，从而使得待检测的物体或区域更加突出。

在医学影像领域，尤其是在视网膜眼底图像分析领域，不同机构采集眼底图像的成像设备的性能不同，且图像的质量受采集过程中操作人员和患者配合度的影响较大。我们需要通过图像质量增强操作来对不同视觉效果的眼底图像进行预处理，提高通用关键特征的可检测性，为后续的特征提取、图像分类、病灶分割等任务打下坚实可靠的基础。通常可以在空间域或频域上进行图像质量的增强。其中，空间域法是逐像素点地对输入图像进行操作的直接增强方法，主要包括灰度对比度拉伸、直方图均衡化等逐点运算方法，以及图像平滑、中值滤波和锐化等邻域运算方法；频域法则是在图像的变换域内进行系数修正的间接增强方法，利用傅里叶变换，该方法将输入图像映射到频域，在频域上进行滤波，从而达到去噪或强化边缘对比度的增强效果。

2.3.2　图像数据增广

图像数据增广也被称为数据增强方法，分为离线增强和在线增强两种方式。所谓离线增强，指的是将图片数据集送入模型的迭代训练之前，事先执行一系列转换，从而成倍地扩充图片数据集的数量。这种方法需要把增加的数据生成出来并保存，不适合规模较大的数据集。与之对应的在线增强则不需要占用额外的存储空间，在使用上更加灵活，但使用在线增强后模型训练在每次迭代时被喂入的图片数据都是不同的，适用于对数据变化要求不高的任务。图像数据增广主要在两个方面对模型训练起到优化作用：第一是学习了样本的不变性，第二是引入了正则化。

在不变性方面，图像数据增广通过裁剪、缩放、随机旋转、水平或垂直翻转等几何变换，以及色彩扰动、随机遮挡、分割补丁等随机变换来增强样本的丰富性。这些经过增强的样本是在不改变原有样本语义信息的情况下，引入了人为的扰动，迫使模型学习到相关的不变性，从而提升模型的性能。举例来说，如果样本图片在经过简单的随机旋转操作后，再次输入到模型，模型性能表现出明显的改善，这就说明模型可能没有很好地学习到旋转不变性。因此，图像数量增广通过对样本的各式各样的变换扰动，使模型被迫去学习那些更加重要的全局语义特征，而不仅仅是局部的纹理特征，简单直接地提升了模型的性能。

在正则化方面，图像数量增广可以降低模型的敏感度，从而提高模型的鲁棒性。若模型参数过多，过分拟合于有限的样本，那么输入的微小变化会造成输出的巨大差异。因此需要引入正则项来降低模型的敏感度。深度学习中常用的L1和L2范数就是正则化的常用方式。与之类似，数量增广后的图像数据集在某种程度上让模型去关注那些重要的特征，忽略那些不重要的无关特征，集中观测所有样本数据的普遍特征表达，从而增强模型的泛化能力。

2.4　深度学习简介

2.4.1　图像卷积与池化

在深度学习中，卷积神经网络（CNN 或 ConvNet）是一类深度神经网络，最常用于分析视觉图像。卷积神经网络的核心操作是卷积的计算。在数学领域，卷积是一种两个变量在某范围内滑动叠加的运算规则。若定义 $f(x)$ 和 $g(x)$ 是两个可积函数，则在连续情况下函数 $f(x)$ 与 $g(x)$ 的卷积结果 $h(x)$ 定义为

$$h(x)=(f \cdot g)(x)=\int_{-\infty}^{\infty} f(\tau)g(x-\tau)\mathrm{d}\tau \qquad (2.1)$$

在离散情况下，卷积结果 $h(x)$ 定义为

$$h(x)=(f \cdot g)(x)=\sum_{\tau=-\infty}^{\infty} f(\tau)g(n-\tau) \qquad (2.2)$$

将卷积运算应用在图像处理问题中，假设将待处理图像的原始像素点视作 $f(x)$，将作用于其上的作用点视作 $g(x)$，所有作用点加在一起组成卷积核。图2-2 所示为二维图像卷积操作的示意图。图中用一个大小为 $2×2$ 的卷积核来提取大小为 $4×4$ 的二维图像的特征，若将滑动步长设置为1，则得到的输出特征图大小为 $3×3$。每滑动一次，卷积核都与二维图像上的4个像素点重合，加权计算得到输出特征图上对应位置的值。在卷积神经网络的实际运算中，每个卷积层会使用多个相同大小的卷积核对高维输入特征图进行卷积，从而提取到待处理图像的多种特征。由此可知，卷积操作具有局部感知和权重共享两个特点。其中局部感知指的是在前置的卷积层中先提取图像各个区域的局部特征，再在后续的卷积层中对局部特征进行组合，得到深层次的全局语义信息。而权重共享指的是卷积核在多次滑动时，其权值是不变的，输入图像不同位置的像素值与相同的卷积核权值进行卷积计算，从而避免了参数的冗余。

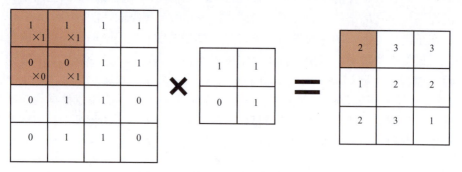

图2-2 二维图像的卷积操作示意图

池化是降采样的方式之一，它的作用主要体现在特征降维、减少计算量和提高模型的容错能力等方面。图2-3所示为二维图像的最大值池化和平均值池化操作的示意图，可以看出，池化操作中有与卷积操作的卷积核类似的 $2×2$ 池化核，但它以池化窗口的形式进行计算，没有可学习的参数。通过多次滑动池化窗口，计算其所覆盖区域的最大值或平均值，得到输出特征图上对应位置的值。在卷积层获取局部特征后，池化层能够对特征进行整合，保留显著特征，有效减少参数

量，提高网络模型的泛化能力。此外，输入图片在发生平移、旋转、尺度缩放等变化时，经过多次池化操作后仍然能够得到相同的特征，这意味着池化层可以提升网络模型的不变性，提高网络模型的容错能力。

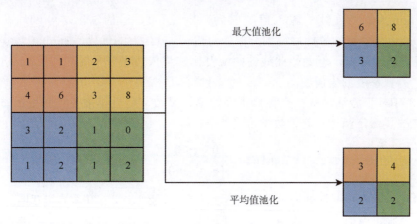

图2-3　二维图像的池化操作示意图

2.4.2　激活函数

在未引入激活函数层的情况下，多层神经网络模型中上下层神经元节点之间均为线性关系，则无论多深的网络模型，模型的最终输出都相当于是对输入进行线性组合，难以拟合复杂的函数关系。因此，需要在神经网络上一层的输出和下一层的输入之间引入非线性的函数关系，从而使网络模型能够拟合更加复杂的输入输出映射关系。这类非线性的函数关系称为激活函数。近年来使用范围最广的激活函数包括以下几种。

（1）Sigmoid激活函数：是第一个被广泛应用于神经网络的激活函数。由于它可以从逻辑斯谛回归（logistical regression，LR）中推理得出，因此也称为逻辑斯谛函数，在LR模型中通常被应用于分类任务。它的数学定义如下：

$$\text{Sigmoid}(z) = \frac{1}{1 + e^{-z}} \tag{2.3}$$

Sigmoid函数将连续的输入值映射为范围在[0，1]的输出，可以理解为分布在[0，1]的概率预测值。Sigmoid函数曲线是平滑的S形，能够简单快捷地求导，在神经网络模型的反向梯度传播过程中计算简便。缺点则是它的输出均值不等于0，而且在输入绝对值较大，趋于正无穷或负无穷时，函数值陷入饱和区，导数趋近于0。这样会导致训练过程中模型的参数更新缓慢，模型难以收敛，并且可能会引发梯度消失问题，不适合用于训练层数较深的神经网络模型。

（2）Tanh激活函数：也称双曲正切函数，它的数学定义如下：

$$\mathrm{Tanh}(z) = \frac{\mathrm{e}^z - \mathrm{e}^{-z}}{\mathrm{e}^z + \mathrm{e}^{-z}} \tag{2.4}$$

Tanh函数将连续的输入值映射为范围在 [−1，1] 的输出，可以理解为对 Sigmoid 函数平移和拉伸后得到。作为对 Sigmoid 函数的优化，Tanh 函数实现了 0 均值的输出分布，但函数曲线的两端变化趋势依然十分平缓，与 Sigmoid 函数类似，存在梯度消失问题。

（3）ReLU激活函数：也称修正线性单元函数，是近年来各类网络模型中最常用的一类激活函数。它的数学定义如下：

$$\mathrm{ReLU}(z) = \begin{cases} 0，z<0 \\ z，z\geqslant 0 \end{cases} \tag{2.5}$$

ReLU 函数并不是处处可导的，因此我们人为地定义它在零点处的导数为0。ReLU 函数相当于一种最大值函数，在输入值大于零的正区间部分，它的导数恒为1，有效地解决了可能出现的梯度消失问题，且计算简单，大幅度提升了运算速度。在输入值小于零的负区间部分，神经元的输出均值为0，这一方面可以得到较为稀疏的输出矩阵，起到特征选择的作用，增强模型的鲁棒性；但是另一方面，某些输入值始终为负的神经元相当于始终处于未激活状态，无法学习到有效的特征。

2.4.3 损失函数

神经网络的训练目的是找到一个最优的权重参数组合，在不涉及正则项时，通常采用最小化损失函数的学习准则对网络模型进行参数更新和评估。损失函数的值反映了网络模型的参数与被监督的数据之间的不拟合程度，损失函数值越大，表示网络模型的预测分布与测试样本的真实分布之间的差异越大，也就是网络模型的预测性能越差。在神经网络模型应用的不同场景下，应根据目标求解问题的特点来有针对性地设计和选择损失函数，从理论上说可以使用任意函数，但大多数情况下我们将平均绝对误差和均方误差应用于回归问题，将交叉熵损失用于二分类或多分类问题。

（1）平均绝对误差（mean absolute error，MAE）：计算的是神经网络模型输出的预测值与正确解监督数据标注值之间各个元素的偏差，再对各个元素的偏差的绝对值求算数平均值。它的数学公式定义如下：

$$\mathrm{MAE} = \frac{1}{N}\sum_{i=1}^{N}\left|y^{(i)} - f(x^{(i)})\right| \tag{2.6}$$

其中，$y^{(i)}$表示第i个样本的真实值，$f(x^{(i)})$表示第i个样本的预测值，N表示样本的总数。MAE通常用于回归问题，它可以有效避免不同样本产生的误差相互之间抵消的问题。在MAE的定义中，计算平均值时所有样本个体的权重相等。

（2）均方误差（mean square error，MSE）：计算的是神经网络模型输出的预测值与正确解监督数据标注值之间各个元素的偏差，再对各个元素的偏差的平方求平均值。它的数学公式定义如下：

$$MSE = \frac{1}{N}\sum_{i=1}^{N}(y^{(i)} - f(x^{(i)}))^2 \tag{2.7}$$

其中，$y^{(i)}$表示第i个样本的真实值，$f(x^{(i)})$表示第i个样本的预测值，N表示样本的总数。

MSE通常用于线性回归问题，有时也用于简单的二分类问题，可以直观地评价预测分布与真实分布的差异变化程度。在线性回归问题中，MSE也常被称为"最小二乘法"。

（3）交叉熵损失函数：交叉熵损失是如今最常用的损失函数之一，评价的是模型预测值的概率分布与标签值的真实分布之间的差异情况，它的数学公式定义如下：

$$H(p,q) = -\sum_{i=1}^{N} p(x^{(i)})\log q(x^{(i)}) \tag{2.8}$$

其中，$p(x)$表示真实分布，$q(x)$表示预测的概率估计，N表示样本的总数。交叉熵损失描述两个分布之间的差距大小，值越小代表越相近。它通常用于分类问题，也常用于语义分割问题（语义分割本质上是像素点级别的分类）。对于二分类模型，交叉熵损失函数可写为

$$Loss = -\frac{1}{N}\sum_{i=1}^{N}(y^{(i)}\log f(x^{(i)}) + (1-y^{(i)})\log(1-f(x^{(i)}))) \tag{2.9}$$

其中，$y^{(i)}$表示第i个样本的真实值，$f(x^{(i)})$表示第i个样本的预测值，N表示样本的总数。

2.5　高度近视眼底风险人工智能分级方法

高度近视是全球范围内致盲的最常见原因之一。根据中华医学会眼科学分会

眼视光组2017年发布的共识，日常生活中人们常提及的病理性近视仅属于高度近视的其中一种，除病理性近视外，高度近视还包括危害程度较低的单纯性高度近视。其中，单纯性高度近视虽然屈光度高，有视力下降、弱视、飞蚊症等症状，但它不伴有严重的眼底损害。与之对应，病理性近视的症状除了视力下降外，还包括更严重的视觉功能障碍，如遮挡、变形和视觉重影等，由此导致的眼底疾病是永久性且不可逆的。此外，单纯性高度近视在成年期趋于稳定，但病理性近视会随着病程的进展而不断加深，伴随患者终身，这两种疾病的潜在风险完全不同。然而，如今高度近视风险分级的标准众说纷纭，尚无国际通用的统一标准，对于高度近视的风险程度分级还停留在人工检测阶段。眼科医生多依赖于经验判断，受主观因素影响较大，且检测所需的时间与人力成本较高，不利于高度近视风险筛查在医疗资源相对匮乏的偏远和基层地区推广。

因此，目前迫切需要一套标准的风险分级系统，采用统一的命名方法对高度近视的不同风险等级进行分类，用于不同的研究以评估治疗效用。在本研究中，笔者团队与南京医科大学附属眼科医院合作，制定了一套根据潜在风险程度对高度近视进行分类的标准。具体的风险分类标准如下：参照《国际近视黄斑病摄影分类与分级系统》中的指导方案，根据眼底病变的风险程度将眼底图像分为三类：正常眼底、低风险高度近视和高风险高度近视。其中正常眼底为0级，无明显病变；低风险高度近视标记为1级，主要分类依据为是否存在豹纹状眼底特征和程度较轻的视盘萎缩；如果眼底存在更严重的病变，则归为高风险高度近视，标记为2级，这些严重的病变包括弥漫性萎缩、斑片状萎缩和黄斑萎缩。其他如漆裂纹、Fuchs斑等病变则被认为是附加特征，它们不适用于任何一个特定的风险等级类别，可以在任何类别中出现或发展得到。上述三类风险等级对应的眼底图片如图2-4所示。

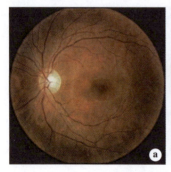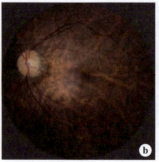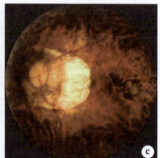

图2-4　高度近视不同风险等级对应的眼底图像

（a）正常眼底；（b）低风险高度近视眼底；（c）高风险高度近视眼底

基于上述风险分类标准,研究者提出了一种对高度近视的风险等级进行自动分类的智能算法。该算法采用深度学习技术实现对眼底图像中相关特征的获取,自动完成对高度近视眼底病变的风险等级三分类。在临床上有助于高度近视眼底疾病的早发现、早干预、早治疗,具有十分重要的现实意义。

2.5.1 高度近视风险分级方法流程

本部分提出的高度近视风险分级方法的总体流程如图2-5所示。首先对临床获取的眼底图像数据集进行随机划分,然后对训练集数据采取随机翻转、随机遮挡、色彩抖动、归一化等预处理步骤,达到数据增广的目的,对测试集数据仅进行归一化的预处理。接着设计一种分形结构网络作为分类网络模型,将训练集数据送入该网络,并使用五折交叉验证的方法进行网络模型的训练。在网络模型的训练迭代过程中,使用随机神经元失活和随机路径失活作为正则化方法,增强模型的鲁棒性。训练好的分类模型可以对测试集数据进行正常眼底-低风险高度近视-高风险高度近视的三分类预测。

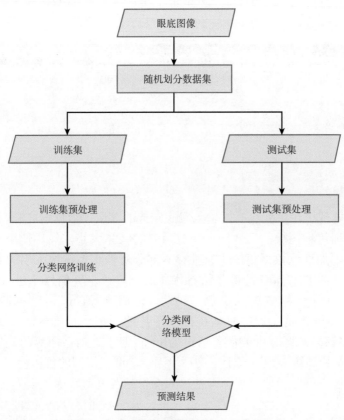

图2-5   高度近视风险分级方法总体流程

1. 实验数据集

本研究使用的本地数据集由南京医科大学附属眼科医院提供。所有采集的临床眼底图像来自多个非散瞳眼底相机设备，图像分辨率大小由512×512至2584×2000不等。提供眼底图像的患者的年龄和性别均无限制。所有临床采集的图像数据中的患者相关信息均被删除，避免侵犯患者的隐私。同时，每张图像的对应标签由多位专业眼科医生进行了严格的标注：每张眼底图像的真实标签由两位眼科医生采用双盲法确定，即两位眼科医生分别独立进行数据标注，只有当两名医生给出完全相同的判断时，才将结果记录为最后的标签；当两名医生给出不同的诊断时，将由另一名更资深的专家级眼科医生进行判断作为最终结果。

实验数据集共包括858张不同年龄段患者的彩色眼底图像。为了排除主观因素，训练集与测试集的划分是使用计算机程序生成的随机数种子随机得出的。其中，训练集共有758张眼底图像，用于网络模型的训练和交叉验证；测试集共有100张，用于网络模型的性能评估，同时它也是外部验证数据集，用于比较网络模型和人类眼科专家的诊断性能。数据集划分的直观分布如表2-1所示。

表2-1　高度近视风险分类任务的数据集划分

	训练集	测试集	合计
正常眼底（0级）	233	26	259
低风险高度近视（1级）	339	53	392
高风险高度近视（2级）	186	21	207
合计	758	100	858

2. 图像预处理

图像预处理模块主要包括对输入眼底图像的缩放、数据增广和归一化处理。一方面，令训练集图像的尺寸统一缩放为256×256大小，然后使用一系列数据增广方法，增加训练数据集的丰富性。本部分对训练集图像采用的数据增广方式包括对输入图像以50%的概率进行水平翻转，以50%的概率进行垂直翻转，然后进行抖动因子为0.7的随机色彩抖动，最后进行Cutout随机遮挡。其中，Cutout的具体操作是在训练时随机抽取图片的一小块矩形区域（大小设置为32×32），将该矩形区域中的像素值设为0，类似于遮挡住图片的某块区域，这样能够使训练模型更多地考虑上下文环境因素，增强模型的鲁棒性。完成上述操作后，对图像进行归一化处理，即把输入图像的灰度值范围转换为[-1, 1]，使其满足均值为0、方差为1的标准正态分布。另一方面，令测试集图像仅统一缩放至256×256大小，并进行归一化处理，参数设置与训练集方法相同，这样可以提高测试阶段的模型计算速度，保证预测的实时性。

3. 分形结构网络模型搭建

分形是几何学中的一个术语，它具有自相似的性质。虽然从整体上看，分形集合图形是一类不规则的形状，但它在不同尺度上又具有相同的规则性。因此分形是一种能够用简单的递归方法定义的结构，它的部分与整体存在某种形式的相似。

卷积神经网络被广泛应用于计算机视觉领域的各类任务。增加网络的尺寸一般会带来精度上的增益，但也会消耗更多的计算资源，同时过于复杂的深度网络在样本量有限的小数据集上很容易产生过拟合问题。因此，网络尺寸的选择对解决特定的目标任务来说至关重要。往往需要找到一个最佳的网络尺寸，用最少的计算资源来换取最大程度的精度增益。

受到上述分形特点的启发，本部分提出了一种分形结构网络，用于高度近视风险分类任务。具体来说，以分形模块作为分形结构网络的基本组成单元，通过控制每个模块中的分形次数和模块总数这两个参数，灵活地改变整体网络的复杂度。同时，引入随机神经元失活和随机路径失活作为正则化方式，强化网络中单条路径的输出，增强网络模型的鲁棒性。

（1）分形模块设计：基于递归思想，可以通过设置分形次数 C 这一参数来调整单个分形模块的结构。当分形次数 $C=1$ 时，相当于一个普通的无残差直通式连接，如图 2-6（a）所示，将图中的结构记作基本卷积模块 ConvBlock。在 ConvBlock 中依次进行卷积、批标准化、ReLU 激活等操作，提取输入眼底图像的特征表达。假设输入特征图被记为 x，则当分形次数 $C=1$ 时，分形模块的输出可以写为

$$F^1(x) = (\text{ReLU} \circ \text{BN} \circ \text{conv})(x) \tag{2.10}$$

其中 $\circ$ 表示依次进行的串行操作；在 ConvBlock 中首先执行卷积核大小为 3×3、步长为 1、填充为 1 的普通卷积 conv 操作；然后执行 BN（batch normalization，批标准化）操作，用于规范每层神经网络中任意神经元的输入值分布；最后执行 ReLU 表示的网络激活层，使用修正线性单元 ReLU 作为激活函数。

当分形次数 C 不断增加时，分形模块的深度以 2 的指数倍增长。图 2-6（b）所示为分形次数由 C 变为 $C+1$ 时的分形结构扩展示意图。图中的 Block_C 表示分形次数为 C 的分形模块，当 $C \geqslant 2$ 时，该分形模块的输出可以写为

$$F^C(x) = [(F^{C-1} \circ F^{C-1})(x)] \oplus [F^1(x)] \tag{2.11}$$

其中，$\circ$ 表示依次进行的串行操作；$\oplus$ 表示聚合操作，计算的是逐像素点的平均值，不同深度子网络输出的特征图大小可能不同，计算平均值可以起到类似归一

化的效果。

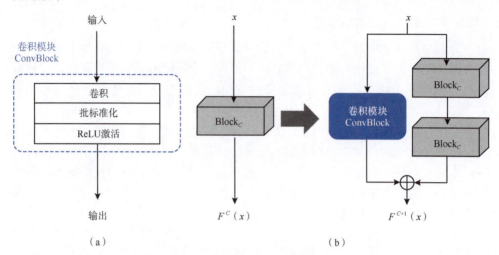

图2-6 分形模块设计示意图

（a）基本卷积模块；（b）分形结构扩展规则

（2）随机神经元失活和随机路径失活：在分形结构网络的训练过程中，使用了随机神经元失活和随机路径失活作为正则化方法。

随机神经元失活（dropout）常用于解决过拟合问题。在具有很深层数的深度神经网络模型中，每层中不是所有参数都对网络的优化有贡献，部分参数可能是造成过拟合的无效参数。随机神经元失活的原理如图2-7所示。在网络的每一轮迭代过程中，随机神经元失活都会随机舍弃掉部分神经元（如图2-7中红色部

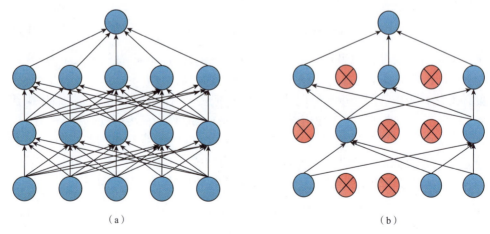

图2-7 随机神经元失活原理示意图

（a）标准神经网络层；（b）使用随机神经元失活的神经网络层

分表示），将其激活值设置为0。这样一来，可以减小网络对某些局部特征的依赖，减轻过拟合，起到正则化的作用。从内部神经元节点上来看，每一轮迭代生成的模型都是不同的，因此使用随机神经元失活后的训练方法也可以看作是一种模型集成策略，能够得到更具鲁棒性的网络模型。

随机路径失活（drop path），类似于随机神经元失活中对神经元激活值的随机舍弃，随机路径失活通过随机舍弃网络中平行的连接路径，起到特征选择的作用。本研究对分形结构网络使用全局的随机路径失活方式，即在训练过程中，只随机保留整个网络的一条完整的路径进行学习（图2-8）。图2-8（a）是分形次数 $C=3$ 的一个标准分形模块，图2-8（b）～（d）则是使用全局随机路径失活方式保留的网络路径的所有可能性。对于每条完整的网络路径，设置一定的概率使其随机失活，在网络的每一轮迭代中，都只保留一条完整的路径进行前向传播。这种正则化方式使得不同路径学习到的特征表达相互联合，强化每条路径的输出。这样不仅能提升分形结构网络的整体性能，还保证了在提取最深的任意单条路径单独用于分类预测时，依然能取得和整体网络相近的分类效果。

（3）分形结构网络：基于上述分形模块和正则化方法提出的分形结构网络的总体结构如图2-9所示。图中下侧为网络使用的分形次数 $C=3$ 的单个分形模块示意图，上侧为网络的整体组成。网络整体包括前置的头部卷积层、$N=4$ 个串行连接的分形模块及后接的 2×2 最大池化层，以及最后用于预测的全连接层。其中，头部卷积层负责转换RGB彩色眼底图像的通道数，中间部分的分形模块参数 C 和 N 的取值组合为经过多次实验确定，使网络模型在测试集上的损失值最小，最后的全连接层则起到分类器的作用。

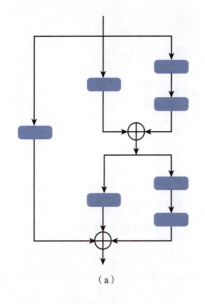

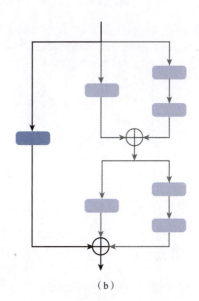

（a）　　　　　　　　　　　　　　　　　（b）

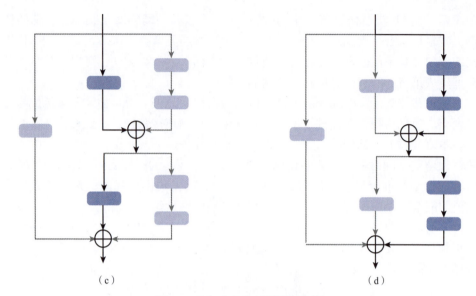

图2-8 随机路径失活原理示意图

（a）标准分形模块；（b）路径一；（c）路径二；（d）路径三

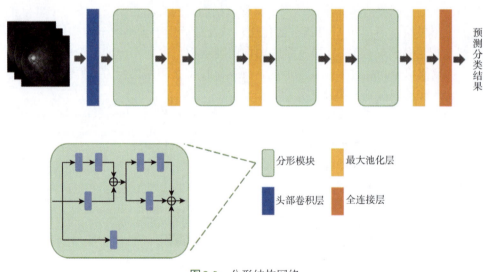

图2-9 分形结构网络

本研究中将四个分形模块使用的卷积核个数依次设置为[64，128，256，512]，每经过一次分形模块和最大池化层，输出特征图的空间分辨率大小减半，通道数则加倍。全连接预测层的最终输出维度则与所需的多分类类别数一致。

2.5.2　实验设计与结果分析

1. 交叉验证

由于可使用的眼底图像数据集相对较小，需要充分利用数据信息来训练分形结构网络。因此在训练过程中舍弃了常用的仅事先划分一次训练集-验证集的方式，采用五折交叉验证方法。五折交叉验证的具体步骤说明如下：训练集被随机分为五个部分；每次选取四个部分用于模型的训练，其余一个部分用于模型性能的验证；上述验证过程重复五次，以五次交叉验证后的平均准确率作为最终评价结果。图2-10直观展示了五折交叉验证的执行过程。使用交叉验证的优点：可以反复同时随机生成训练集和验证集，通过平均五个不同训练组的结果来降低方差，这样模型对数据划分的敏感性降低，从而有效缓解了小数据集上的过拟合问题，得到更可靠、更具有鲁棒性的模型。

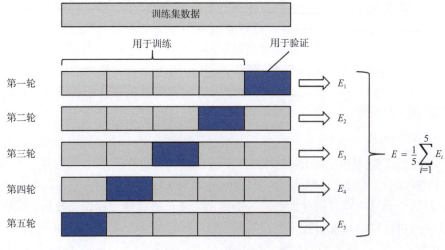

图2-10　五折交叉验证过程

2. 外部验证

除训练集以外的100张眼底图像被用作测试和外部验证实验，这100张眼底图像由计算机程序生成的随机数种子随机选取，无任何人为的主观偏差。外部验证实验是为了评估提出的算法在现实应用中的诊断水平，将网络模型与一位人类眼科专家进行比较。参与外部验证的眼科专家是一名从事眼科疾病临床诊疗的中国执业医师。值得注意的是，这位眼科专家与数据标注过程中的眼科医生组无重叠，他对测试集样本独立进行了分类诊断。为减少由先验知识造成的偏见风险，参与外部验证的眼科专家只允许观察眼底病变以确定高度近视的风险程度，而不知道图像已有的标签信息或患者的既往病史。参与外部验证的眼科专家依照前文所述的风险分类标准，将每张眼底图像判定为"正常眼底（0级）"、"低风险高度近视（1级）"或"高风险高度近视（2级）"，与网络模型的分级标准保持一致。

3. 训练策略

在分形结构网络的训练阶段，使用交叉熵损失作为损失函数，随机梯度下降（stochastic gradient descent，SGD）方法作为优化器，并设置优化器的动量（momentum）参数为0.9。训练阶段各个超参数的设置均是在现有理论及经验基础上，结合实验硬件内存条件，经过多次微调实验确定的：将初始学习率设置为0.001，批大小（batch_size）设置为8，总迭代轮数（epochs）设置为200。在学习率的调整上，选择多步学习率衰减策略：当总迭代轮数为200时，设定在网络训练到第[100，150，175，187]个总迭代轮数时，将学习率衰减为原来的1/10（即衰减因子设置为0.1）。同时，在减少过拟合的一系列正则化操作中，对于$N=4$串行连接的分形模块，设置随机神经元失活概率参数依次为[0，0.1，0.2，0.3]，并设置全局随机路径失活概率参数为0.5。对所提出的分形结构网络，使用Xavier初始化方法从头开始训练，对其余用于对比实验的经典网络，则使用在大型视觉数据库"ImageNet"上对应的预训练权重进行迁移学习，使网络模型能够更快收敛。

4. 评价指标

使用混淆矩阵和受试者操作特征（receiver operating characteristic，ROC）曲线来评估分类性能。混淆矩阵将预测标签和真实标签按类别放置在同一个表格中。在这个表格中可以清楚地看到每个类别中被正确和错误标识的数量。采用混淆矩阵可以直观地统计出各个类别的真阳性（true positive，TP）、真阴性（true negative，TN）、假阳性（false positive，FP）和假阴性（false negative，FN）样本数，从而简便地计算出准确率（accuracy）、敏感度（sensitivity）、特异度（specificity）和精确率（precision）等指标。

准确率表示的是被正确分类的正负样本个数之和占总样本数目的比例，它简单直接地体现了模型的总体分类性能。其公式定义为

$$accuracy = \frac{TP + TN}{TP + TN + FP + FN} \tag{2.12}$$

敏感度也称为真阳性率（true positive rate，TPR）或召回率（recall），表示的是在所有真实的正样本中被正确检测为阳性的比例，它只与正样本有关。其公式定义为

$$\text{sensitivity} = \frac{TP}{TP + FN} \tag{2.13}$$

敏感度是医学领域最重要的评价指标之一，可以用来衡量对某种疾病或病变的漏检程度。敏感度越高，代表在医学诊断中把患病的样本检测出来的效果越好。

特异度的计算与假阳性率（false positive rate，FPR）有关。特异度表示的是在所有真实的负样本中被正确检测为阴性的比例，其公式定义为

$$\text{specificity} = 1 - FPR = \frac{TN}{FP + TN} \tag{2.14}$$

特异度同样是医学领域的一类重要评价指标，可以用来衡量对某种疾病或病变的误检程度。特异度越高，代表在医学诊断中将正常样本误诊为患病的比例越低。

精确率衡量的是所有被判定为阳性的样本中真实的正样本所占的比例，也被称为查准率，公式定义为

$$\text{precision} = \frac{TP}{TP + FP} \tag{2.15}$$

精确率通常与召回率是相互影响、相互制约的，实际应用中往往需要根据目标任务的具体情况对二者进行取舍。对于医学领域的疾病检测任务，需要在保证精确率的条件下，尽可能地提升召回率，减少漏诊情况的出现。

由上文阐述可知TPR和FPR之间是相互制约的，如果某个医生对于疾病的诊断较为敏感，患者若出现轻微的症状则会被归类为患病（在模型预测中相当于分类阈值降低），那么该医生便能够很好地避免漏检，但与此同时会出现更多的误检。由此可以得出，当TPR有所提高时，相应的FPR也会变高。极端情况下，若将所有样本都判断为患病，则TPR和FPR的值均为1。将FPR和TPR分别作为横、纵坐标，则能够绘制出ROC曲线，ROC曲线下面积（area under the curve，AUC）可以用来有效地评价分类模型的性能。AUC值越接近1.0，说明模型的分类效果越好。

本研究的高度近视风险分级任务是一个多分类任务（分为0、1、2级三个类别）。但上述评价指标大多适用于二元分类，即只有正样本和负样本的二分类。因此，研究使用了两种方法来评价多类分类任务的结果。第一种方式是将多分类问题转化为多个独立的二分类问题，即对于低风险高度近视的识别，只将标记为1级的图像作为阳性样本，将其他图像（0级和2级）视为阴性样本。类似地，对于高风险高度近视的识别，仅将标记为2级的图像作为阳性样本，其他图像（标记为0级和1级）作为阴性样本。

另一种方式是直接使用Kappa系数和Jaccard系数等多分类指标来评估总体

的多分类表现。Kappa 系数是用于衡量分类问题精度的一种统计学指标，基于混淆矩阵计算得到，其计算公式如下：

$$\text{Kappa} = \frac{p_o - p_e}{1 - p_e} \tag{2.16}$$

其中 p_o 为混淆矩阵中对角线元素之和与整个矩阵元素之和的商，即总体的分类准确率。而 p_e 的定义为

$$p_e = \frac{a_1 \cdot b_1 + a_2 \cdot b_2 + \cdots + a_i \cdot b_i}{n \cdot n} \tag{2.17}$$

其中 a_i 表示第 i 个类别的真实样本的个数，对应混淆矩阵中第 i 行的元素之和；b_i 表示预测为第 i 个类别的样本的个数，对应混淆矩阵中第 i 列的元素之和；n 表示所有样本的总个数，对应混淆矩阵的所有元素之和。Kappa 系数越接近 1.0，表示模型的预测分布与真实标签分布越一致。

Jaccard 系数衡量的是两组样本集之间的相似度，其计算公式如下：

$$\text{Jaccard}(A, B) = \frac{|A \cap B|}{|A \cup B|} = \frac{|A \cap B|}{|A| + |B| - |A \cap B|} \tag{2.18}$$

其中，集合 A 表示真实样本集，集合 B 表示模型预测的样本集。Jaccard 系数越接近 1.0，表示预测样本集与真实样本集之间的相似度越高。

5. 实验结果与分析

本研究提出的分形结构网络是一种可以灵活变换网络宽度和深度的结构。为了找到适应高度近视风险分类任务的最佳网络尺寸，首先需要进行多次实验确定分形次数 C 和分形模块总数 N 的取值，使网络模型在测试集上达到最佳的分类性能。

表 2-2 所示为不同复杂度的分形结构网络在测试集上的分类结果。实验结果表明，分形结构网络的最佳复杂度为分形次数 $C=3$、分形模块总数 $N=4$ 对应的结构。分形次数控制的是单个分形模块中的卷积层个数，与分形模块总数共同决定了最终的网络深度。分形结构网络的深度计算公式为

$$\text{Depth} = 2^{C-1} \cdot N \tag{2.19}$$

对于高度近视风险分类任务，网络深度为 16 的分形结构网络取得了最佳的分类性能，它同时具有较小的模型大小和较快的计算速度。如果继续增加网络深度，网络模型在测试集上的评价指标反而会持续下降，其原因是可用的训练数据集较小，而复杂的深度网络的参数量较多，当过多的参数量过分拟合于有限的样本数据时，模型的泛化能力降低。因此需要在高度近视风险分类任务中寻找到最

佳深度的分形结构网络，在计算资源与精度增益之间取得最大程度的平衡。

表2-2 不同复杂度的分形结构网络的整体分类性能对比

网络复杂度			损失值	准确率（%）	模型大小（MB）	计算时间（毫秒/张）
分形次数	分形模块数	网络深度				
3	3	12	0.1331	95.00	9.17	49.70
3	4	16	0.0543	99.00	32.66	51.50
3	5	20	0.0730	96.00	129.12	53.40
4	4	32	0.2924	92.00	72.87	58.10
4	5	40	0.3613	91.00	290.93	61.80

注：损失值指网络模型在测试集数据上的交叉熵损失值。

为了验证所提出分形结构网络的有效性，研究还将其与其他业界常用的经典网络模型VGG16、ResNet18、DenseNet-121进行比较。研究中严格保持数据预处理和训练策略的一致，得到的不同网络模型的高度近视风险分类结果如表2-3所示。从表中数据可得，与其他经典网络模型对比，所提出的分形结构网络具有最好的整体分类性能，其分类准确率为99.00%，Kappa系数为0.9834，Jaccard系数为0.9802，均达到了最优。对比各个网络模型的参数量大小和计算时间，分形结构网络在其中也名列前茅。在保障准确率的同时，分形结构网络对单张眼底图像的计算时间为51.50毫秒，相当于1秒时长内可以完成近20张眼底图像的风险分类预测，具有很强的实时性。

表2-3 不同网络模型的整体分类性能对比

网络模型	准确率（%）	Kappa系数	Jaccard系数	模型大小（MB）	计算时间（毫秒/张）
VGG16	98.00	0.9671	0.9613	512.22	83.60
ResNet18	98.00	0.9671	0.9613	42.70	86.20
DenseNet-121	98.00	0.9667	0.9607	27.02	97.30
分形结构网络	99.00	0.9834	0.9802	32.66	51.50

在外部验证实验中，同样使用随机选取的100张眼底图像（26张正常眼底图像，53张低风险高度近视图像，21张高风险高度近视图像），进行分形结构网络与人类眼科专家的分类性能对比。图2-11分别为眼科专家和网络模型的分类混淆矩阵。图中纵轴坐标是真实标签，横轴坐标是预测标签，0/1/2标签值分别代表正常眼底/低风险高度近视/高风险高度近视，混淆矩阵中方格颜色的深浅代表图像数量的多少。

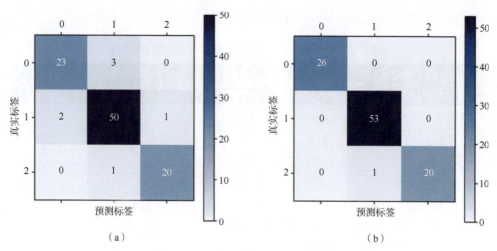

图2-11　眼科专家与分形结构网络的混淆矩阵对比
（a）眼科专家的分类结果；（b）分形结构网络的分类结果

　　从图2-11的结果比较中可以看到，分形结构网络的混淆矩阵的主对角线上正确分类的图像数量明显高于眼科专家的混淆矩阵对应的图像数量。对于26张正常眼底图像，网络模型的预测结果都是正确的，而眼科专家只正确分类了23张图像，将3张图像误诊为低风险高度近视；对于53张低风险高度近视图像，网络模型同样全部预测正确，眼科专家同时存在漏诊和误诊的现象；对于21张高风险高度近视图像，网络模型和眼科专家则同时将其中一张图像错误判断为低风险。

　　使用混淆矩阵，能够将高度近视的风险多分类问题便捷地转化为多个独立的二分类问题，从而计算每个类别图像对应的准确率、敏感度、特异度和精确率等分类评价指标，并绘制每个类别图像对应的ROC曲线图，计算AUC值。由于本研究的目的是正确地识别出高度近视图片，并对其进行潜在风险等级的分类，因此只对低风险高度近视（1级）和高风险高度近视（2级）的预测结果进行评估，具体结果如表2-4和图2-12所示。从表2-4中可以观察到：对于低风险高度近视的识别，分形结构网络模型在大多数指标上都具有更好的表现，其敏感度达到了100%，而眼科专家的敏感度仅为94.34%，说明在识别低风险高度近视时分形结构网络出现漏诊的可能性更低。对于高风险高度近视的识别，分形结构网络的敏感度与眼科专家相当，均为95.24%，但分形结构网络在特异度和精确率两个指标上都达到了100%，说明在识别高风险高度近视时分形结构网络不易出现误诊的现象。从图2-12的ROC曲线中也可以看出，该分形结构网络识别低风险高度近视的AUC值为0.9968，识别高风险高度近视的AUC值为0.9964。图中眼科专家对应的敏感度-特异度点均在网络模型对应的黑色ROC曲线下方，说明分形结构网络的单类别分类性能优于人类眼科专家。

表2-4　眼科专家与分形结构网络的单类别分类结果对比

类别	方法	准确率（%）	敏感度（%）	特异度（%）	精确率（%）
低风险高度近视	眼科专家	93.00	94.34	91.48	92.59
	分形结构网络	99.00	100.00	97.87	98.14
高风险高度近视	眼科专家	98.00	95.24	98.73	95.23
	分形结构网络	99.00	95.24	100.00	100.00

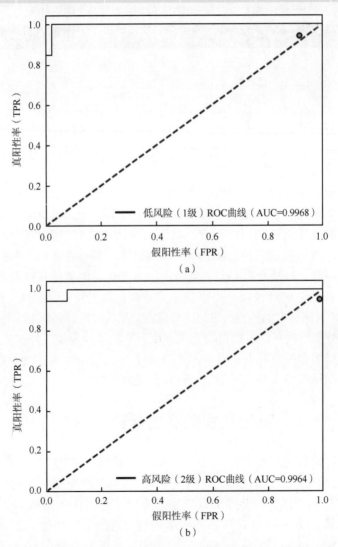

（a）

（b）

图2-12　眼科专家与分形结构网络的单类别分类ROC曲线对比

（a）识别低风险高度近视的ROC曲线；（b）识别高风险高度近视的ROC曲线

　　除了对单个类别眼底图像的二元分类评估，本研究还直接引入了多分类指标，用于比较眼科专家和分形结构网络的整体分类性能。表2-5的实验结果表明，在整体分类准确率方面，眼科专家诊断的正确样本占测试集总样本数目的93%，使用分形结构网络后，诊断正确率提高到99%，且分形结构网络在Kappa系数和Jaccard系数上均显著优于眼科专家，由此可以证明本章所描述的网络模型在实际应用中的有效性和优势。

表2-5　眼科专家与分形结构网络的整体分类结果对比

	准确率（%）	Kappa系数	Jaccard系数
眼科专家	93.00	0.8842	0.8693
分形结构网络	99.00	0.9834	0.9802

　　本部分设计的基于深度学习的高度近视风险分类算法在临床应用时具有以下几个优点：首先，大多数计算机辅助的高度近视智能诊断算法都是基于二元分类设计的，但高度近视有明显的临床表现，医生很容易根据视力水平判断患者是否患有高度近视，但评估高度近视的严重程度是一项更具挑战性的任务。本研究首次应用深度学习技术对高度近视的风险等级进行多分类，不仅能自动检测高度近视，还能预测高度近视的严重程度，在现实生活中具有重要的临床意义。其次，临床上对于高度近视的风险分类尚无"金标准"，不同的眼科医生由于主观认知和经验存在差异，可能会有不同的判断。本研究设计的智能算法着重于提取眼底图像的形态特征并进行预测，不容易受到主观认知和经验的影响。无论给出怎样的分级标准，网络模型的预测结果始终与训练数据给出的分级标准保持一致。最后，本章提出的分形结构网络可以自动完成高度近视的风险分类，外部验证结果表明，在仅使用眼底图像的情况下，本章方法获得了比人类眼科专家更好的诊断精度，且分形结构网络模型无须人工辅助，可自动处理数据，具有更高的执行效率。

2.6　高度近视眼底病灶语义分割方法

　　高度近视在眼底的典型病灶之一为伴视盘萎缩弧，即视盘周围一圈与视盘亮度相近的亮弧状区域，也被称为"近视弧"。随着高度近视病程的不断进展，眼底豹纹程度加深，伴视盘萎缩的区域也在不断扩张。图2-13（a）为健康人群的正常眼底图像，（b）和（c）所示为高度近视患者的眼底图像。在高度近视患者的眼底图像中，能够明显区分出中部较亮的视盘区域及周围发生萎缩的弧形区域。（c）中的眼底豹纹程度和近视弧相比于（b）都更加明显，表示（c）所示的眼底高度近视病变程度更加严重。因此近视弧的大小和形态变化与高度近视眼底病变的进程密切相关。

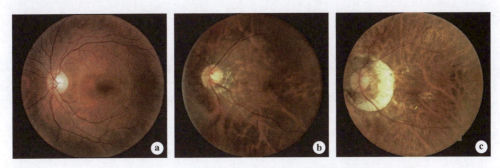

图2-13　高度近视眼底病变进程示意图
（a）正常眼底；（b）高度近视眼底；（c）恶化的高度近视眼底

在计算机辅助诊断（computer aided diagnosis，CAD）领域，检测医学病理图像中的病灶区域是智能诊断的关键步骤，也是临床上最耗时费力的任务之一。近年来涌现出许多CAD系统被应用于各类常见眼底疾病，如对青光眼眼底图像中视杯与视盘的自动检测与分割，对糖尿病视网膜病变眼底图像中出血点与渗出物的自动检测与分割等。然而，目前国内外对高度近视眼底病变的研究较少，包含高度近视眼底病灶的图像公开数据集十分稀少。如果能高效检测出高度近视眼底图像中的近视弧病灶，那么就能在实际工作中快速有效地辅助医生分析和诊断高度近视这一眼底疾病。

因此，本部分提出了一种对高度近视眼底图像中的近视弧病灶区域进行自动检测和分割的智能算法。该算法使用深度学习方法，能够对预处理后的眼底图像实现病灶区域的像素级语义分割，自动输出病灶区域的分割二值图，用以辅助高度近视疾病的分析诊断。

2.6.1　高度近视病灶分割方法流程

本部分提出的高度近视病灶分割算法的总体流程如图2-14所示。由于临床收集的图像大小各不相同，在预处理阶段，首先对输入的眼底图像及其对应的分割标签图进行尺寸调整：在去除眼底图像中的多余黑边后，将随机裁剪后的图像统一缩放为256×256的分辨率大小。这一操作的目的是去除背景黑边的无关信息干扰，适当缩小图像分辨率以减少计算量，同时归一化的尺寸也便于后续的数据处理与模型训练。其次对数据集进行划分，并进行图像质量增强和图像数据增广。接下来，使用本部分提出的自注意力环形残差U型网络作为高度近视病灶分割模型，在模型的迭代训练中，通过监控验证集数据上的损失值，保存验证集的损失最低时对应的网络权重作为最优模型。最后，在测试集数据上进行模型分割性能的评估。

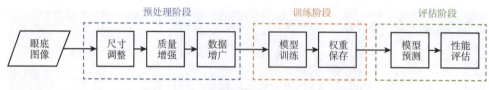

图2-14　高度近视病灶分割方法总体流程

1. 实验数据集

本研究和南京医科大学附属眼科医院合作，从获取的众多临床图像中，筛选得到质量较好的360张能观察到明显近视弧特征的高度近视眼底图像，并对其进行了精细标注，得到像素级别的近视弧分割标签，制作了适用于高度近视病灶分割任务的本地数据集：使用的本地数据集的拍摄仪器为Topcon TRC-NW300免散瞳眼底相机，人为去除了模糊或眼底严重变形的图像，仅保留质量较好的360张图像。本研究在征得患者本人知情同意的前提下，删除了所有临床采集的图像数据中的患者相关信息，以避免侵犯患者的隐私。在专业眼科医生的指导下，使用labelme工具对近视弧区域进行标注，生成近视弧区域的像素级别的分割标签二值图，如图2-15所示。分割标签会再次经过专业眼科医生的认证，若眼科医生对某一图像的对应分割标签不认可，则由该眼科医生重新进行一次标注。所有360张眼底图像按3∶1∶1的比例随机划分，分别得到训练集、验证集和测试集，即三个集合对应的眼底图像数目分别为216张、72张和72张。

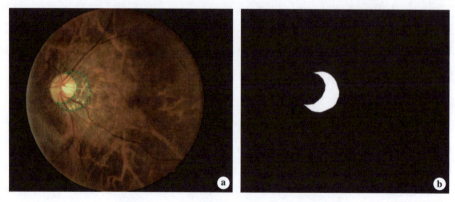

图2-15　高度近视眼底病灶区域标注示意图
（a）labelme工具标注；（b）对应的近视弧分割标签

2. 图像预处理

在高度近视的病灶分割任务中，首先对输入的眼底图像进行尺寸调整预处理：去除原始图像中的多余黑边，只留下图像中有用的眼底圆形区域的最小外接矩形部分。这一步可以将数据集图像调整为较小的尺寸，适应硬件内存限制的需求，同时提升后续算法的运算速度。在网络训练时，对输入的每张训练图片先进行随机裁剪（random crop），设置裁剪区域占原图的比例大小为0.6～1.0的随机值，并保持裁剪后图像的长宽比不变。然后再将裁剪得到的区域统一缩放为256×256大小，输入到后续的数据增强与模型训练中。这种先进行随机裁剪再进行缩放的方式不但扩增了数据量，降低了模型对背景缺失值的敏感性，而且待检测的病灶区域经过不同比例的缩放后带来了多尺度信息，有利于网络模型精度的提升。尺寸调整的具体操作如图2-16所示。接下来再进行图像质量增强和数据增广等预处理步骤。

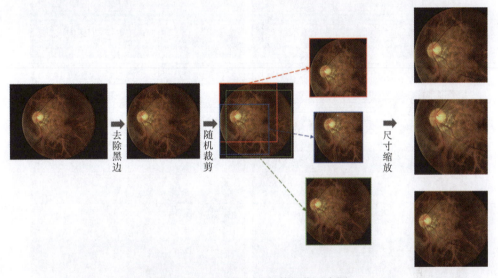

图2-16　眼底图像尺寸调整操作示意图

　　临床获得的高度近视眼底图像都是基于RGB颜色空间的彩色三通道图像，为了突出待检测的近视弧病灶区域与背景区域之间的对比度，可通过以下步骤对所有眼底图像数据进行质量增强：

　　（1）输入的原始图像为三通道RGB彩色图像，首先将其转换为单通道灰度图像，便于后续的灰度直方图操作。

　　（2）对数据集进行标准化处理，将像素值分布转换为均值为0、方差为1的标准高斯分布，使后续的数据处理更加方便，同时使模型更容易收敛。

　　（3）进行对比度受限的自适应直方图均衡化（contrast limited adaptive histogram equalization，CLAHE）：通过CLAHE使图像的灰度直方图分布更加均匀，这样可以有效提高图像的对比度，令感兴趣区域的细节信息更加清晰。

如图2-17所示，经过一系列质量增强操作后的眼底图像在整体亮度上更加适宜，在灰度分布上更加均衡。视盘和近视弧区域经CLAHE增强后变得更亮，视盘周围的目标区域与背景区域的对比度更高，目标区域的特征更为突出。

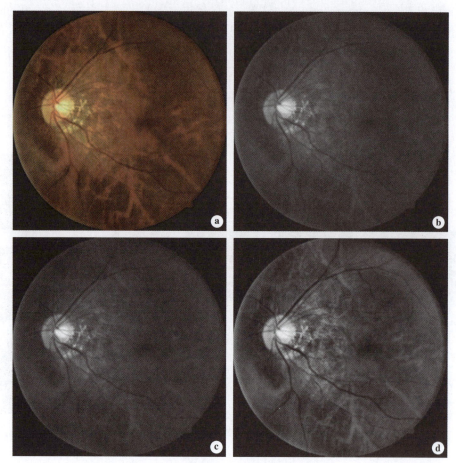

图2-17 眼底图像质量增强操作示意图
（a）输入眼底彩照；（b）单通道灰度图；（c）标准化处理；（d）CLAHE增强

本部分高度近视病灶分割任务中可供使用的训练集图像仅有216张，样本量较小。为避免过拟合问题的发生，通过以下步骤对训练集数据进行数据增广：完成前文所述的尺寸调整后，在模型训练的每轮迭代过程中，首先对输入的质量增强后的图像进行水平翻转或垂直翻转，然后将图像旋转90°，再对图像进行平移或仿射变换，最后对图像进行色彩抖动。以上的数据增广操作均以0.5的概率随机进行，能够得到更加丰富的变换操作的组合；且上述数据增广操作均为在线增广，即模型在训练过程中一边读入数据，一边对数据进行增广，无须将增广后的数据保存下来。理论上只要在每个增广方式中都引入随机的概率因子，且选择的增广方式足够多，那么在模型训练的每轮迭代中的样本变换方式都是不同的，数据量能够随着迭代轮数的增加而不断扩充。

3. 自注意力环形残差 U 型网络模型搭建

计算机视觉领域的分割模型通常为 U 型结构，由编码器、解码器两个模块组成。其中，编码器用于获取图像特征，解码器则用于恢复特征图的空间大小，得到与输入图像大小一致的分割结果图。本研究的高度近视眼底病灶分割任务属于图像分割中的语义分割，语义分割仅使用相同的类标签来标注属于同一类目标的不同样本，对具有相同语义类标签的不同样本不进行进一步的归类。

U 型网络（U-Net）是在医学影像处理中用于器官和病灶分割的一个非常经典的网络。一方面，相对于自然影像，医学影像中器官或病灶的结构和位置相对固定，图像的语义特征有限，所以高层次的语义特征和低层次的细节特征对于分割任务来说都非常重要；另一方面，由于难以制作或获取高质量的带标注医学影像数据集，因此在小数据集上进行分割任务时，使用的网络模型不能过深或过于复杂。U 型网络能够很好地适应上述医学影像分割任务的特点，是一个被广泛使用的简洁有效的模型。具体来说，U 型网络的结构是完全对称的，它由编码器、解码器、跳跃连接三大部分组成。在编码器模块中，连续的多个卷积核下采样池化模块被用于图像的特征提取，而在解码器模块中，则通过反卷积或插值等上采样方法，使输出的特征图恢复边缘等精细的局部特征。U 型网络中的跳跃连接，融合了浅层局部特征与深层语义特征，在保证有效识别出待分割物体的同时，分割结果能够融合更多的细节信息。

残差学习结构是 2015 年 ImageNet 大规模视觉识别竞赛的冠军网络 ResNet 首次提出的一类网络结构。神经网络的输出通常是其输入的一个非线性变换，即如果将网络的输入记为 x，则网络的输出可以表示为 $F(x)$，其中 F 是组合了卷积、激活等操作的一个非线性组合函数。而残差学习结构的核心思想是在网络中创造一条捷径（shortcut），将前层的输入通过捷径恒等映射到后层，与后层的激活值直接相加，即网络的输出可以表示为

$$H(x) = F(x) + x \tag{2.20}$$

其中，$H(x)$ 作为最后得到的输出结果，是前向神经网络的输出 $F(x)$ 与恒等映射传递来的 x 的逐元素相加之和。使用残差学习结构主要有两个优点：第一，在深度卷积神经网络中，使用链式求导方式进行梯度的反向传播，在计算每层梯度时会涉及许多连乘操作。如果网络层数过深，很容易发生梯度消失的问题。残差学习结构提出的捷径连接，在不额外增加计算量的情况下，加大了反向传播过程中传递的梯度，使梯度消失出现的概率降低。第二，由于每一次卷积计算可能仅获

取到图像的小部分信息，因此网络层数越深，可能丢失的图像信息越严重。加入捷径连接后，相当于把上一层的特征图信息加入到当前卷积模块的输出中，使得高度近视眼底图像中的病灶区域与背景区域的差异更加明显，加强了网络对图像属性特征的识别。

本研究提出的用于高度近视病灶分割任务的网络模型是基于U型网络的框架，在其上结合数据集特点做出了相应的几点改进，逐步搭建了适用于近视弧分割任务的自注意力环形残差U型网络。

（1）环形残差结构

1）前向残差连接：近视弧区域与背景区域（包括视盘背景和眼底背景）之间的差异是有效识别并分割出近视弧病灶的重要依据，但随着网络结构的复杂化，易出现梯度退化问题而破坏这一基础。为此特向卷积模块中引入了前向残差连接，以解决深度网络中的梯度退化问题，同时加强卷积神经网络对病灶特征的学习。这一过程可以类比于人脑的回忆机制：当人脑不断学习新知识的时候，可能会模糊遗忘掉先前学习到的旧知识，此时需要重新回忆那些旧知识。前向残差连接正是通过捷径来帮助网络模型再次复习前层学习到的特征表达。

添加了前向残差连接的卷积模块如图2-18（a）所示，图中表示的一个卷积模块包含两层卷积和一层非线性激活。假定输入为x，在不考虑残差连接的情况下，卷积模块的正向输出$F(x)$可以表示为

$$F(x) = W_2 \cdot \sigma(W_1 \cdot x) \tag{2.21}$$

其中，W_1和W_2分别为两个卷积层的权重参数，σ为ReLU非线性激活函数。加入前向残差连接后，将通过捷径路径传递的值记为$R_f(x)$，则卷积模块的输出变为

$$y_f = F(x) + R_f(x) = W_2 \cdot \sigma(W_1 \cdot x) + W_s \cdot x \tag{2.22}$$

其中W_s是一个线性变换，用于使捷径路径前后的特征图维度相匹配。

2）后向残差反馈：近视弧区域的检测难点在于，近视弧作为一类伴视盘脉络膜萎缩弧，与视盘区域的颜色和亮度相近，我们较难区分出它与视盘的边界。为了使近视弧区域和背景区域之间的差异对比更加明显，本研究借鉴计算机视觉领域的注意力思想，引入了一种后向残差反馈结构作为注意力机制，令网络模型更加关注目标与背景之间的差异对比，从而选择出对近视弧分割任务更加关键的信息。后向残差反馈的过程可以类比为人脑的巩固机制：当人脑学习到某些新知识的时候，新知识与旧知识之间可能存在某些联系，此时对新知识的学习可以巩固我们已经学过的旧知识，获得对旧知识进一步的特征理解。

添加了后向残差反馈的卷积模块如图2-18（b）所示。在后向残差反馈结构中，使用式（2.22）中前向残差连接的输出y_f作为输入，同样利用一个线性变换

G 来改变 y_f 的特征维度，使反馈路径前后的特征图维度相匹配。然后使用一种结合 Sigmoid 激活函数的门控机制作为注意力模块，用于学习可辨别特征通道之间的非线性关系。具体操作定义如下：

$$y_b = x + R_b(y_f) = x + s(G(y_f)) \cdot x \tag{2.23}$$

其中，x 是原始卷积模块的输入，$R_b(y_f)$ 是对前向残差连接中输出的 y_f 再进行后向残差传播后的结果，s 代表 Sigmoid 非线性激活函数。将原始输入信息与注意力模块增强后的信息相加，可以有效放大目标区域与背景区域之间的特征差异，抑制背景区域特征的干扰。

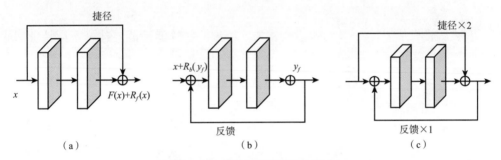

图 2-18　环形残差结构原理示意图
（a）前向残差连接；（b）后向残差反馈；（c）环形残差结构

本研究结合上述前向残差连接和后向残差反馈，构造了一种环形残差结构，如图 2-18（c）所示。前向残差的传递重复进行两次，后向残差的传递仅进行一次，从而避免有环图中难以计算回传梯度的问题。本研究设计的这种环形残差结构可以通过前向残差连接来缓解深层次网络的梯度退化问题，同时通过后向残差反馈来整合输入的特征信息，扩大不同区域之间的本质差异。

（2）自注意力跳跃连接：不同于给网络模型引入先验知识的外加注意力机制，自注意力机制能够让网络模型自主地学习到各个位置或通道上的特征重要与否，进而提高了网络模型的特征表达能力。本研究将自注意力机制与 U 型网络中的跳跃连接相结合。不同于全卷积网络（FCN）使用的特征图对应像素求和方式，或 U 型网络使用的特征图通道拼接方式，在本研究中，关注特征图通道之间的重要性差异，在跳跃连接中添加自注意力操作，在不增加额外参数量的情况下，利用 BN 操作得到的权重贡献因子来改善特征图通道融合后的特征表达。

BN 是一种批标准化方法，即模型在进行每次随机梯度下降训练时，在 mini-batch 层面上将每一层卷积的输出结果规范化至均值为 0、方差为 1 的分布。对于每个 mini-batch，先计算其均值 μ_B 和方差 σ_B^2，对该 mini-batch 内的数据进行规范化，然后再做尺度变换和偏移。BN 操作的具体公式如下：

$$B_{\text{out}} = \text{BN}(B_{\text{in}}) = \gamma \frac{B_{\text{in}} - \mu_B}{\sqrt{\sigma_B^2 + \varepsilon}} + \beta \qquad (2.24)$$

其中，γ 和 β 是可学习的仿射变换参数，分别用于尺度变换和偏移，让网络可以学习恢复出原始网络所要学习的特征分布。本研究使用的通道自注意力模块如图 2-19 所示，我们通过 BN 操作得到每个通道的比例因子 γ，计算各个通道的权值：

$$W_\gamma = \frac{\gamma_i}{\sum_{j=0} \gamma_j} \qquad (2.25)$$

然后将权值 W_γ 与 BN 层的输出相乘，经过非线性激活后，建模不同特征通道的重要性程度：

$$F_{\text{out}} = \text{Sigmoid}(W_\gamma(\text{BN}(F_{\text{in}}))) \qquad (2.26)$$

其中，F_{in} 和 F_{out} 分别代表通道自注意力模块的输入特征图和输出特征图。

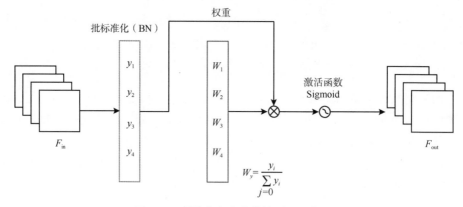

图 2-19　通道自注意力模块原理示意图

（3）自注意力环形残差 U 型网络：本部分所提出的自注意力环形残差 U 型网络如图 2-20 所示。将整体网络划分为多个类似的卷积模块，每个卷积模块包含两层卷积和一层非线性激活，并在每个卷积模块中引入同时具有前向残差连接和后向残差反馈的环形残差结构。相较于简单的 U 型网络，引入环形残差结构不但能缓解深层网络中易出现的梯度退化问题，还能够放大目标区域与背景区域之间的差异对比。同时，向编码器-解码器对应层次的跳跃连接中加入一种轻量级的通道自注意力机制，在不增加额外参数量的情况下，能够自动学习到不同特征通道的重要程度，高效提升了模型性能。

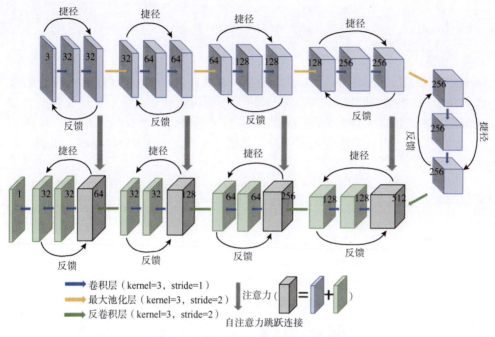

图2-20　自注意力环形残差U型网络

2.6.2　实验设计与结果分析

1. 训练策略

医学影像的标注过程较为复杂，不同的人进行标注的判断标准各不相同，尤其在像素点级别的分割标签图的制作过程中，单个像素点的标注错误往往十分微小，难以被医生察觉。因此，网络模型如果过分相信标签，可能会导致过拟合。为了解决医学影像的标注存在一定噪声的问题，在模型训练过程中引入了标签平滑正则化（label smoothing regularization，LSR）方法，以实现对模型的约束，降低过拟合程度。

传统的独热编码将标签表示为

$$y_i = \begin{cases} 1 & i = \text{target} \\ 0 & i \neq \text{target} \end{cases} \tag{2.27}$$

即独热编码使用与类别数相同长度的向量来表示标签，在任意情况下独热编码后的标签向量只有一位是1，其余位均为0。而LSR将标签原本的0-1编码改造为

$$q_i = \begin{cases} 1-\varepsilon & i = \text{target} \\ \dfrac{\varepsilon}{K-1} & i \neq \text{target} \end{cases} \tag{2.28}$$

其中，ε是人为设定的一个小的常数，i表示模型预测像素点属于第i个类别，target表示像素点的真实标签，K是类别的总数目，q_i表示经过LSR后得到的像素点属于第i个类别的概率。在本研究中，对近视弧的语义分割是逐像素点的二元分类任务，因此K为2。设定常数ε为0.1，这样将原本的标签由0/1转换成了0.1/0.9，人为地向标签中引入了噪声，降低了模型对标签的信任程度，起到正则作用。

使用LSR后，选择二元交叉熵（binary cross-entropy，BCE）损失，作为自注意力环形残差U型网络训练的损失函数，它的数学公式定义如下：

$$\text{BCE-Loss} = -\frac{1}{N}\sum_{i=1}^{N} y_i \cdot \log(p(y_i)) + (1-y_i) \cdot \log(1-p(y_i)) \tag{2.29}$$

在原始的BCE损失中，y_i是第i个样本的真实标签，取值为0或1，$p(y_i)$则是模型预测的第i个样本属于y标签的概率，是取值范围在$[0, 1]$的小数。经过LSR后，y_i的取值变为0.1或0.9，令正负样本的预测值差别缩小，避免模型因对于标签过度自信而引起的过拟合问题。

在分割模型的训练过程中，使用修正自适应矩估计（rectified adaptive moment estimation，RAdam）作为优化器，以验证集数据上的损失值作为监督参数更新的指标，保存使验证集损失值最低的权重参数作为最后的分割模型权重。各个训练超参数的设置均是在现有理论及经验基础上，并结合实验硬件内存条件，经过多次微调实验确定的：将初始学习率设置为0.001，批大小设置为8，总迭代轮数设置为100。同时，为更好地适应在小型数据集上的训练，本研究还设计了一种特有的学习率更新策略：在前5个总迭代轮数里，使用逐渐增长学习率（gradual warm-up）方法，从一个较小的学习率开始，每轮迭代中逐步增大学习率，直至达到设定的初始学习率值。这种学习率"预热"方法可以避免开始训练时过大的学习率带来的模型不稳定性，防止学习率突变导致的训练误差突然增大。在后续的总迭代轮数中，则使用余弦滚降策略逐步缓慢地曲线衰减学习率。并使用早停（early stopping）法，当连续8个总迭代轮数后模型在验证集上的表现还没有改善时，提前停止训练，避免继续训练引起过拟合。

2. 评价指标

本研究在像素级别上对网络模型的分割性能进行评估。对于近视弧区域的语义分割可以视作对逐个像素点的二分类任务，在一幅图像对应的分割标签图中，某个像素点如果属于近视弧区域则为正样本（像素值为255），如果属于背景区域则为负样本（像素值为0）。对模型输出的预测矩阵进行二值化处理，得到模型预测的正样本和负样本。使用准确率、敏感度、特异度和精确率等指标进行分割模型的评估，同时绘制出不同网络模型对应的ROC曲线，计算AUC值作为评价指标。

本研究也使用了分割任务中常用的交并比（intersection over union，IoU）来评估模型的性能优劣。IoU是用于衡量两个集合之间相似度的指标，如果将真实标签中的近视弧区域记为X，并将输出的预测结果图中的近视弧区域记为Y，真实结果X与预测结果Y之间的重合部分占比越大，说明预测结果越接近于真实结果。由此可以借用几何中的交集和并集概念，直观地给出IoU的数学定义：

$$\text{IoU}(X,Y) = \frac{\text{Area of Overlap}}{\text{Area of Union}} = \frac{|X \cap Y|}{|X \cup Y|} \qquad (2.30)$$

3. 实验结果与分析

在高度近视的病灶分割任务中，本研究在U型网络的基础架构上进行改进，逐步搭建出自注意力环形残差U型网络，作为本章分割任务的分割网络模型。具体来说，本研究沿用了U型网络中的U型编码器-解码器结构，并保留对应层之间的跳跃连接。为了提升病灶区域与背景区域之间的差异对比，在编码器模块中引入环形残差结构，在原始的卷积模块中同时加入前向残差连接和后向残差反馈。同时，改进简单通道拼接方式的跳跃连接，加入通道自注意力模块，用于优化病灶边缘细节信息的保留与重建。

研究首先对比了自注意力环形残差U型网络与其他经典网络模型的分割性能。用于对比的网络模型包括原始U型网络、ResU-Net和RRU-Net，其中ResU-Net和RRU-Net均是原始U型网络结构的改进版本。在实验中为保证对比实验的公平性，各个网络模型使用了相同的数据预处理方式和训练策略。不同模型得到的高度近视病灶分割结果如表2-6和图2-21所示。

表2-6　不同网络模型的病灶分割性能对比

方法	准确率（%）	敏感度（%）	特异度（%）	精确率（%）	IoU	AUC
原始U型网络	98.65	76.12	99.29	75.48	0.6103	0.9916
ResU-Net	98.50	79.83	99.03	70.27	0.5968	0.9927
RRU-Net	98.83	76.12	99.48	80.75	0.6443	0.9942
本研究方法	98.88	74.10	99.59	83.67	0.6473	0.9953

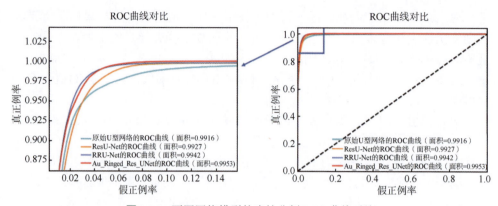

图 2-21 不同网络模型的病灶分割ROC曲线对比

　　从表2-6中的对比结果可以得出，本研究方法在大多数指标上处于领先地位，在除敏感度以外的其他指标上均为第一。四个网络模型中ResU-Net的敏感度最高，敏感度衡量的是所有真实正样本中被正确预测为正的比例，在本章任务中即为所有病灶区域像素点中被正确预测为病灶的比例。本研究方法的敏感度较低，原因是将部分病灶区域像素点漏检为背景，所以本研究方法预测得到的近视弧区域会相对较小，该不足可以通过降低分类阈值来改善。但综合考虑特异度、IoU等其余多项指标，本研究提出的自注意力环形残差U型网络对实际近视弧病灶的检测能力最高，且相较于其他已有网络模型，本研究方法在分割的整体性能上取得了显著提升。进一步使用ROC曲线和AUC值来评价各个网络模型的性能，图2-21中代表本研究方法的红色ROC曲线最靠近左上角，相应的AUC值也高于其他三个网络模型，说明本研究方法具有最佳的高度近视病灶分割性能。

　　此外，考虑到本研究方法具有的环形残差结构和通道自注意力机制是在原始U型网络结构上增加的模块，可能带来一定参数量和计算量的增加，因此研究还比较了各个网络模型的模型大小及计算时间，结果如表2-7所示。相较于原始U型网络，本研究方法增加的两个模块仅多出了近3MB的内存占用，对单张图片的计算时间也保持在毫秒级别，即输入一张眼底图像，耗时0.1秒左右网络模型便能输出并保存相应的分割结果图。值得注意的是，本研究引入的通道自注意力机制是通过BN操作得到的权重贡献因子来改善各通道的特征表达，避免添加其他常见注意力机制使用的额外卷积层或全连接层，因此本部分使用的通道自注意力机制没有增加额外的参数量。

表2-7 不同分割网络的模型大小和计算时间对比

方法	模型大小（MB）	计算时间（毫秒/张）
原始U型网络	12.83	59.31
ResU-Net	14.93	65.42
RRU-Net	15.66	114.44
本研究方法	15.66	130.69

研究还直观比较了本部分提出的自注意力环形残差U型网络与其他网络模型的分割效果，图2-22是不同网络模型输出的分割结果图可视化对比。图中三行分别是三张近视弧大小和形态各不相同的高度近视眼底图像的分割结果示例，图2-22（b）列是对应的真实分割图标签，图2-22（c）～（f）列则分别是不同网络模型输出的近视弧病灶分割结果。从中可以看出，本研究方法在分割的边缘连续性和整体准确性上都优于其他网络模型，输出的分割结果误检程度较低，整体分布和大小都最接近真实标签，对不同形状的近视弧病灶均具有最佳的分割性能。

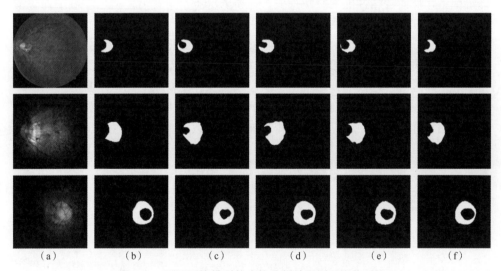

图2-22 不同网络模型的病灶分割结果图可视化对比

（a）眼底图像；（b）真实标签；（c）原始U型网络；（d）ResU-Net；（e）RRU-Net；（f）本研究方法

为了证明本研究算法流程设计的有效性，进一步评估了数据预处理步骤中的质量增强、数据增广，以及训练策略中的标签平滑化这三个操作的必要性。评估方法：依次删除上述三个操作流程其中的一个，进行不同算法流程的对比实验，测试网络的性能是否会降低，从而更好地理解网络模型的学习行为。不同算法流程的对比实验结果如表2-8所示。

表2-8　本研究方法的不同流程得到的病灶分割结果

质量增强	数据增广	标签平滑化	准确率（%）	IoU	AUC
√	√	√	98.88	0.7859	0.9953
×	√	√	98.71	0.6127	0.9907
√	×	.	98.65	0.5793	0.9906
√	√	×	98.39	0.5587	0.9787

注：表中√代表算法流程中使用了该操作，×代表算法流程中未使用该操作。

　　实验结果表明，本研究算法流程设计中对眼底图像的质量增强和数据增广，以及训练策略引入的标签平滑化操作，对网络模型的学习都起到重要的作用。其中，移除标签平滑化操作导致的性能损失尤其严重，其原因可能是近视弧与视盘区域的亮度相似，边缘像素点的分辨较为困难，数据标注过程中不同标注者的主观准则不尽相同，每个人的标注也可能存在一些错误，网络模型如果过分相信训练集标签，反而会在性能上有所损失。在引入标签平滑化后，适当降低了训练集标签的置信度，实现了对网络模型的约束，降低了过拟合程度，从而大幅提升了网络模型在测试集上的分割性能。移除质量增强和数据增广操作也分别带来了一定的性能损失，但移除质量增强带来的性能影响小于数据增广，其原因是二者在网络的学习过程中起到的作用不同：质量增强操作是对眼底图像本身的优化，起到增强眼底图像清晰度和对比度、强调病灶区域的作用，使网络模型能够学习到更突出的目标特征；而数据增广操作增加了训练数据集的丰富性，防止网络模型过分拟合于有限样本，通过对训练数据样本的各种变换扰动，使网络模型学习到更加重要的全局普遍特征表达，从而提高了网络模型的鲁棒性。

第3章 糖尿病视网膜病变人工智能研究

3.1 概 述

3.1.1 糖尿病视网膜病变筛查现状

糖尿病视网膜病变（diabetic retinopathy，DR）是糖尿病常见的慢性微血管并发症，也是工作年龄人群中第一位的致盲性疾病。根据流行病学资料显示，全球糖尿病患者中DR的患病率约为34.6%，其中威胁视力的DR患病率约为10.2%，超过50%由DR导致视力损伤或致盲的病例分布在亚太地区。根据国际糖尿病联盟2021年的统计，中国糖尿病患者约有1.4亿，居世界首位，其中20～79岁未诊断的人数约为7300万，未诊断率高达51.7%。DR常见的早期临床表现包括微动脉瘤形成和视网膜内出血，微血管损伤可以导致血管的通透性增加，造成视网膜水肿与渗出，在增殖阶段会导致视盘、视网膜、虹膜及房角内的新血管增殖，最终导致牵拉性视网膜脱离和新生血管性青光眼。最常用的DR检查方法为检眼镜检查和眼底照相，合并糖尿病黄斑水肿时需结合荧光素眼底血管造影或光学相干断层扫描（OCT）。眼底彩照适用于基层医院的DR筛查及远程医疗，也是DR分级的主要依据。2017年，国家卫生和计划生育委员会制定了《糖尿病视网膜病变分级诊疗服务技术方案》，指出进行眼底筛查可显著降低糖尿病患者的DR发生风险，通过分级诊疗的实施，有利于DR的早期发现与早期干预。但目前基层医疗资源短缺，且存在分布不均的问题。据统计，全国注册的眼科医生不足5万人，其中眼底医生仅8000人，专业设备和专业技术人员的短缺使得大规模的DR筛查难以实施。

2019年10月，美国眼科学会发布了DR临床指南。指南建议，成人1型糖尿病（T1DM）患者在确诊后5年开始眼底筛查；2型糖尿病（T2DM）患者，确诊时即开始眼底筛查。在妊娠前诊断的糖尿病患者应在计划妊娠前及妊娠初3个月进行眼底筛查。指南推荐无视网膜病变患者每年1次眼底筛查，一旦探查到任何程度视网膜病变，根据 DR病情程度和进展到威胁视力的DR的风险程度决定筛查间隔：建议轻度非增生型糖尿病视网膜病变（non-proliferative diabetic retinopathy，NPDR）每12个月、中度NPDR每6～12个月、重度NPDR每3～4

个月、增生型糖尿病视网膜病变（proliferative diabetic retinopathy，PDR）每 2～4个月检查1次。为推动DR筛查，中国医药教育协会智能医学专业委员会智能眼科学组起草通过的《基于眼底照相的糖尿病视网膜病变人工智能筛查系统应用指南》也给出了首诊、随诊和转诊建议：对于临床确诊的糖尿病患者，建议参照《中国2型糖尿病防治指南（2020年版）》中糖尿病患者筛查方案（表3-1）；对于伴有视力变化且人工智能筛查有阳性体征的患者筛查方案参见表3-2。

表3-1　不同类型糖尿病患者接受眼科检查首诊和随诊时间建议

类型	首次眼底检查时间	随诊时间
1型糖尿病	确诊5年内；青春期前诊断的T1DM，可在12岁开始筛查	每年1次或根据医生建议
2型糖尿病	确诊时	每年1次或根据医生建议
计划妊娠或已妊娠的糖尿病妇女	妊娠前或第一次产检	妊娠后每3个月及产后1年内

表3-2　糖尿病视网膜病变智能筛查结果的转诊和随诊建议

视力标准	筛查结果	随诊
矫正视力≥0.6（或4.8）	无明显的视网膜病变，风险性低，可信度高*	每年随访1次，如有病情变化可增加随访次数
矫正视力<0.6（或4.8）或视力突然下降	轻中度视网膜病变（Ⅰ期和Ⅱ期），风险性中至高，可信度中至高	保持眼科随访，3个月随访1次或由眼科医生确定随访间隔
矫正视力<0.6（或4.8）或视力突然下降	严重的视网膜病变（Ⅲ期和Ⅳ期），风险性中至高，可信度中至高	眼科治疗并保持密切的眼科随访，如无诊疗条件，尽快转诊眼底病专科医师

*可信度根据图像成像质量进行综合评估，分为可信度高、中、低3个等级，当图像可信度为低级时应寻找其原因，排除仪器设备和人为干扰因素后重新拍摄图像，若此时仍不能清晰成像，应转眼科医生处就诊。

3.1.2　糖尿病视网膜病变人工智能发展现状

人工智能是基于大数据的产物，深度学习属于人工智能范畴。通过深度学习技术能够实现对眼底图像的快速、准确识别，DR人工智能自动诊断并分级的优势使其成为应对眼科医疗资源分布不均衡的解决方案。2016年，Google团队首次发表了利用人工智能技术实现对DR进行诊断的研究成果，2018年IDX公司的DR人工智能辅助诊断系统获得美国食品药品监督管理局（food and drug administration，FDA）批准，2020年8月，国内首批DR人工智能辅助诊断系统也获批上市，意味着当前人工智能辅助诊断的敏感度和特异度已经能够满足DR的临床要求，这大大减轻了医护人员的负担，同时有助于实现对DR患者的个性化诊疗。目前该类产品已经在北京协和医院、中国人民解放军总医院、上海市第一人民医院、复旦大学附属眼耳鼻喉科医院、中山大学中山眼科中心、郑州大学第二附属医院及标准化代谢性疾病管理中心等全国400多家医院和中心大规模应用。该类产品多采用国际DR分级方式，NPDR的国际分级与国内标准相似，共分为三个阶段，但PDR只分为一个阶段，如表3-3所示。可见基于眼底彩照从NPDR到PDR的进展过程已经得到充分认识，人工智能眼底分析技术有望成为DR筛查、诊断、随访的重要辅助工具。

3.1.3　基于人工智能的糖尿病视网膜病变筛查意义

基于人工智能技术的DR筛查有助于减轻DR不良后果给患者家庭、医疗体系乃至社会带来的严重影响，保障人民群众的健康并降低致盲风险。基于人工智能技术的DR筛查能够为现有医疗体系带来以下改变：

表3-3　糖尿病视网膜病变（DR）分级方法

	国际DR分级标准		中国DR分级标准	
	分级	描述	分级	描述
非增殖期	轻度NPDR	仅出现毛细血管瘤样膨出改变	Ⅰ期	仅出现毛细血管瘤样膨出改变
	中度NPDR	介于轻度和重度之间，出现微动脉瘤、棉絮斑、静脉串珠、视网膜内微血管异常等多个视网膜病变	Ⅱ期	介于Ⅰ期和Ⅲ期之间，出现微动脉瘤、棉絮斑、静脉串珠、视网膜内微血管异常等多个视网膜病变
	重度NPDR	每象限视网膜内出血点≥20个，或者至少2个象限已有明确的静脉串珠样改变，或者至少1个象限视网膜内微血管异常	Ⅲ期	每象限视网膜内出血点≥20个，或者至少2个象限已有明确的静脉串珠样改变，或者至少1个象限视网膜内微血管异常，且无PDR表现
增殖期	PDR	出现新生血管、视网膜前出血或玻璃体积血	Ⅳ期	出现视网膜新生血管（NVE）或视盘新生血管（NVD），当NVD直径>1/4～1/3视盘直径（DA）或NVE直径>1/2 DA，或伴视网膜前出血或玻璃体积血时为"高危增殖型"
			Ⅴ期	出现纤维膜，可伴随视网膜前出血或玻璃体积血
			Ⅵ期	牵拉性视网膜脱离，合并纤维膜，可合并或不合并玻璃体积血，也包括虹膜和房角的新生血管

1. 助力糖尿病5G+医疗健康的一站式诊疗体系建立

2021年工信部等十部门联合印发的《"十四五"医疗装备产业发展规划》中

提出了推进"5G+医疗健康"新模式发展。人工智能DR诊断产品集拍摄、检测、分级为一体，且设备连接到云端，实现了医患远程实时数据查询，促进了高端医疗资源下沉服务基层。通过5G互联网，人工智能DR诊断产品可实现诊前、诊中、诊后的线上线下一体化医疗服务模式，减少糖尿病患者不必要的跨眼科、内分泌科等科室转诊，提高诊疗效率。在逐步建立标准化的糖尿病诊疗体系的同时，实现无创、快速、精准的一站式诊疗。

2. 助力糖尿病视网膜病变的分级诊疗

人工智能技术快速、高性价比的特点使其在城乡协同医疗卫生服务网络建设中发挥优势，从而助力DR的早期筛查、早期发现，进而对患者采取有效的干预措施。依据人工智能给出的DR分级，医院可实施分级诊疗制度并辐射至各医联体医院来有效扭转当前不合理的医疗资源配置格局。

3. 助力智慧医院建设

2017年7月，国务院印发的《新一代人工智能发展规划》中明确提出了利用人工智能发展我国经济及建设智慧医院的目标。目前，医学影像辅助诊断是智能医疗领域落地最早、最成熟的技术之一。将DR眼底图像辅助诊断技术应用于医院科室，可全面深度支撑、引领创新医院业务应用，从而建设高质量发展的高水平智慧医院。

3.2 糖尿病视网膜病变人工智能研究相关理论基础

3.2.1 糖尿病视网膜病变人工智能研究的公共数据集

目前，糖尿病视网膜病变人工智能研究中常用的公开国际数据集有Messidor-2和EyePACS数据集。通过对数据集的不断训练，可以提高人工智能技术筛查糖尿病视网膜病变的准确性。Messidor是由法国国家信息与自动化研究所在2004年资助研究的TECHNO-VISION项目中建立的，Messidor-2数据集的数据来源于Messidor数据库，包括1748张眼底图像（图像格式为PNG/JPG）及相应的糖尿病视网膜病变分级标注。为了在远程诊断、转诊评估过程中更方便地传输查看眼科影像资料，并进行记录保存、归档以便于医生协同管理患者信息，加利福尼亚大学在2001年从一般大影像的影像存储与传输系统（picture archiving and communication system，PACS）中延伸出了轻量级、开源的眼科影像存储与传输系统（EyePACS）。EyePACS数据集是Kaggle平台在Aptos-2019 Blindness Detection竞赛中使用的数据集，包含88 702张眼底图像（图像格式为JPG），每张图像标注了糖尿病视网膜病变分级。该系统通过常用的网络浏览器创建、发送或复查临床病例，传输眼底彩色照片；也可通过客户端应用程序，从

Windows桌面捕获数据，并将数据的压缩图像上传到服务器。

随着糖尿病视网膜病变人工智能研究成果日益成熟，并被逐步应用于辅助诊断软件产品中，我国于2017年提出了建立糖尿病视网膜病变AI标准数据库，通过标准数据库与相关标准流程对糖尿病视网膜病变AI产品进行检测。2020年，人工智能医疗器械创新合作平台发布了按《深度学习辅助决策医疗器械审评要点》构建的糖尿病视网膜病变常规眼底彩色照相AI标准数据库。该数据库收集了来自全国14个地区的1.5万张眼底图像，由北京协和医院眼科阅片团队标注，经过国内眼科权威专家外部评审，具备标注准确性、数据可溯源性。

3.2.2　糖尿病视网膜病变人工智能算法构建与性能评价

2022年，国家药品监督管理局医疗器械技术审评中心发布了《人工智能医疗器械注册审查指导原则》和《糖尿病视网膜病变眼底图像辅助诊断软件注册审查指导原则》。两份指导原则在数据质控、算法需求规范、算法构建、算法验证等方面做出了明确要求。

数据质控单元提出收集数据时应明确不同眼底相机的拍摄方式、拍摄范围、采集过程的不同要求，详述采集过程的人员管理、流程管理、质量评估要求。整理数据时应明确数据清洗弃用数据的原因和数量。数据预处理环节应采用典型图片和流程图说明处理过程和结果。原始数据库的预处理过程若与产品中算法运行的预处理过程存在差异，应通过比较来说明。在标注数据时，对于标注前的基础数据库，标注后划分的训练集、调优集、测试集，应给出样本量和分布情况及其确定依据，以及集合划分的方法、依据。同时，应注意保证糖尿病视网膜病变Ⅰ期、Ⅱ期样本的数量，并纳入一定量与糖尿病视网膜病变症状类似或具有相关性疾病患者的图像。

算法需求规范单元提出需明确图像质量控制的方式，尤其应描述算法在图像质量不佳情形下的处理方法（如不进行分析，或在给出分析结果时明确提示图像质量不佳的负面影响）。明确图像质控过程中使用者和算法（若有）的职责。明确算法训练数据集要求，明确预期采集样本数量和分布要求，明确对相机型号/种类、拍摄方式、拍摄范围、分辨率的要求，以及有关人群分布、医院级别、医院数量等要求。

算法训练需基于训练集、调优集进行训练和调优，考虑评估指标、训练方式、训练目标、调优方式、训练数据量-评估指标曲线等要求。训练方式包括但不限于留出法和交叉验证法。算法性能评估需综合考虑假阴性与假阳性、重复性与再现性、鲁棒性/健壮性、实时性等适用评估要求，必要时可引入对抗样本开展对抗压力测试，以全面深入评估算法性能。选择评估指标时应根据用户需求，辅助决策可选择敏感度、特异度等指标；非辅助决策可选择图像质量、测量准确性等指标。同时，建议开展算法性能影响因素分析，特别是对于黑盒算法，建议与现有医学知识建立关联，以提升算法可解释性。分析影响因素时应针对不同因素分别建立子数据集进行测试，以了解这些因素的影响程度。对于某一影响因素，可建立多个包含单一因素的子集和一个包含所有子集的合集（必要时）分别进行性能测试，统计分析各集合性能差异，评价影响程度。对于预期对性能有显著影响且存在相互关联的不同影响因素，也可建立包含多因素的子集进行分析，如有A、B两个因素，每个因素有2种情况，可形成分别仅包含A1B1、A1B2、A2B1、A2B2因素的4个子集。其中，处于分界点处的糖尿病视网膜病变Ⅰ期、Ⅱ期分类的准确性对产品性能具有关键影响，应单独建立测试集进行验证。各集合应保证具有足够的样本量，性能评估结果应给出中心值和95%置信区间。

算法性能评估场景包括自建测试数据集测试、临床试验、真实世界数据测试、第三方数据库测试、压力测试、对抗测试等。在对算法性能进行综合评价时应分别简介各数据集的构建情况，给出主要性能评价指标，结合数据集构建和性能评价给出结果评价。此外，针对训练样本量和测试样本量过少、测试结果明显低于算法设计目标、算法性能变异度过大等情况，对产品的适用范围、使用场景、核心功能在产品适用范围、产品技术要求、说明书、产品界面等明确指出使用限制；针对其他对算法性能影响较小的因素，给出必要的提示信息。

对于具体训练集和测试集的构建，中国医药教育协会智能医学专业委员会智能眼科学组和国家重点研发计划"眼科多模态成像及人工智能诊疗系统的研发与应用"项目组发布的《基于眼底照相的糖尿病视网膜病变人工智能筛查系统应用指南》和人工智能医疗器械创新合作平台发布的《基于眼底彩照的糖尿病视网膜病变辅助决策产品性能指标和测试方法》给出了一些参考性建议：建议训练集包含Ⅰ期及以上级别糖尿病视网膜病变，单视野每级不少于1000张图像，双视野每级不少于1000对黄斑/视盘中心图像；还需包含不少于500张/对不合并糖尿病视网膜病变的其他眼底疾病图像及500张/对不可判读低质量眼底图像；每级眼底图像的数量应按性别比例均衡，年龄分布65岁以上数据占比不超过80%。

算法模型的性能指标以单眼图像衡量。若算法适配为单视野，则使用单视野库，每张眼底图像为1例；若算法适配双视野，则使用双视野库，每侧眼底的1对图像为1例。在符合国家或行业组织标准的标准测试集中按糖尿病视网膜病变分期分层随机抽取2000张/对图像；对于此2000张/对图像，算法须提供符合临床标准描述的糖尿病视网膜病变二分类、糖尿病视网膜病变分期、转诊意见，后续用以计算性能指标。

1.糖尿病视网膜病变二分类算法性能指标

准确率、敏感度、特异度、精确率、F1分数（F1-score）[F1分数 =2×（精确率＋召回率）/（精确率×召回率）］、ROC曲线及AUC值。

2.糖尿病视网膜病变分期算法性能指标

糖尿病视网膜病变分期属多分类问题，多分类算法性能指标包括分级指标和综合指标两部分：分级指标评估时将多分类问题转化为多个二分类问题，指标计算方式与糖尿病视网膜病变二分类算法性能指标一致；综合指标常用Kappa系数。

3.2.3　糖尿病视网膜病变人工智能软件与临床应用标准

糖尿病视网膜病变人工智能软件一般由客户端和服务器端（云服务器或本地服务器）组成，人工智能算法通常运行在服务器端。在线版糖尿病视网膜病变人工智能软件适用于具备一定网络使用条件的机构，通过实时将眼底图像上传至云端，在云端利用人工智能算法进行糖尿病视网膜病变辅助诊断，并提供可下载确认的反馈报告。在线版糖尿病视网膜病变人工智能软件对硬件设备和网络传输速度有一定要求，但其允许远程阅片中心实时核查，因而具备更强的可操控性。离线版糖尿病视网膜病变人工智能软件可安装在计算机端或移动电子设备上，不依赖于网络也可实现对眼底图像进行糖尿病视网膜病变的智能筛查辅助诊断，并生成反馈报告。离线版对硬件设备和网络传输要求较低，但其不支持通过云端进行远程读片确认，故需在眼科医生指导下使用。

目前，糖尿病视网膜病变人工智能软件常可集成于全自动或半自动免扩瞳平面彩色眼底相机中，在临床应用采集眼底图像时硬件指标参数应满足常规的视野范围、解析度、屈光不正补偿的调焦范围、固视点及图像存储格式等要求。眼底图像拍摄宜采用后极部单视野或双视野拍摄法，视野拍摄位置、眼底图像质量须达到标准。在临床应用中，糖尿病视网膜病变人工智能软件生成的反馈报告需包含受试者基本信息、眼底图像采集设备信息、人工智能软件信息、辅助诊断结果及权责说明等。

此外，糖尿病视网膜病变人工智能软件还应满足数据存储及数据安全相关要求。医疗数据是对患者病情的详细描述和诊疗活动的真实记录，数据存储的标准性、规范性和安全性对于医疗数据的保存、患者病情随访、数据溯源等具有重要意义。数据的存储应当满足规划的高效性、管理的科学性、查询的便捷性。医疗数据涉及患者隐私、科研信息和医疗单位内部信息，具有其特殊性和敏感性。在使用相关医疗数据时，尤其通过互联网传输数据时，应当注意确保数据信息安全、保障各方相关权益。须遵循《医疗器械网络安全注册技术审查指导原则》，此外，由于深度学习算法的特殊性，还需要遵循《人工智能医疗器械注册审查指导原则》中关于网络安全和数据安全过程控制的要求。

3.3　糖尿病视网膜病变智能诊断的应用实践

3.3.1　国外糖尿病视网膜病变智能诊断的应用实践

2016年，Google科学家们利用深度学习技术，基于12.8万张的眼底照相数据库研制出了一款糖尿病视网膜病变智能诊断系统，用于检测可转诊的糖尿病视网膜病变（referable diabetic retinopathy，RDR），并在EyePACS、Messidor-2数据集中验证该系统的性能，结果显示敏感度和特异度均在90%以上。2020年，Google与泰国卫生部合作进行该系统的真实世界应用研究。在泰国以往的糖尿病视网膜病变筛查体系中，一般先由护士为患者拍摄眼底照相，然后将照片发送给专家进行诊断筛查。然而泰国有450万糖尿病患者，却仅有200位视网膜专家医师，在这种糖尿病视网膜病变筛查体系下，患者往往需要等待5～6周，甚至10周方可拿到报告。在这样的背景下，Google的糖尿病视网膜病变人工智能辅助诊断系统被认为在一定程度上可以缓解泰国的医疗资源紧缺问题。然而在真实世界研究中，泰国医护人员发现该智能诊断系统对眼底图像要求很高，若存在模糊或暗区，即便图像本身已经可以表明糖尿病视网膜病变迹象，系统也会拒绝识别。在泰国11家诊所的实际应用中，超过1/5的图像被拒绝识别。另外，网速限制让眼底图片的上传经常卡顿，这些使得泰国医护人员及患者对该项试验产生抵触及不信任情绪。因此在真实的临床应用场景中，Google的糖尿病视网膜病变智能诊断系统无法完全嵌入临床工作流程，仍需进一步优化。

IDx-DR是IDx公司开发的针对糖尿病视网膜病变辅助诊断的人工智能软件，于2018年4月通过美国FDA审批。IDx-DR需与日本Topcon NW400眼底相机搭配使用，通过IDx-DR软件将患者的眼底图像上传到云端服务器并进行分析，如果图像质量符合要求，该软件将在1分钟内自动生成检测报告。IDx-DR提供以下两种评估结果：①发现轻度以上糖尿病视网膜病变，进一步咨询眼科专业医师意见；②未发现轻度以上糖尿病性视网膜病变，12个月后重新筛查。在IDx-DR软件的临床试验中，选取了来自10家初级健康诊所的900例糖尿病患者的眼底图像作为研究数据。在该试验中，IDx-DR正确识别了87.4%存在轻度以上糖尿病视网膜病变的患者和89.5%未患轻度以上糖尿病视网膜病变的患者。但需注意的是，IDx-DR软件并不适用于以下场景：①存在持续性视力丧失、视物模糊或飞蚊症的患者；②曾被诊断为黄斑水肿、严重的非增生型视网膜病变、增生型视网膜病变、放射性视网膜病变或视网膜静脉阻塞的患者；③接受过激光治疗、手术治疗或眼内注射的患者；④妊娠期糖尿病患者。这些患者在糖尿病视网膜病变病程中发展较快，遵照软件建议可能延误治疗。

IDx-DR是美国FDA批准的第一款采用人工智能技术的糖尿病视网膜病变

辅助诊断软件，在上市过程中曾获得突破性产品资格，即美国FDA可以提前介入该软件产品的申报过程，与制造商进行充分的沟通交流并给予指导，从而加快IDx-DR的上市进程。在美国，IDx-DR软件作为无实质等同产品上市的全新产品，原则上应作为三类器械进行管理，需要通过上市前批准路径上市。但考虑其属于非生命支持或非显著影响患者安全的中低风险产品，IDx-DR软件最终通过重新分类路径上市。由于IDx-DR软件适用于轻度糖尿病视网膜病变筛查，尚达不到最高风险，故根据产品风险分类调整为二类器械进行管理，并采取了必要的风险控制措施，如严格限定联用眼科相机为Topcon NW400等。IDx-DR软件预期供基层医疗机构非眼科专业的医护人员使用，能够有效解决美国糖尿病视网膜病变筛查资源不足的问题。软件的上市体现了美国FDA对于以深度学习算法为代表的新一代人工智能产品的监管思路：以临床需要为导向，秉持风险控制原则，促进产品和技术创新。

　　2019年，Remidio公司将糖尿病视网膜病变智能诊断技术与手机相结合，开发了手机眼底（fundus on phone，FOP）设备来进行糖尿病视网膜病变筛查（图3-1）。该设备搭载手机，同时具备免散瞳、离线工作等特性，在降低成本效益、不稳定的互联网环境中有应用优势。该设备将离线自动化分析应用程序集成到基于智能手机的免散瞳视网膜成像系统中，人工智能软件先检查捕获的图像质量，再检测糖尿病视网膜病变程度，最后给出二分类诊断——不存在糖尿病视网膜病变或可转诊的糖尿病视网膜病变。该人工智能软件基

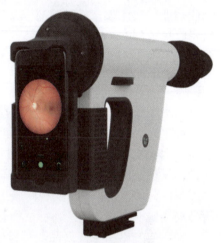

图3-1　Remidio FOP设备

于EyePACS数据集的34 278张眼底照相进行训练，并在213名糖尿病患者中测试模型性能，相关临床研究发表在*JAMA Ophthalmology*上。研究结果发现，该人工智能软件诊断可转诊的糖尿病视网膜病变（定义为中度及以上糖尿病视网膜病变）的敏感度和特异度分别为100.0%和88.4%；在识别糖尿病视网膜病变方面，该人工智能软件的敏感度为85.2%，特异度为92.0%。2020年，Sosale等研究人员使用Remidio免散瞳FOP相机拍摄了922名糖尿病患者的视网膜图像，人工智能软件在离线情况下分析图像并出具诊断，最后将人工智能的诊断结果与5名视网膜专家的诊断进行比较来观察其性能。结果表明，在识别糖尿病视网膜病变方面，人工智能软件的敏感度和特异度分别为83.3%和95.5%。在检测可转诊的糖尿病视网膜病变方面，人工智能软件的敏感度和特异度分别为93%和

92.5%。虽然在敏感度和特异度上不如国际巨头公司的算法模型，但是Remidio的优势在于利用了智能手机这一便捷的设备。除在硬件上利用了便携设备以外，Remidio还配套建立了由知名医院资深视网膜专家组成的读片中心，通过远程医疗提供眼底照相诊断。

EyeArt是Eyenuk公司开发的用于自主检测轻度以上和威胁视力的糖尿病视网膜病变的人工智能软件，已于2020年获得美国FDA核准。EyeArt需搭配佳能CR-2 AF和佳能CR-2 Plus AF相机在全科和眼科医疗机构中使用，通过捕获患者眼底图像，便可在1分钟内以PDF报告的形式提供糖尿病视网膜病变检测结果。EyeArt适用于医疗保健提供者，可对既往未诊断的轻度以上糖尿病视网膜病变和威胁视力的糖尿病视网膜病变［重度NPDR或PDR和（或）糖尿病黄斑水肿］进行自动检测。EyeArt是美国FDA首次核准的可用在全科和眼科医疗机构中通过单次检测同时检出轻度以上糖尿病视网膜病变和威胁视力的糖尿病视网膜病变的自主人工智能软件。一项评估EyeArt软件的研究在404个初级保健机构收集了850 908张眼底图像，将眼科医师对图像的评估结果作为参考标准与EyeArt软件的智能诊断结果进行比较，结果显示EyeArt软件的敏感度为91.3%，特异度为91.1%。

3.3.2 国内糖尿病视网膜病变智能诊断的应用实践

近年来，为鼓励医疗器械研发创新，促进医疗器械新技术的推广和应用，推动医疗器械产业高质量发展，2021版《医疗器械监督管理条例》中明确说明将医疗器械创新纳入发展重点，支持创新医疗器械的推广和应用。在此大环境下，多家国内公司开发了糖尿病视网膜病变眼底图像辅助诊断软件并在国家药品监督管理局注册。

2018年初，由中国食品药品检定研究院（简称"中检院"）牵头，上海鹰瞳医疗科技有限公司（以下简称"鹰瞳科技"）、深圳硅基智能科技有限公司等9家企业联合参与的国内首个人工智能标准测试数据集（眼底部分）建设，解决了首次开展糖尿病视网膜病变软件注册检验时国内检验机构不具备医疗人工智能产品检测能力的困难。

Airdoc-AIFUNDUS软件是由鹰瞳科技开发的，采用深度卷积神经网络Inception-v4的全球第一个具有自动图片质量控制的糖尿病视网膜病变人工智能辅助诊断软件。鹰瞳科技利用多任务算法系统，使用三个子网络分别分析眼底照相的黄斑区域、视盘区域及整体区域，并采用层次融合策略最终形成精确识别黄斑、视盘区域糖尿病视网膜病变体征的技术。软件的人工智能模型以眼科副高级职称临床医师对糖尿病视网膜病变的诊断结果为金标准（图3-2），在基于15家医疗机构、涵盖多种品牌眼底照相机所采集的43 740张眼底彩照性能评估中得出敏感度、特异度和 AUC 分别为 90%、89% 和 0.92。在该产品多中心（北京清华长庚医院、北京同仁医院、中国人民解放军总医院）临床试验中，共 1000 例受试者中完成试验，结果显示软件辅助诊断中度（含）以上 NPDR 的敏感度与特异度均超过 90%。经三家医院验证得出"软件在提供是否转诊的辅助诊断时安全、有效，且具有较高的准确率和数据有效使用率，临床功能满意"。为评估人工智能筛查糖尿病视网膜病变的准确性及在社区医院的可行性，研究团队利用 Airdoc-AIFUNDUS 软件对上海市静安区市北医院眼科及社区医院门诊就诊的 889 名糖尿病患者免散瞳眼底照相进行糖尿病视网膜病变和可转诊的糖尿病视网膜病变的筛查。眼科专家检出糖尿病视网膜病变 143 例、可转诊的糖尿病视网膜病变 101 例；Airdoc 系统检出糖尿病视网膜病变 145 例、可转诊的糖尿病视网膜病变 103 例。软件检测糖尿病视网膜病变的敏感度、特异度、AUC 分别为 90.79%、98.5%、0.946；软件检测可转诊的糖尿病视网膜病变的敏感度、特异度、AUC 分别为 91.18%、98.79% 和 0.950。因此，人工智能检测糖尿病视网膜病变和可转诊的糖尿病视网膜病变结果与眼科专家的检测结果相似，软件具有较高敏感度和特异度，在社区医院开展人工智能的糖尿病视网膜病变筛查可行。

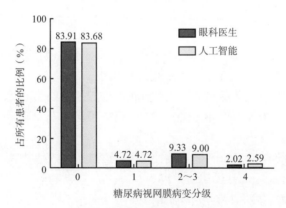

图 3-2　医生与人工智能按糖尿病视网膜病变国际分级标准分类结果

2021 年，为提高人工智能模型在检测未知领域的鲁棒性，鹰瞳科技团队用不同相机采集的未知数据建立了多个外部验证集，以年龄回归预测和糖尿病视网膜病变分类为任务来评估模型性能。其中年龄外部验证集共 37 172 张；糖尿病视网膜病变分类外部验证集共 1105 张。通过对比三个经典的归一化方法，研究人员发现糖尿病视网膜病变检测任务的单通道标准差法的 AUC 为 0.938，适应性局部对比度增强法的 AUC 为 0.875，对比拉伸法的 AUC 为 0.913。因此，该公司采用单通道标准差归一化的方法显著提升了 Airdoc-AIFUNDUS 软件在不同眼底相机拍摄图片上的糖尿病视网膜病变识别准确性，降低了此软件在临床应用中对眼底相机的适配要求，扩大了其在临床应用中的适用范围。目前,软件可适用于佳能、拓普康、新视野等品牌。

深圳硅基智能科技有限公司研发的糖尿病视网膜病变软件 AIDRscreening 由安装 U 盘组成,包括糖尿病视网膜病变辅助诊断云端、医生诊断客户端、系统管理端。该软件主要基于深度学习技术进行糖尿病视网膜病变辅助诊断,并且诊断数据将上传到医生诊断客户端,医护人员可上传、下载、编辑、打印数据。软件适用于对成年糖尿病患者的双眼彩色眼底图像的分析,为执业医师提供了是否可见 II 期及以上糖尿病视网膜病变及进一步就医检查的辅助诊断建议。2019 年 4 月,中山大学中山眼科中心牵头,深圳硅基智能科技有限公司、北京大学人民医院、温州医科大学附属眼视光医院参与完成了 1000 例样本的多中心前瞻性临床试验。

2020 年 8 月,上海鹰瞳医疗科技有限公司及深圳硅基智能科技有限公司的产品"糖尿病视网膜病变分析软件"成为首批获批我国国家药品监督管理局三类医疗器械证书的糖尿病视网膜病变眼底图像辅助诊断软件。

EyeWisdom 是北京致远慧图科技有限公司研发的糖尿病视网膜病变辅助诊断软件,并于 2021 年 6 月正式获得了国家药品监督管理局三类医疗器械证书,成为第三个获得该类认证的糖尿病视网膜病变辅助诊断人工智能产品。其深度学习系统由质量控制模块(ResNet34)和糖尿病视网膜病变分级模块(Inception-v3)组成。研究团队对比了 VGG16、ResNet50、Inception-v3 三种网络在分析不同眼底图片大小时的 AUC 和 Kappa 系数,明确了 Inception-v3 是最适卷积神经网络,896×896 是最适眼底图片大小。

微医(福建)医疗器械有限公司的糖尿病视网膜病变辅助诊断软件 REALDOCTOR DRAssistant 也在 2022 年获得了国家药品监督管理局三类医疗器械证书。

综上,与传统人工诊断的模式相比,我国的糖尿病视网膜病变人工智能辅助软件诊断主要具备以下特点。

(1)优异的敏感度和特异度在临床诊断中保证诊断准确性,减少误诊和漏诊。

(2)无须专业眼底医师,人工智能眼底识别技术可智能生成糖尿病视网膜病变转诊意见。

(3)部分产品具有自动化的图像质量控制模块,减少人工筛选优质图像所需的时间和精力,提高诊疗效率。

(4)部分产品能适配多种型号的眼底相机,在临床复杂的诊疗环境下保证诊断结果的一致性和准确性。

(5)适用于免散瞳眼底相机,提高患者的依从性,节约检查时间,提高服务效率。

并且,上述糖尿病视网膜病变辅助诊断软件在敏感度、特异度、AUC 等评价指标上都达到或接近世界领先水平;在临床试验中,几款产品也与眼科专家的评判金标准相差无几。因此，我国糖尿病视网膜病变智能诊断产业在城乡医疗、社区诊所、体检中心等场所具有广阔的应用前景和发展潜力。

3.3.3　糖尿病视网膜病变智能诊断代表产品及应用场景

以上海鹰瞳医疗科技有限公司的注册产品"糖尿病视网膜病变眼底图像辅助诊断软件（国械注准：20203210686）"为例。

1. 产品的预期用途

产品预期于医疗机构中使用，主要针对成年糖尿病患者的双眼免散瞳彩色眼底图像分析。产品还适用于眼底图像和数据的管理、查看、传输和存储。软件将自动对患者的双眼彩色眼底图像进行质量判定和分析，为执业医师提供是否发现中度（含）以上非增生型糖尿病视网膜病变及是否需要进一步诊断和治疗的辅助诊断建议。由本地医生结合患者的病史、症状、其他病历情况综合给出最终的转诊、诊断结论。彩色眼底图像建议由以下型号的眼底照相机拍摄：佳能CR-2AF、拓普康TRC-NW400、新视野RetiCam3100、索维SW-8800、鹰瞳AI-FD16系列，其他型号的眼底相机经过图像质量确认后也可使用。

2. 产品结构组成

产品由安装光盘和随机文件组成，分为客户端软件和服务器端软件。客户端软件以安装光盘形式提供并部署于计算机，服务器端软件部署于阿里云，二者通过进行加密的数据交互。客户端软件包括用户登录、检查单模块、报告模块、系统设置模块；服务器端软件包括用户登录、检查单模块、基于深度学习的智能评估模块、报告模块、系统设置模块（图3-3～图3-10）。

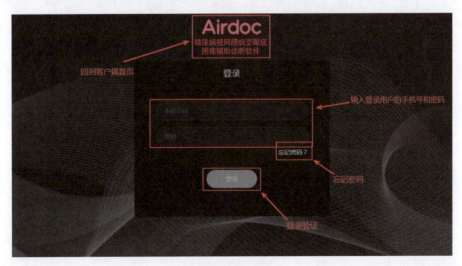

图3-3　客户端登录

（1）生成检查单模块

1）创建、上传检查单时需绑定医院患者编号。

2）支持选择主诉和病史。

3）具有自动图片质量控制功能，可识别质量不合格的图像，提醒医生及时处理。

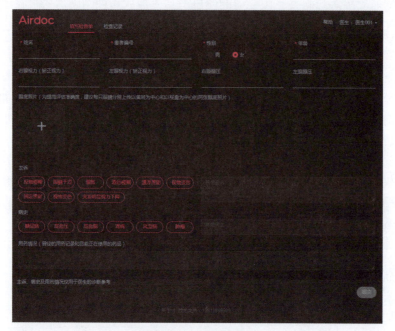

图3-4　填写检查单

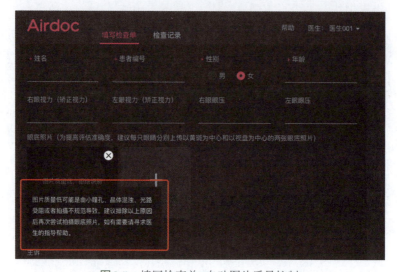

图3-5　填写检查单-自动图片质量控制

（2）查看检查单模块

1）根据患者编号和姓名搜索检查单。

2）查看已审核和待审核的检查单。

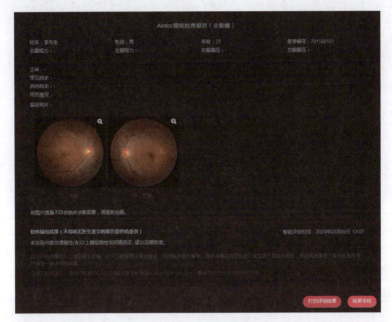

图3-6 智能评估及建议转诊

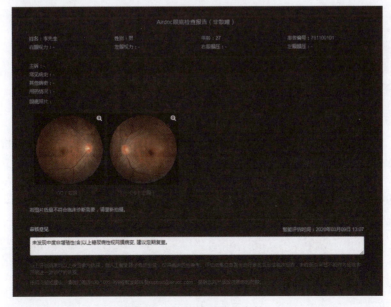

图3-7 软件输出结果审核

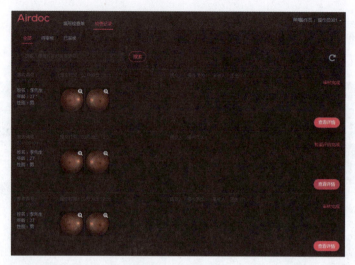

图3-8　检查记录

（3）报告模块

1）2分钟内返回结果。

2）根据糖尿病视网膜病变分级做出是否转诊的辅助诊断建议。

3）医生审核后才可打印辅助诊断建议，确保报告合规。

4）签字方式灵活，提供互联网医院医生远程审核签字或本院眼科医生审核签字。

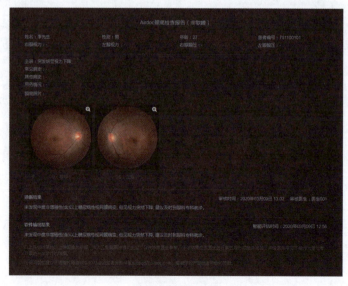

图3-9　检查结果

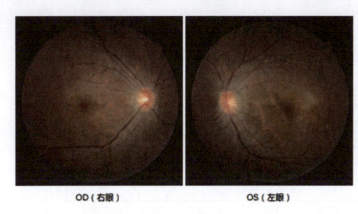

 Airdoc眼底检查报告（非散瞳）

检查单号：1024
姓名：李先生　　　　　　　性别：男　　　　　　年龄：27　　　　　　　患者编号：781100101
右眼视力：-　　　　　　　左眼视力：-　　　　　右眼眼压：-　　　　　左眼眼压：-

OD（右眼）　　　　　　　　　　　　　　OS（左眼）

诊断结果

未发现中度非增殖性(含)以上糖尿病性视网膜病变,但见视力突然下降,建议及时到眼科专科就诊。

医生签字＿＿＿＿＿＿＿＿

日期：2020年03月09日

图 3-10　检查报告打印预览

3. 产品工作原理

产品通过拍摄患者眼底彩色照片，利用人工智能算法进行计算、分析得出针对糖尿病视网膜病变的辅助诊断综合建议，并将得出的综合建议展示在用户界面上供医务工作人员参考。同时，产品还提供本地阅片诊断功能。产品设有服务器，可通过网络连线HTTPS协议实现和客户端的数据交换。

产品主要面向三类用户：医生、眼底相机操作员（以下简称为操作员）和系统管理员。医生和操作员登记并创建检查单、上传检查信息，进行眼底疾病辅助诊断、获取转诊建议，审核智能评估结果（仅医生），查看检查记录和检查结果，打印检查报告。系统管理员创建和管理本系统账户，对账号分配角色和权限；配置报告页名称、医院标志（LOGO）及医院服务支持信息等。医生账户有登录系统、退出系统、修改密码、查看帮助、填写检查单、检查记录、软件输出结果审核、生成与打印报告操作界面。操作员账户有登录系统、退出系统、修改密码、查看帮助、填写检查单、检查记录、生成与打印报告操作界面。系统管理员账户有登录系统、退出系统、修改密码、医院管理、账户管理操作界面。

4. 产品风险

在正确操作软件的情况下可能发生一定的误诊和漏诊，在图像范围、质量不佳时分析结果会进一步受到影响。产品存在一定假阴性概率，若诊断结果为未见中度（含）以上非增生型糖尿病视网膜病变，患者也应定期随访，如有眼底图像异常应就医检查，否则可能存在延误疾病诊治的风险。同理，产品也存在一定假阳性概率，可能加重患者不必要的心理负担，造成医疗资源的浪费。

5. 产品应用案例

2018年2月4日，上海首个糖尿病视网膜病变人工智能筛查建设项目落户静安区。来自静安区北部医联体6家医院60多位医生参加了糖尿病视网膜病变人工智能筛查应用与推广学习班。利用安装的Airdoc糖尿病视网膜病变眼底图像自动识别系统，医生有了诊断糖尿病视网膜病变的新武器。再结合糖尿病视网膜病变"人工智能筛查—发现—转诊—随访—健康管理"的工作模式，医防融合的防治服务模式将为更多社区居民带来益处。近两年，医联体为7100余名社区居民提供了糖尿病视网膜病变和眼底慢性病的筛查，不仅降低了糖尿病患者眼部并发症的患病率、致盲率和患者的医疗负担，还大大降低了社区居民糖尿病视网膜病筛查所需的人力成本，提高了医联体分级诊疗效率。

该项目的启动，是医学人工智能技术首次在上海市眼科临床领域落地应用，对落实分级诊疗，切实做到基层首诊、双向转诊，推进优质医疗资源下沉，利用人工智能技术提高医疗资源的利用效率和推进全民健康管理进程具有重要意义。在2018中国医改传播高峰会议上，静安区北部医联体开展的人工智能糖尿病视网膜病变筛查项目被评选为"基层服务能力帮扶优秀案例"。

2020年在新疆巴楚县阿纳库勒乡果勒买里（10）村搭建了联通上海眼科专家团的医疗援疆云诊室，并配备了鹰瞳科技的人工智能视网膜辅助诊断系统。此次云诊室项目是上海市静安区卫健委以助力乡村振兴为突破口，在上海对口支援新疆工作前方指挥部的指导下，通过软硬件配套进行支援。由于气候、饮食等原因，巴楚县居民高血压、糖尿病的发病率一直高于全国平均水平，成为引发或加剧眼底疾病发生发展的重要因素。不仅如此，当地眼科专科医生匮乏，居民眼保健意识薄弱，各类眼底病变的发生率一直居高不下。鹰瞳科技的人工智能视网膜辅助诊断系统可以自主完成糖尿病视网膜病变的筛查工作，为执业医师提供是否发现中度（含）以上非增生型糖尿病视网膜病变及进一步就医检查的辅助诊断建议。乡镇诊所再通过远程就诊联通上海眼科专家进行线上专业诊疗，给予患者最佳的治疗方案。自鹰瞳科技的人工智能视网膜辅助诊断系统引入以来，诊室的眼底病检查时间缩短至原先的1/5，糖尿病视网膜病变等眼底病的检出率和准确率得到大幅度提升。与此同时，基层医生们也能够根据人工智能诊断结果去学习病灶位置、形态，逐步提升诊断能力，进一步促进糖尿病视网膜病变等眼底疾病的早发现、早干预和早治疗。项目启动以来，已服务患者3000余人次，补齐了基层医疗短板。

3.4　糖尿病视网膜病变人工智能研究的前景和展望

3.4.1　多模态、多任务人工智能系统

目前糖尿病视网膜病变人工智能产品所配置的眼底相机通常拍摄后极部30°～45°的视网膜区域，对于病灶展示并不充分。例如，糖尿病视网膜病变早期病灶可能出现在视网膜外周，且与其他眼底疾病如高血压性视网膜病变早期病灶高度相似。传统方法是对视网膜七个视野分别进行拍摄后合成一张眼底图像，检查耗时且对相机操作人员有一定的技术要求，不具备在基层开展大规模糖尿病视网膜病变筛查的条件。激光超广角眼底成像系统拍摄范围可高达200°且无须散瞳，避免了传统检测方法视野受限导致的漏诊。2021年，Kangrok等发表的《基于深度学习和超广角眼底图像的糖尿病视网膜病变早期检测》中指出，在检测早期糖尿病视网膜病变时，使用超广角眼底照相提取的七方位眼底图像比使用以视盘和黄斑为中心的眼底图像更有优势。2022年，北京致远慧图科技有限公司在真彩色的广角眼底像的研究中提出了新的域自适应学习方法（global-local consistency），使得算法能够兼顾疾病全局性特征和局部性特征，各种眼底疾病诊断AUC在0.7750～0.9848，具有较高的诊断性能。由此，基于超广角眼底相机的人工智能系统研发有望加速现有人工智能筛查糖尿病视网膜病变的过程，提高诊断早期糖尿病视网膜病变的准确率。

此外，现今糖尿病视网膜病变人工智能产品无法对眼底图像做到完全量化处理，如对于出血点的数量没有明确统计功能，因而算法模型的糖尿病视网膜病变分级标准与国际或国内量化的糖尿病视网膜病变分级标准（表3-3）并不重合。糖尿病黄斑水肿也无法通过人工智能系统诊断，需进行OCT检查来判断黄斑水肿部位和严重程度。因此在未来，人工智能辅助诊断系统需要从单模态、单任务跨越到多模态、多任务，终极目标是将整合了OCT、裂隙灯、眼底照相等多项检查的多模态人工智能，用于诊断糖尿病视网膜病变并对患者后续治疗进行分析与预测。

3.4.2　眼科多病种人工智能研究

1990～2019年，中度视力损失人数增加了133.67%，重度视力损失人数增加

了147.14%，盲人数增加了64.35%。视觉损害和致盲眼病已成为我国严重的公共卫生问题之一。随着人们生活水平的提高、人口老龄化加剧，以糖尿病视网膜病变、青光眼、白内障、黄斑变性为首的致盲眼病患者数量持续增加，严重的视力损害影响患者生活质量的同时也给家庭和社会带来沉重的经济负担。推动眼底疾病大规模筛查是降低盲人数量的直接解决办法。然而目前大部分人工智能眼病检测系统只可检测一种或几种眼底疾病，并且在临床环境中缺乏前瞻性验证。因此，建立精准、高效、经济的眼科多病种人工智能检测系统十分必要。

2021年7月27日，广州中山大学中山眼科中心林浩添教授团队联合鹰瞳科技开展的"AI视网膜多病种辅助诊断系统"真实世界研究，成果发表于国际顶级医学期刊《柳叶刀·数字健康》（*The Lancet Digital Health*），这是全球首个眼科多病种人工智能真实世界研究。医学人工智能研究已经进入临床实践阶段，但由于真实世界环境复杂，眼底疾病的深度学习系统在临床真实环境中的表现尚不理想。该研究拟采用真实世界来源的数据研发一个临床适用的眼底疾病智能诊断系统，并使用从最有可能应用的场景前瞻性采集的数据对模型进行外部测试。该项全国性研究使用具有不同疾病分布的16家不同级别医疗机构共207 228张眼底彩照训练出可以识别糖尿病视网膜病变、青光眼、年龄相关性黄斑变性及病理性近视等14种常见眼底异常的眼底疾病综合智能诊断专家——CARE。研究团队通过21 867张眼底彩照对CARE进行内部验证，同时使用从全国将来最有可能应用该模型的35家医疗机构前瞻性采集的18 136张眼底彩照进行外部测试，包括8家三级医院、6家社区医院和21家健康体检机构。将CARE的表现进一步与16位不同年资的眼科医生进行比较，并且使用非中国人种和模型训练未涉及的照相机型号获取的眼底彩照对CARE进行测试。研究结果表明，在内部验证中，CARE的AUC平均值为0.955。外部测试的AUC平均值：三级医院0.965，社区医院0.983，健康体检机构0.953。研究发现，CARE的表现媲美眼科医生，而来自不同地区、具有不同经验的医生之间的敏感度个体差异较大。在进行非中国人种眼底彩照的测试中，CARE仍然保持令人满意的疾病识别能力（糖尿病视网膜病变的 AUC=0.960）。眼底疾病综合智能诊断专家CARE对使用真实临床环境前瞻性采集的眼底彩照进行测试，在多种眼底异常的筛查中表现良好，这对该系统进入临床应用具有重要意义。

同年，北京协和医院联合北京致远慧图科技有限公司开发的多病种眼底影像辅助诊断软件通过欧盟CE认证，该多病种眼底影像辅助诊断软件基于深度学习的算法模型，该研究收集了64 914张符合医疗规范的眼底彩照，组织具有资质的眼科医生对年龄相关性黄斑变性、糖尿病视网膜病变、青光眼及视神经萎缩等多种常见眼底及视神经病变进行标注，并将标注数据整理成系统研发所需的训练集、验证集和测试集。在内部验证中，该软件的AUC值为0.950～0.996，敏感度为80.4%～97.3%，特异度为89.7%～98.1%。在两个外部测试中，该软件的AUC值均高于0.93，敏感度均高于64.6%，特异度均高于78.7%。

3.4.3　算法监管与更新

人工智能算法训练大多使用历史数据，容易造成偏差，且在实际应用中算法结果受用户种族等因素影响。参考美国FDA 2021年发布的《人工智能／机器学习独立软件行动计划》，我国糖尿病视网膜人工智能产品后续需收集其在真实世界的性能数据从而让技术人员更好地监测产品、更新软件，但如何通过真实世界性能数据评估糖尿病视网膜病变人工智能产品仍需明确。未来应推动发展算法监管科学研究，开发人工智能算法的评估方法（包括识别和消除算法偏差、评估和提高算法健壮性），秉持以患者为中心的观念，保障产品的安全性和有效性。

第4章 白内障人工智能研究

4.1 白内障概述

4.1.1 白内障的定义及其发病机制

白内障（cataract）是世界范围内排名第一位的致盲性眼病，是指晶状体透明度降低或颜色改变所导致的光学质量下降的退行性改变。其发病机制复杂，与老化、营养、代谢、遗传等因素有关，是各种因素长期综合作用的结果。现有研究发现，由自由基引发的氧化损伤及生化改变是各种因素导致晶状体损伤的共同中间环节；晶状体上皮细胞的凋亡是多种类型白内障发生的共同细胞学基础，晶状体上皮细胞的焦亡可能是白内障发生的又一种机制；晶状体蛋白的损伤也是白内障发生的重要机制。

4.1.2 白内障的分类

临床上白内障有多种分类方法，可根据白内障的病因、混浊部位、发生时间、混浊形态及混浊程度等进行分类。

（1）按病因分类：年龄相关性（或老年性）白内障、先天性白内障、外伤性白内障、并发性白内障、代谢性白内障、药物及中毒性白内障、后发性白内障。

（2）按混浊部位分类：皮质性白内障、核性白内障、囊下性白内障。

（3）按发生时间分类：先天性白内障和后天获得性白内障。

（4）按混浊形态分类：点状白内障、花冠状白内障、板层状白内障等。

（5）按混浊程度分类：初发期、未熟期、成熟期、过熟期。

4.1.3 白内障的临床表现、诊断和治疗

1.临床表现

（1）症状

1）主要症状：视力下降。

2）次要症状：对比敏感度下降、屈光改变、眩光、单眼复视或多视、视野

缺损、色觉改变等。

（2）体征：晶状体混浊，可表现为不同程度、不同形态、不同部位，颜色以白色为主，随着病情加重颜色可能加深。

2. 白内障的诊断

（1）检查方法：常用的检查方法有裂隙灯显微镜检查、视功能检查（视力、对比敏感度、视觉质量、色觉等）、检眼镜检查等。其中，裂隙灯显微镜检查是临床上白内障的主要诊断手段之一，该检查既可观察晶状体的细微改变，又可定位混浊部位、明确混浊程度，对白内障分类及病因诊断具有重要参考价值；数码裂隙灯显微镜可对白内障术前术后进行客观记录与对比。视力、对比敏感度、视觉质量等检查则可了解白内障导致的视功能损害程度，协助确定手术时机。

（2）晶状体混浊描述与分类：晶状体透明度改变是诊断白内障的重要依据，晶状体混浊程度的定量分级有助于探索白内障的病因及判断治疗效果，也是白内障基础实验研究和开发白内障治疗新药物的客观证据。目前，LOCS 是临床及流行病学研究中应用最为广泛的白内障混浊分级系统。将患者瞳孔充分散大，采用裂隙灯显微镜照相和后照法，区别晶状体混浊的类型与范围，并通过与晶状体混浊的标准彩色照片比较，记录相应的等级，主要用于白内障的临床分类、流行病学调查、药物疗效评价的研究。

（3）晶状体核硬度分级：对晶状体核硬度进行评估分级可帮助选择手术方式，在晶状体核硬度的分级中，临床应用最广泛的是根据核的颜色进行判定的 Emery 分级标准。

　　Ⅰ级：透明，无核，软性。

　　Ⅱ级：核为黄白色或黄色，软核。

　　Ⅲ级：核呈深黄色，中等硬度核。

　　Ⅳ级：核呈棕色或琥珀色，硬核。

　　Ⅴ级：核呈棕褐色或黑色，极硬核。

3. 白内障的治疗

（1）药物治疗：尽管对白内障的病因和机制进行了长期大量的研究，已针对不同的病因和机制研发出不同的药物，包括辅助营养类药物、醌型学说相关药物、抗氧化损伤药物、醛糖还原酶抑制剂及中医中药，但是其疗效都不确切。

（2）手术治疗：目前，手术仍然是各种类型白内障的主要治疗手段。在经历了白内障针拨术、传统囊内摘除术、囊外摘除术和超声乳化白内障吸除术（phacoemulsification）等手术方式的发展阶段后，超声乳化白内障吸除术与现代囊外摘除术已成为世界范围内白内障的主要手术方式,尤其是前者,在较发达国家已成为主流手术方式。随着飞秒激光技术的发展应用,飞秒激光辅助白内障手术(femtosecond laser-assisted cataract surgery,FLACS)逐渐成为目前最先进的白内障手术方式,在有条件的大型医院已成为常用手术方式。该手术在计算机系统引导下,将飞秒激光应用于制作透明角膜切口、切开晶状体前囊膜、劈开晶状体核等关键环节,减少超声能量使用,显著降低了传统超声乳化手术中的并发症发生率,具有广阔的临床应用前景。

4.2 白内障诊疗现状及存在问题

随着全球人口老龄化,白内障的发病率逐渐攀升。虽然关于晶状体的生理、生化及白内障形成机制的相关研究已取得一定成果,但至今仍未探究到其明确的形成机制和确切的预防方法,因而手术依然是白内障的主要治疗手段。综观世界范围内白内障的诊治,从发病率、白内障手术率(cataract surgical rate,CSR)、手术方式、产生后果等多方面综合分析,其存在地区差异大、资源不均衡、社会影响广泛等特点。

在中低收入国家,CSR低,白内障仍然是一个令人生畏的问题,也是可预防的视力障碍的主要原因;而在发达国家和地区,CSR相对较高,且广泛使用白内障超声乳化术,接受白内障摘除手术的患者可以恢复较好的全功能视力。在白内障的诊断和管理方面,特别是在欠发达国家,医疗资源不均衡;白内障造成的低视力所带来的社会问题除了因失明可能会降低患者及其家属的生活质量和生产力,从而带来经济损失外,另有研究发现白内障与抑郁症相关,也与老年人较高的死亡率有关。因此,白内障给患者带来的经济负担要远高于治疗成本,其所造成的社会和心理负担也很大。在欠发达国家,白内障手术被列为最具成本效益的公共卫生措施之一。

当前,白内障手术技术日益成熟、发展迅猛,超声乳化术已成为主流在全球范围内广泛使用,飞秒激光辅助白内障手术(FLACS)已在全球许多大型医院开展,但在白内障的筛查与早期诊断、患者管理、术后视觉质量、手术质量、人员培训及健康教育等方面仍然存在许多问题:大规模筛查手段单一,且需要耗费较大的人力、财力和物力;儿童白内障的早期诊断困难;患者对视觉质量的要求给生物测量技术、人工晶状体的功能及手术质量带来了挑战;患者信息管理和随访管理需要进一步改进方法;手术相关人员的培训手段传统落后,成效缓慢;针对患者的健康教育形式单一,方法陈旧;等等。因此,在不断凸显的人口问题等背景下,白内障的诊断治疗、手术培训、健康教育、科学普及、疾病防控、围手术期管理及远期随访等面临巨大挑战,亟待改进发展。

4.3　白内障人工智能研究概述

4.3.1　人工智能技术的特点及其在医疗行业应用中的优势

随着第四次工业革命的核心技术"智能技术"的发展，包括人工智能、大数据、虚拟现实、区块链、5G、物联网等在内的各种智能技术已广泛应用于各行各业。目前，人工智能（AI）已经被应用到医疗领域，并得到迅猛发展。

AI在算法中表现出强大的优势，不仅能快速地获取各类高清电子医疗影像资料，而且还能快速存储和批量处理医学数据，这为其在医学领域应用提供了前所未有的契机；AI还能根据测量的特征将对象进行分类，并依据共同特征将相似的患者/疾病/药物联系起来，从而发现数据中的隐藏信息。AI通过减少人力和成本、提高医疗工作效率、提升诊疗准确性和惠及基层等方面促进医疗发展。AI还将有助于克服获得真实病例管理的障碍，并具体改善整体视觉健康问题。

4.3.2　人工智能在白内障诊疗及相关方面的应用价值

当前，眼科诊疗存在着医生不足、患者基数巨大、基层医疗诊断标准缺乏、诊疗技术水平低下等现状。AI在眼科的发展使得基层的医疗水平得到改善，为眼科诊疗开辟了一条"新赛道"。近年来，AI在眼科领域的应用范围不断扩大，包括糖尿病视网膜病变、白内障、青光眼及早产儿视网膜病变等在内的多种常见眼病。在白内障诊疗中，AI摒弃了传统手段的局限，在白内障的诊治、手术培训、健康管理、科普教育、疾病防控、围手术期管理及远期随访等方面指出了新的方向。

现阶段，白内障的诊断主要依赖于裂隙灯显微镜下晶状体的图像信息，基于图像识别技术的AI可以快速识别眼前段图像中的疾病特征，并定位病变位置和量化病变程度。白内障筛查和诊疗需要巨大的资金和医务人员支持，逐年增加的患者数量使得专业人员短缺的问题愈发尖锐；AI辅助诊疗技术的出现有助于提升临床工作效率，扩大白内障筛查范围，缓解医疗资源不足的压力。因此，该技术应用到白内障的诊疗中，将可能改变既有的疾病诊疗策略，为基层初级保健机构筛查和监测患者病情变化提供新的解决方案。AI作为信息技术基础设施和计算能力方面进步的新兴产物及高效便捷的新型医学诊疗工具，有助于应对全球卫生领域的挑战，并加快实现与卫生相关的可持续发展目标。它的普及将会极大地改善医疗资源分布不均的现状，特别对于专业人才短缺的偏远地区，AI的使用不仅可以大幅提高该地区的诊疗水平，还能降低患者看病的时间成本和经济成本，促进当地公共卫生事业的发展。对伴有高危因素的慢性疾病患者群体，AI疾病监测可以提示患者早期防治，并有效参与患者病程监测和疾病管理。

目前，AI的发展还扩展到虚拟世界，其利用虚拟现实（VR）平台，通过沉浸式模式提高白内障诊治水平。VR可以让患者体验白内障对视觉的影响，同时通过详细视图展示手术过程。这种互动体验不仅增加了患者对病情的理解，还通过提供清晰的可视化信息过程来帮助白内障患者做出明智的决策。这种白内障的虚拟之旅，可帮助患者更好地掌握及有效管理病情。

4.4　人工智能在白内障诊断和治疗中的应用研究

4.4.1　人工智能与白内障筛查与诊断

1. 人工智能与成人白内障的筛查与诊断

临床上白内障的诊断依赖裂隙灯生物显微镜下观察到的晶状体混浊程度与部位，并结合患者视功能情况与病史等信息，但专业的眼科医师缺口大且患者数目庞大，使得很多患者错过了最佳诊疗时机。在AI白内障诊断过程中，程序将由AI来书写，并进一步完成设定的任务。这个过程的第一步是分配一项任务，如将裂隙灯生物显微镜下的照片分成白内障和非白内障两部分；为了完成这项任务，AI将需要大量的裂隙灯生物显微镜下照片来学习（训练数据集）及一个单独的数据库进行验证（验证数据集）；验证数据集，是由眼科专家进行分类并进行病灶标记，即用正确的白内障或非白内障分组来精确地标记每幅图像，然后输入训练数据，机器就会得出自己的答案。再将其答案与正确的答案进行核对。如果机器的答案有很高的错误率，则需重新评估算法，调整其内部可调参数，进而得到更精确的结果。通常一次从图像学习一个特征然后再给机器输入同样的训练数据，并生成一组新的答案。这个过程无限次地进行，直到输出结果稳定或达到期望。

2010年，有学者提出利用AI识别裂隙灯生物显微镜图像以诊断核性白内障，其以一种38点形状模型来检测晶状体中的核区域，提取有意义和准确的特征进行分级（分级是通过将每个受试者的照片与4张标准照片进行比较来完成的），研究发现该系统只有在结构检测正确的情况下，才能进行特征提取，测量核区域内的强度、颜色、纹理等特征，实现自动分级。在既往研究中，测量的强度是在整个晶状体中取平均值，这与临床分级不一致。该研究设计出了首个能够在裂隙灯生物显微镜图像中自动检测核区域的系统，并在5000多张图像的数据库中进行了测试，结果显示高达95%的图像可以自动诊断，无须用户干预；同时也提供了用户干预功能，使该系统可以处理因焦距不准确、瞳孔小、上眼睑下垂等原因造成的特殊图像。目前该系统正处于临床验证阶段。

2. 人工智能与儿童白内障的筛查与诊断

与成人白内障相比，儿童白内障的诊断和治疗面临着更独特的挑战。具体包括身体检查困难，幼儿表现出不合作、不听话的行为和注意力持续时间短，瞳孔放大不佳或抗拒滴眼液等。在儿童时期，对视力发育和眼睛生长的管理对于预防近视及永久性视力缺陷至关重要。以上诸多障碍的存在，影响了眼科的高效、准确诊断。为解决这些挑战，一个帮助诊断和治疗白内障的平台——CC-Cruiser智能平台应运而生。眼部图像首先上传到CC-Cruiser智能平台，然后由该平台的软件识别并判断是否存在白内障。该平台还能识别白内障的特征，如混浊的位置、大小和密度，然后为白内障提供治疗建议。在实际应用中，该平台诊断效率高、耗时少，获得了较高的患者满意度。

　　临床上，儿童白内障由于患儿无法准确表达主观症状易耽误诊断，常在出现白瞳症时才引起家长的注意，患儿视力发育较差，往往视力极为低下，多伴眼球震颤。目前诊断儿童白内障需通过询问父母相关病史，检查视觉功能、晶状体颜色和形态、有无角膜透明度改变和眼前段异常，如果眼底可见，则在散瞳后对合作儿童进行检查；由于患儿配合差、伴随其他眼部疾病等问题是先天性白内障诊断的难题，目前已有研究在全身麻醉下，通过进行超声生物显微镜检查（UBM）排除相关的眼部异常，无创的AI识别眼前段图像诊断儿童白内障技术将改变既有的医疗诊断方案。2017年，儿童白内障精准定位技术出现，分级依据根据3位眼科专家提出裂隙灯生物显微镜图像的分级等级制定，基于坎迪检测和霍夫变换虹膜定位技术，在原始图像中自动定位晶状体区域，将选定区域外的所有像素值都设置为0，达到消除其他影响因素的目的，对原始图像重新裁剪，调整为固定大小，形成儿童白内障数据集。这些数据集被输入CNN，提取高级特征，根据不透明度区域的3种分级度（有限和广泛）、密度（致密和透明）和位置（中央和外周），实现自动分类分级。定性和定量实验结果表明，该系统在平均准确率、敏感度和特异度方面都有很好的表现：分类（97.07%、97.28%、96.83%）、混浊面积（89.02%、86.63%、90.75%）、混浊密度（92.68%、91.05%、93.94%）和定位（89.28%、82.70%、93.08%）。该研究为诊断儿童白内障这一干扰因素多、表型复杂的疾病提供了新的智能思路。但对于获取眼前段图像信息时患儿无法配合的情况仍需探索更有效的措施。

　　随着AI技术的进步，诊断算法不断完善。2019年，一种"多特征叠加"的模式利用深度学习算法，根据眼底图像自动将白内障分为六级，其包括以下3个过程：第一，深度神经网络对眼底图像进行特征提取；第二，获取原始图像和血管图像纹理特征；第三，叠加进行多模型训练，叠加可以利用多个分类器进行集成学习，减少综合误差，提高白内障分级诊断效果。它可以消除部分拍摄过程中对图像的干扰，并通过引入叠加算法提高模型的泛化性，从而更好地处理未知样本。使用该方法对白内障进行六级分级的准确率平均可达到92.66%，最高达到93.33%。使用该方法对白内障进行四级分级，精确率可达到94.75%，比现有方法至少提高1.75%。目前，该方法更适宜中重度白内障的诊断，可应用于筛选适宜手术的患者，对于诊断轻度白内障尚需进一步探索。

随着对眼部疾病遗传基础的深入了解，遗传学为白内障的诊断、治疗甚至预防提供了新的可能性。从了解眼部疾病的遗传模式到探索基因疗法和干细胞研究等创新方法，眼科的未来与遗传学交织在一起。AI可通过遗传数据和家族史分析来预测先天性白内障发病风险，对高危人群进行持续监测和早期干预，成为儿童白内障诊断治疗的重要补充。AI分析大量医学文献和临床数据，有助于眼科医生制订个性化的治疗方案，包括基因治疗、手术干预和保守治疗，从而使患者得到更快、更准确的诊断和个性化的治疗计划。

3. 人工智能与后发性白内障的诊断与评估

后发性白内障是白内障手术最常见的并发症。研究显示：在标准手术3年后，5%～20%以上的患者因后发性白内障导致继发性视力下降，需要进行Nd：YAG激光后囊膜切开术，预测后发性白内障的发生率可为患者提供更准确的术后视觉评估。2012年，Mohammadi等提出了一种AI预测超声乳化术后后囊膜混浊风险的系统，并对老年性白内障手术后眼的后囊膜状况及是否需要行激光后囊切开术进行分析。该系统随机选取了282只眼睛对模型进行训练，随后对70只眼睛进行测试，逻辑斯谛回归分析显示准确率达80%。Nd：YAG激光后囊膜切开术后可能发生视网膜脱离、黄斑水肿、角膜水肿和人工晶状体移位等并发症，相信未来更智能的AI分析有助于预测并发症发生，改善患者护理。

4.4.2 人工智能与白内障手术

1. 人工智能在白内障术前生物测量中的应用研究

基于人工智能原理的人工晶状体计算公式依赖于大量数据库，主要代表为Hill-RBF公式。Hill-RBF 公式是基于来自世界各地的白内障外科医师收集的人工晶状体数据，使用人工智能和模式识别对大数据进行分析，通过独特的可靠性检验后进行人工晶状体屈光度的计算。Hill-RBF算法需要眼轴长度、中央角膜屈光度、前房深度和目标屈光度等参数进行预测。Hill-RBF 2.0版本则基于更大的数据库，其包含的数据量是 Hill-RBF 1.0版本的3倍以上，同时兼顾了眼部解剖结构和人工晶状体功能，从而可实现高度准确的人工晶状体预测。Wan等在高度近视眼中将Hill-RBF 2.0公式与其他公式（Barrett Universal Ⅱ、Haigis、Hoffer Q、Holladay Ⅰ和SRK/T公式）在准确率、精确率等方面进行比较，结果显示 Hill-RBF 2.0公式的精确率与Barrett Universal Ⅱ和Haigis公式相当，但与其他5个公式不同，Hill-RBF 2.0公式屈光预测的准确率与眼轴长度无关。Roberts等研究中使用Hill-RBF 2.0公式计算人工晶状体（IOL）度数，术后

95%患眼屈光误差＜0.50D。

白内障手术的目标是改善患者的整体视觉功能，但随着人们对生存质量要求越来越高，白内障手术已从复明手术逐渐演变成屈光手术。随着需求的增加，患者普遍接受的术后屈光目标是正视眼或轻微近视0.50D以内，已有的任何一个单一未优化的公式只能达到70%～80%，约1/4的患者术后屈光度偏离目标屈光度超过0.50D。这种屈光差异可能会导致需要进行眼镜矫正或进一步的手术来矫正剩余的屈光不正。尽管计算公式有了改进和进步，创造了新一代的计算公式如Barrett、Olsen和Hill-RBF公式，但每个公式在某些情况下仍然有局限性，于是催生了整合AI与计算公式的系统；由于整合了其他公式，其适用于计算典型和非典型的眼轴长度、角膜曲率和前房深度，不必从多个公式中人工选择最匹配的计算方式，减轻了医生的负担。

2020年，Siddiqui等提出了AI整合人工晶状体计算公式的系统以获得最佳术后视力。在初始状态下，以眼轴长度、角膜曲率、前房深度、晶状体常数和目标屈光值作为输入参数，优化过程是基于眼轴长度、角膜曲率和前房深度进行计算的调整。一项小规模研究使用了该系统，结果表明治疗效果显著改善，达到0.50D误差预测率76%（使用标准公式）～80%（使用AI算法公式）。AI可以进一步帮助非典型参数的患者达到更高的术后视力，减少公式预测和实际术后屈光结果之间的差异。在未来，这个系统可以进一步训练和发展，增加更多的参数以达到更高的精度，协助年轻医生做出更精准的诊疗计划。但是有研究发现恶意软件和AI诊断工具可能误导专业医生，因此需警惕过度依赖AI系统而被其误导。

2. 人工智能在白内障手术中的应用

（1）手术导航系统及其他手术辅助系统在白内障手术中的应用：白内障手术导航系统又称生物标记数字化导航，是在白内障手术中通过识别预先获得的眼前节高清数字化图像中的生物学特征如虹膜纹理、虹膜与巩膜血管走行等实现手术导航功能，引导角膜手术切口制备、撕囊、人工晶状体位置标记、角膜松解切口制备等（图4-1），常用于屈光性白内障手术。目前，临床上常用的导航系统主要有爱尔康Verion手术导航系统、蔡司Callisto Eye术中导航系统、SM I Surgery Guidance、True Vision 3D Guidance、眼角膜生物力学分析仪（ORA）、Verif Eye+ Technology等。

Verion导航系统的生物测量模块经辨识后可采集手术相关的关键数据，协助手术者精确掌握角膜切口、散光角度和IOL的准确位置，结合飞秒激光辅助白内障手术系统，可进一步增强手术精确性、可预测性与安全性。Lin等通过评估Verion手术导航系统和其他设备测算角膜生物测量值，发现其与AL-Scan、LenStar等测量系统无明显差异。Webers等研究发现Verion导航系统所标记的人工晶状体偏差明显小于手动标记，但没有带来更好的裸眼远视力和更小的残余屈光。而该导航的标记结果可能会受到角膜顺规或逆规散光状态的影响，与飞秒联合手术时可能因对接时负压吸引造成的结膜下出血，引起比对困难或术中图像导航引发术者视觉干扰、视疲劳等现象。

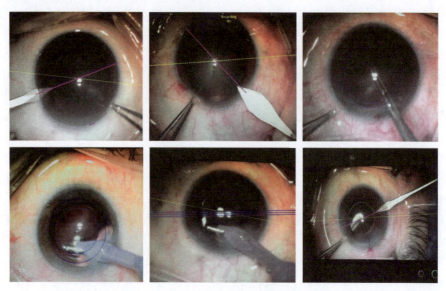

图4-1　手术导航引导下的白内障手术

德国蔡司Callisto Eye术中导航系统配合其光学相干生物测量系统 IOL Master 500或700进行检查，拍摄眼部无赤光前节照片，通过 U 盘或局域网将结果自动上传系统，并配有Forum 文档管理系统，其优化了 Toric IOL 植入的自动手术标记设备，研究表明与传统手动标记相比，其耗时短、便捷（图4-2）。Hura等对Callisto Eye导航系统和 Verion 导航系统的对准子午线偏差进行对照研究，发现两者差异不明显。

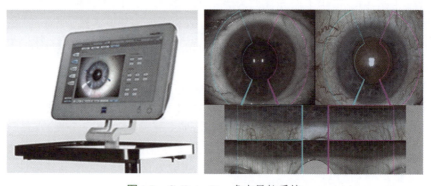

图4-2　Callisto Eye术中导航系统

ORA可非接触、无损伤地原位测量角膜生物力学各项指标，新的手术导航系统——有"Verif Eye+"技术加持的ORA SYSTEM，利用波前像差于手术中实时测量眼的屈光力，对于需要矫正散光和准分子激光角膜原位磨镶术后的患者具有优势。白内障手术导航系统临床应用时间不长，且不同设备特点不同，目前仍然存在较多问题，如晶状体混浊严重者无法测得相应参数、眼表功能差或者配合不佳者无法导航、系统存储信息容量不够、手术显微镜下显示干扰、屏幕显示图像欠清晰、需要定期校准，否则可能出现引导偏差等。

白内障手术视频可用于技能评估和教学分析等，随着AI技术的发展，术中辅助有望用于分析预测术后并发症。2019年，Morita等提出了一种实时提取白内障手术分期的系统，该研究旨在利用AI技术对连续环形撕囊、核摘除及其他3个白内障手术阶段进行实时自动分析。他们根据眼科医生记录的每个手术阶段的开始和结束时间，对获得的图像进行正确标记，利用这些数据，开发了一个名为Inception-v3的神经网络模型，识别每张图像的手术阶段。在白内障手术分期中，连续环形撕囊期正确应答率为90.7%，核取出期正确应答率为94.5%，其他期正确应答率为97.9%，平均正确应答率为96.5%。该研究中使用的神经网络模型仅参考5秒视频图像就可以对手术阶段进行分类，旨在建立基于该模型的术中并发症及核取出风险预测系统。

（2）白内障手术机器人的开发与应用：据不完全统计，全球范围内白内障患者的数量超过6亿，每年需要行白内障手术治疗的患者超过2000万，而白内障手术医生仍相对匮乏。同时，由于白内障手术操作精细，对医生的手术技能提出了很高的要求，传统的白内障手术凭借医生使用显微器械在不到5mm的前房狭小的操作空间内完成撕囊、晶状体皮质及核的移除、人工晶状体植入等一系列精细操作，要求手术医生必须具有很高的手术技巧、稳定的显微操作技能和丰富的手术经验，即使如此，手术仍然存在不低的并发症发生率。

白内障手术与机器人系统的结合是一个创新性突破，有利于规避手术风险，提高效率。传统手术中，手术医生在显微镜直视下工作，视野相对较小，对深度信息的精确感知有限。此外，人手操作很难精确感知毫米级别的错位及器械与组织的微小接触力，因此，稍有不慎便会发生晶状体后囊膜破裂、角膜内皮撕扯和损伤等严重并发症，导致患者术后视力差，甚至角膜内皮失代偿、视网膜脱离等严重后果。此外，医生长时间在显微镜下工作极易疲劳，并发症发生率也随之增加。白内障手术机器人在眼科精细操作的手术要求中有着无可比拟的优势，毋庸置疑，机器人或机械手臂能使用更精细的工具，提供更加精确、灵敏和稳定的操作，远远超越人手的感知极限（图4-3）。在近年的设计研发中，工程师们成功通过对机器人去颤抖处理，有效克服了人工手术时的手部抖动、力量和深度信息感知困难等问题，改变主从运动增益比例可以减少误操作率，进而有效避免因误

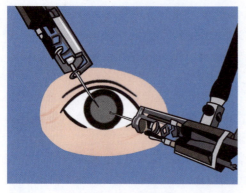

图4-3 手术机器人进行白内障手术模拟图

操作引起的并发症，同时设计了更加宽阔的视野和更加精细的空间分辨率，带来了更好的安全性。在一项眼科手术机器人实验操作与人手操作的对比研究中，机器人手术器械末端定位精度可达20μm，而凭人手操作时生理性颤抖的平均幅度为182μm，即使是技术娴熟的白内障手术医生也难以与手术机器人的精度相媲美。不仅如此，设计良好的力触觉反馈的眼科手术机器人还可以增强人的"手感"，减少误触，提高手术安全性。此外，机械手臂符合人体结构学的设计，可以使医生工作姿势更加舒适，操作更加省力，能减轻医生的体能负担。

近年来，随着机器人技术、显微外科技术、生物力学技术、医学影像技术及传感器技术的快速发展，外科手术机器人取得了重大进展，其运用已经彻底改变了许多学科，包括腹腔镜外科、泌尿外科、妇科和骨科等。被人们熟知的如修复心脏瓣膜的达芬奇手术机器人，已经在世界范围内进行了超过300万例手术。眼科手术机器人相对其他学科而言，具有起步较晚、技术尚不成熟的特点，这与眼科手术所需的精细程度有关，而技术相对成熟的其他外科运用的达芬奇机器人因体积太大和精细度不足等并不完全适用于眼科手术。眼科手术机器人设计的主要关键技术包括眼组织的生物力学分析、构型设计、多维信息感知及精密控制技术等。而近年来，其他医疗学科手术机器人的发展，也极大地促进了眼科手术机器人向微创化、智能化、精准化方向发展。

自从20世纪80年代开始，眼科手术机器人逐渐成为研究热点之一，它被设计为角膜移植术、白内障手术、玻璃体视网膜手术等多个方面手术辅助设备。1989年，法国里尔第一大学的Guerrouad和Vidal设计了Stereotaxical操作机械臂，并成功完成了眼科操作性能测试实验，这是最早的眼科机器人系统之一。2010年，HSS六足手术系统等另外几种外科机器人设计和原型被引入眼科手术，并尝试在动物模型中进行了测试。HSS手术机器人是第一个被用来完成眼部手术的机器人。该机器人系统具有为眼内和眼外部位提供机器人手术解决方案的潜力，为眼科机器人手术提供了一个具有合理精度的远程运动控制中心（RCM）（图4-4）。2013年，Meenink等开发了RHAS触觉辅助手术机器人，又称EyeRHAS，是为眼科手术设计的最新机器人之一（图4-5）。该机器人的精度为2～10μm，较手动手术提高了10～20倍。在高精度玻璃体视网膜手术中将震颤减少了90%以上，这种类型的RCM机制具有适当灵活性的优点，但是需要在连杆之间的干扰、缺乏绝对刚性等缺点之间进行权衡。同年，美国加利福尼亚大学洛杉矶分校通过机电一体化和控制实验室与斯坦眼科研究所合作开发一种新型的眼科机器人手术平台——IRISS，它的设计目标是能够通过增强现实远程操作和全自动化相结合来执行前部和后部眼内手术。Rahimy 等使用 IRISS 为 16 只猪眼成功实施了白内障及玻璃体切除手术，并从运动范围、运动速度、准确性和整体能力等方面评估了其性能。

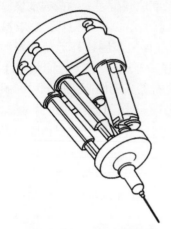
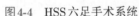
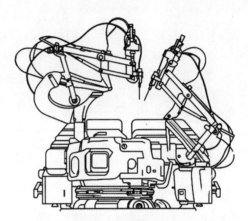

图 4-4　HSS 六足手术系统　　　　图 4-5　RHAS 机器人

　　眼科显微手术机器人的研究逐渐由实验室发展到临床应用研究层面。运用到临床的眼科手术机器人进一步增强了系统的精准度、完善了人机配合程度及更适应远程操作等人工智能方面的应用，使其在操作灵活性、稳定性及精准性等方面更具优势，同时促进了眼科手术向微创化、智能化、精准化方向的发展。英国牛津大学与荷兰 Preceyes 公司合作开发了首台眼科手术机器人 R2D2，该公司表示该机器人能够在玻璃体视网膜手术中提供高精度、高可靠的操作辅助。2016 年，英国牛津大学眼科医生 Robert MacLaren 使用 R2D2 成功实施了全球首例机器人辅助的视网膜眼内手术，在一名视网膜疾病患者右眼中成功取出了 10μm 厚的增殖膜。这是首例在活体人眼中成功使用机器人进行的手术，手术的成功标志着眼科手术机器人将来进入临床各种手术应用的现实意义，眼科机器人手术或许将彻底改变传统的眼科手术操作方式。之后两年，英国牛津大学的团队运用 R2D2 为多名眼科患者实施了眼部手术，并完成了机器人手术和传统手动手术的临床对照研究。

　　2016 年，眼科手术机器人系统方面又有了新的突破。英国 Cambridge Consultants 公司 Chris Wagner 带领的团队研发了一款名为 Axsis 的小型远程操作机器人，其是目前全世界最小的外科手术机器人。Axsis 结合了更多适用于临床操作的设计。以往的大多数手术机器人依赖于大型设备来控制仪器，但Axsis使用多条柔软的机械臂来进行手术操作，每条机械臂直径只有1.8mm。机械臂的运动由线缆控制，采用美国宇航局太阳能帆板的同种材料制成，轻盈且强韧。进行手术时，外科医生使用两个3D触觉反馈摇杆来控制机器人，而摇杆也会将触手端的反馈传递给外科医生，由于配备了大量传感器，医生能感知细微的移动和触觉。同时，屏幕上的图像被放大，外科医生可以仔细观看机械手的工作，操作范围被限定和放大，因此操作精度很高，最大限度地减少了人为失误的风险。而Axsis机器人系统使用更加柔性的设计方案和新颖的电机控制配置，显著减小了机器人的尺寸，环绕在头部放置的设计，无须进行大范围体外运动，增加了系统的整体稳定性。并且仪器设计还减小了微创接入点外径，大大降低了手术风险。由于其体积较小，价格更低。在追赶达芬奇机器人商用脚步的同时，眼科手术机器人朝着仿生设计、柔性设计、多功能、小巧灵敏的方向前进。Axsis机器人不是近年出现的唯一的手术机器人，但与同一时期开发的其他白内障手术机器

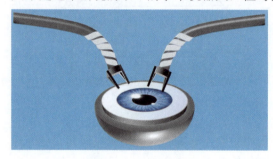

图4-6　Axsis机器人

人相比，Axsis机器人有三大特点：①运动缩放功能，医生可以自由地用手执行较大的手势，然后机械手将其变换为微米大小的动作；②添加了虚拟边界和成像引导，可从很大程度上防止手术操作的误伤；③结合触觉反馈，医生可以依靠自己的触觉进行手术操作（图4-6）。

另外，有研究人员尝试将外科的达芬奇手术系统进行改造后用于眼科手术。2017年Bourcier等在法国使用达芬奇机器人系统评估了机器人辅助白内障手术的可行性，实验材料为25个离体眼，完成的主要步骤有角膜切口、撕囊、劈核及黏弹剂注入，而平衡盐溶液的灌注抽吸和人工晶状体植入需要在眼科医生干预下完成。手术结果较为理想且没有严重并发症的发生。但是，达芬奇机器人手术系统虽已在临床外科领域广泛应用，设计者可以通过改造安装更为精细的末端操作器用于眼科眼内手术操作，但其不直观的操作方式和庞大的外形对其在眼科手术中的应用造成了不少障碍，眼科显然更适合采用小型、低成本的外科机器人。近年来，为了提高眼内显微操作的灵巧度和可控性，研究者对眼科机器人进行了更深入的探索。近期有眼内灵巧操作器的双臂机器人、显微机械臂等被先后研发出来，提高了末端操作器的精度和安全性。微型装置算法的改进、远程运动控制中心的概念、传感器改进、刚柔性设计的手术器械、人精确感知与定位、人机协同操作的控制方式等技术和理念先后被运用到眼科手术机器人的研发中，在与医生的交互、3D外科手术相机及高分辨

率平板显示器搭建的立体视觉系统等方面得到了显著提升。

2019年，中瑞福宁控股集团有限公司与被誉为"胶囊机器人之父"的苏黎世联邦理工学院的Bradley Nelson教授及其团队合作研发了OR眼科手术机器人，据称，OR是世界上第一款能够用于治疗眼底黄斑、青光眼、白内障等多种眼科疾病的手术机器人，公司宣称OR将来能完全替代同类人工手术。OR眼科手术机器人具有全自动、操作安全、精准、不依赖医师手部灵活性的特点，可提高患者手术时的舒适性，大幅降低手动注射引起的眼部感染风险。OR眼科手术机器人可集成局部无菌环境，无须手术室环境，减少整个手术时间，实现了让患者采取坐位完成手术，将手术完全带出了手术室；医生可远程操控，同时为多位患者注射；并可自动生成手术电子文档，大幅减少对医务人员的需求和医务人员的压力。OR设计还结合了5G技术，能够实现真正的远程操控，它可以跨区域、跨场所甚至跨国家实现远程治疗，甚至一位医生可以同时为多位眼科患者远程手术，减少患者等待时间，改善其就医体验。

2023年7月，我国中山大学中山眼科中心林浩添教授团队联合中山大学计算机学院黄凯教授团队、广州市微眸医疗器械有限公司等多家医、研、产机构攻关研发出了"5G远程高精眼科手术机器人"，成功开展了全球首例5G远程"微米级"眼科手术的动物实验，并逐步开展人体临床试验。该机器人主要应用于眼底疾病手术，如年龄相关性黄斑变性、糖尿病视网膜病变、视网膜静脉阻塞等。2024年，我国杭州迪视医疗生物科技有限公司自主研发的眼科手术机器人"迪视微锋"进入临床试验阶段，这是国内第一个进入多中心注册临床试验阶段的眼科手术机器人。该机器人系统采用主从控制方式实现在眼球狭小封闭空间内进行精细灵巧的显微操作，结合自主研发的柔性微结构和高精度控制算法，实现了3μm的运动精度，成为目前全球精度最高的显微手术机器人之一。临床应用于治疗包括年龄相关性黄斑变性等各种原因引起的黄斑部视网膜下出血。近期，"迪视微锋"临床试验已成功在复旦大学附属眼耳鼻喉科医院和浙江省人民医院两家联合牵头单位分别完成了首批临床入组工作。

2024年4月，眼科手术机器人公司ForSight Robotics宣布，其ORYOM手术机器人已经完成世界首例全机器人白内障手术。ORYOM是第一个混合眼内机器人眼科平台，能够进行白内障、青光眼、视网膜疾病等手术，其结合了显微外科机器人、计算机可视化和机器学习领域的尖端技术，旨在实现眼科手术的自动化。

综上所述，眼科手术机器人系统能够实现显著优于人工操作的精密运动，有助于减少术者的生理颤抖，提高手术的稳定性与精确性、缩短学习曲线，使手术操作更加安全和稳定，提高手术的成功率。并且，眼科手术机器人有助于医生突破生理操作极限，可以让医生更加专注于术中决策。此外，眼科手术机器人在提高患者和医生手术过程中的舒适程度、缩短操作时间等方面都大有可为。随着越来越多的眼科机器人系统进入临床应用阶段，眼科机器人和智能手术器械的发展会进一步推动白内障手术方式的创新，从而加速人类眼健康事业的发展。

尽管如此，在目前的技术条件下，白内障手术机器人仍不能完全替代人工手术，其操作系统还需进一步完善，一些技术尚处于试验阶段，将白内障手术机器人广泛应用于临床依然任重而道远，需要进一步研究验证其可行性。因此，进一步开展有关机器人方面的研究，可以为眼科机器人的开发提供理论基础，在为广大眼病患者带来福音的同时可以为典型微创手术辅助机器人的研究提供参考。

4.4.3　人工智能与白内障管理平台

白内障发病率高，随着人口老龄化加剧，患病人数逐年上升，传统管理模式已不能适应当前白内障患者的管理。由此，各种人工智能（AI）白内障管理平台应运而生，主要应用在远程诊疗、先天性白内障管理、白内障随访等方面。

远程医疗在眼科的应用目前还处于起步阶段。随着AI在图像识别等技术取得了一系列突破，大量电子病历数据也为AI在医疗卫生服务中的应用创造了条件。目前在中国，基层眼科医生的专业技能水平较低，且较难获得提升机会；基层医疗机构缺乏精密仪器，居民更愿意选择到二、三级医疗机构就诊。这导致专科医生的工作量较大，基层医疗卫生服务面临挑战，如何改变这一困境成为一大难题。

目前的远程眼科服务主要是通过上级医院诊断和转诊的方式进行的，这依赖于已经超负荷的医院专家来完成额外的任务。因此，患者、初级保健机构和医院之间更有效的合作模式仍有待探索。AI通过对海量的病历数据进行深度挖掘与分析，辅助基层医生进行诊疗，提高诊断准确率。虽然不能从根本上解决患者直接去二、三级医疗机构就诊的问题，但有助于提高患者对基层医生专业水平的信任，从而吸引患者到基层医疗卫生机构就诊，对于提升基层医疗卫生服务水平有重大意义。

2017年，中山大学中山眼科中心刘奕志教授团队建立了一个先天性白内障AI管理平台——CC-Cruiser，该系统包含3个处理网络：①识别网络（筛查先天性白内障）；②评估网络（根据混浊区域、密度、位置3个不同指标确定疾病严重程度）；③策略网络（根据识别网络和评估网络的结果提供最终的治疗决策，以协助眼科医生做出治疗决定）。该系统在多种测试中也表现出色：①计算机模拟测试（insilico），区分患者和健康个体的准确率为98.87%，识别混浊区域、密度和位置的准确率分别为93.98%、95.06%、95.12%；②多医院临床试验，测试集由来自3家医院的57例患儿的眼前段图像组成，该系统识别准确率为98.25%，评价网络准确率分别为100.00%、92.86%、100.00%，决策网络准确率为92.86%；③基于网络数据的测试（website-based study），选择53张来源于网络的眼前段图像，该系统识别网络准确率为92.45%，评价网络准确率分别为94.87%、84.62%和94.87%，决策网络准确率为9.74%；④大海捞针（needle in a haystack）测试，选择1个测试集，按照比例（正常：白内障＝100∶1）分成3组来测试该系统，该系统准确识别并做出了正确评估和治疗决定；⑤对比（comparative）测试，选择了50张不同混浊程度的图像，该系统识别成功率为100.00%，并做出了准确的评估和治疗决策，且在决策方面战胜人工。该团队还提出建设基于云计算的多医院协同管理先天性白内障的网站，简化了诊断过程；基于该系统设计的智能机器人已应用于中山大学中山眼科中心门诊，输入眼前段图像，即可得出诊断结果及治疗建议，该系统的广泛普及将会提高先天性白内障筛查效率。

2019年，Wu等建立并验证了一个通用的AI平台，提出了一种基于AI的转诊模式，以提高协同效率和医疗资源覆盖率。该平台主要经由以下三步骤诊断疾病：①识别捕捉模式；②识别白内障；③诊断白内障病因和严重程度。捕捉模式准确率可达99.28%～99.71%，判断正常眼和白内障及术后眼准确率分别为99.82%和99.96%；散瞳眼前段照相模式准确率可达99.93%。在实际的三级转诊模式中，白内障 AI 门诊单元中收集居民的眼前段图像，以及有关病史信息。将各个单元采集的数据上传到基于网站的云平台，将AI诊断及转诊决策发送到每个居民的移动终端，该平台建议30.3%的人"转诊"。此前，社区医疗中心均未购置任何眼科检查仪器或提供眼科服务，AI平台和多层次协同模式显示了良好的诊断性能和对白内障的有效服务。

2020年，Long等打造了"CC-Guardian"，其由三个功能模块组成：①预测可能出现并发症的高危患者；②根据预测结果安排个人随访；③对随访检查做出干预决策。为了建立临床应用的远程医疗云平台，其构建了一个基于网络的CC-Guardian智能手机应用程序，功能包括预测指标输入、风险分层输出、后续检查结果上传和干预决策报告。经内部验证：预测模块以96.7%的敏感度、97.5%的特异度和0.991的AUC预测白内障；预测高眼压的敏感度为96.2%，特异度为95.2%，AUC为0.979。远程医疗模块中，CC-Guardian以99.1%的敏感度、99.4%的特异度和0.996的AUC提供干预决策。其融合了个体化病情预测、智能远程健康随访。由此，AI可帮助基层医生更准确和高效地完成诊疗服务，为基层医生提供适合的专科医生信息，及时将患者转诊到具有资质的二、三级医疗机构就诊，由专科医生做出最终的诊断和诊疗方案，并将其反馈给AI数据库，以供AI分析学习，用于类似病例的诊断和治疗；治疗效果也可以作为数据，验证诊断的准确性和治疗方法的正确性，进一步提高AI的诊疗水平。

将AI应用于基层医疗卫生服务，可以进一步提高辅助基层卫生机构的诊疗水平，使医患双方形成一个共赢的局面。AI可以辅助基层医生规范诊疗行为，提高医疗卫生服务的安全性、有效性，同时免去患者在二、三级医疗机构的排队和等待时间，从而提高医疗系统的运行效率。

4.5 人工智能及相关技术在白内障手术培训中的应用研究

4.5.1 人工智能手术培训系统在白内障手术培训中的应用与发展

白内障是排名第一位的全球性致盲性眼病，目前治疗最有效的方法是手术，因此白内障手术需求量巨大，而与其他发达国家相比，我国白内障手术率仍处于较低水平。其主要原因包括基层医院手术医师严重匮乏、眼科资源分配不均、手术操作缺乏规范性等，其中又以眼科青年医师的培养问题最为突出。因此，白内障手术医师培养迫在眉睫，快速、高效、准确地掌握手术技巧对于手术医生最为重要。但是白内障手术培训需要大量人力、物力和经费的投入，以往的手术操作培训有很大的局限性，需要有经验的医生带教，效率不高。虽然近年来，白内障手术的培训从传统的"学徒式"走向了"多维度"的培训模式，一系列超声乳化手术步骤的制定和推广使得白内障手术培训已趋于规范化和规模化，但学习曲线仍较长，无法满足真正的临床需求。青年医生往往需要花费数年的时间才能真正成长为一名合格的白内障手术医生。并且，医生手术技能的提高需要循序渐进和经验积累，当前医疗环境下患者自身的健康意识及保护意识也伴随着医疗环境的变化而得到显著提高，医生在白内障手术培训初期对患者进行治疗存在一定的潜在风险。因此，规范且智能的白内障手术培训系统是亟待解决的重要课题。

在人工智能技术被引入白内障手术培训之前，眼科手术技能培训主要是在训练项目中的实际操作（如猪眼球）或简单的白内障手术模拟器系统上进行。仅仅依靠训练项目实习人员难以学到非常全面的手术技术和经验，会导致高水平手术者的缺乏。白内障手术模拟器系统主要由一台高性能计算机、带有四维视觉界面（三维＋旋转）的模拟显微镜及显微镜控制模拟设备、白内障超声乳化手柄和白内障操作显微器械模拟设备、超声乳化脚踏板及装有电子眼的头部模型等部分组成。该培训系统可非常逼真地模拟白内障手术操作过程中的各个手术步骤，对缩短受训者手术学习曲线具有一定的帮助。但是该培训系统离完美的教学工具相去甚远，尚处于手术培训体系建立发展过程中的初级阶段，仍未摆脱单向教学的局限性，没有反馈性的教学体验，因此其对受训学员的指导作用仍较弱。

近年来，随着人工智能技术的发展，基于机器学习和大数据基础的深度学习不断进步，推动了人工智能在眼科领域的日益普及。人工智能建立的白内障预测模型，能够辅助预测实际手术时间和防止并发症。其中的定制算法功能允许开发更好的模型，以适应不同的情况。人工智能白内障分析系统和虚拟现实技术的结合，以及白内障手术机器人的研发，使得人工智能手术培训系统在白内障手术培训中的应用成为可能。尤其近年来眼科手术机器人的出现为眼科手术教学与训练提供了一种全新的辅助教学方式，为实习眼科医生提供了高仿真虚拟环境下的动手机会，为眼科医务人员整体技能和临床经验的提升提供了良好的发展平台。此外，随着传感器技术的高速发展，临床研究中不仅可以采用最新研发的手术器械运动传感器对眼科医生的手术技能进行评估，还可通过传感器的监测手段对实习医生进行培训，并且实时、动态地记录培训信息可实现实操中很难呈现的重复训练和统计分析等功能。应充分利用人工智能白内障手术培训系统的优势，对细节进行分析和指导，规范操作流程，规避和纠正不良动作和习惯，帮助青年眼科医生更加快速地掌握手术技巧。此外，基于人工智能的白内障手术培训系统不仅可以用于教学，培养年轻医生，还可远程指导白内障手术。

因此，人工智能下的白内障手术培训系统将极大地减少手术医生的学习成本。在人工智能极速发展的时代背景下，充分利用我国丰富的患者数据资源，在建立大数据平台基础上进一步研发有效且可靠的评价系统，打破以往人机互动的单向模式，打造机器人反馈式、实时指导式操作系统，通过机器对操作者的修正式辅导，最大限度地降低手术并发症和术后不良反应，使青年眼科医师更快地掌握手术操作技巧，并缩短年轻医师手术培训学习曲线，提高医师整体的手术操作水平。总之，这一系统的完善和推广还需要医生、计算机专家及工程学家等的密切配合，不断探索完善，培养足够的、合格的白内障手术医生，以保障白内障防盲工作的顺利进行。

4.5.2　虚拟现实技术在白内障手术培训中的应用与拓展

虚拟现实（virtual reality，VR）技术是计算机与应用的衔接，经过数十年的发展，VR 在许多领域取得了广泛应用，随着人工智能、大数据、云计算等信息技术的快速发展，"VR+医疗"涌现，对 VR 技术发展提出了新的应用需求；在健康中国建设战略背景下，以及信息化、数字化高速发展的基础上，VR 将成为医疗行业教学和培训手段，为人才培养提供更高的平台。随着科技的发展，医学培训的方式也在不断改进和创新。以实验动物、人体标本和教学模型为主的传统教学模式存在资源不足、可重复利用率低等问题。VR 技术具备成本低、可重复、可量化评估的特点，数字化技术提供了丰富的案例、科学规范的仿真素材；学员可重复练习缩短临床学习曲线，同时可以保证学员的医疗安全性。此外，VR 实验教学可以在任何时间和地点获取教学资源，解决了教学资源不足和考核难以量化评估的难题。该研究评估了利用 VR 技术学习结构解剖学的有效性，认为 VR 技术通过高沉浸感和交互特性强化用户体验，提高学习者的沉浸感和参与感。

目前应用较多的是 VRmagic 公司 Eyesi 手术模拟系统，该系统具有白内障和玻璃体视网膜手术两个模块，其 VRmagic Surgical Cat 应用于白内障手术模拟训练，可为受训者提供高仿真的训练环境，进行适时评估、可重复训练，并提供大量病例数据库和不同病例模式，具有标准化、规范化、可复制的特点，可让受训者在较短时间内手术技能得到较大提升，被确认为一种有效的手术培训方式。一项针对香港五家地区医院的眼科住院医师培训项目进行的研究显示，在应用Eyesi系统进行模拟超声乳化过程和熟练度评估的眼科住院医师中，完成Eyesi模拟训练的住院医师在完成超声乳化术中最困难的任务时有更充足的信心。

4.6　人工智能在白内障诊治及相关研究中存在的问题与展望

4.6.1　存在的问题

1. 人工智能面临的公共问题

大数据作为发展人工智能的基本，数据质量直接影响人工智能的计算结果。因此，人工智能对医学科研和临床研究数据的真实性、时效性和范围性要求尤为严苛，有效的数据联合正确的计算方法才能反映出真实的疾病传播、地域性流行病发病、区域人口健康等情况。目前，医疗数据安全性问题导致的数据共享受限、尚无标准化的数据统一标准等问题，都将制约人工智能在医疗领域的发展。

由于医疗信息的特殊性，信息的不共享导致研发工具缺乏统一的独立测试数据库及有效的评价标准。数据选入缺乏统一的标准导致数据水平参差不齐，增加研发不确定性，导致输出结果的精确率和准确率降低；人工智能算法带有涌现性和自主性，仍为"黑箱模型"，同时模型对所诊断的疾病缺乏"解释能力"，算法输出结果难以预测，无法为临床医生提供其所输出结果的诊断原因。此外，因缺少训练所需的样本量，对于大部分的罕见疾病人工智能模型诊断的可靠性尚存疑；人工智能领域面临着人才匮乏问题，而医疗与计算机是两个专业融合性极强的技术领域，培养复合型人才是一项艰巨而亟需突破的任务。

目前人工智能在医疗领域仍处于发展阶段，研究发现人工智能算法的发展过程中存在错误风险、偏见风险、缺乏透明风险、不稳定风险等，数据保护仍存在漏洞，如网络入侵风险、隐私泄露风险、开放源码软件风险、恶意攻击风险等，已有证据证明人工智能在医疗领域存在失控风险、无法控制恶意人工智能风险等，医务工作者过于依赖有设计缺陷的计算机算法带来的错误建议，反而增加了患者致命风险。

（1）人工智能面临的伦理问题：眼科是人工智能领域涉及的重要专业之一，有着大量的影像及可用于训练和验证人工智能的数据。然而，在医学上实施人工智能会引发许多伦理困境：跨越医学教育、研究和实践领域。这些困境影响患者的护理、医生的角色，以及涉及医疗领域的相关部门——政府、监管机构、保险公司、付款人和其他提供者。人工智能仍然在不断发展并具有独立运作的潜力而服务于人类。在眼科人工智能的发展中，逐渐凸显出了一些值得重视的问题，其中与眼科人工智能相关的医学伦理问题尤为突出。在人工智能的诞生中，伦理已被确定为跨部门人工智能开发和部署的优先关注事项。为了解决这一问题，已经有大量的举措，包括建立组织和原则文件，为人工智能领域的工作人员提供指导。其中包括人工智能伙伴关系、OpenAI、负责任机器人基金会、人工智能伦理与治理倡议、Montréal 人工智能负责任发展宣言和负责任算法原则。虽然人工智能可能有潜力促进国家内部和国家之间的卫生公平，但必须考虑其部署的道德影响，以减轻其潜在危害，特别是对最脆弱的人群。目前，相关研究主要涉及的伦理问题包括 6 个抽象层次：个人、人际、群体、制度、社会和部门。虽然供资机构对人工智能的社会和伦理影响的研究提供了越来越多的支持，但迄今为止，学术生物伦理学界对人工智能的关注有限，特别是在全球化的世界背景下。在人工智能的诞生中，伦理已被确定为跨部门人工智能开发和部署的优先关注事项。

（2）人工智能在白内障诊治中的失误及归责：人工智能算法的准确性在很大程度上取决于训练数据的质量和多样性。如果有偏差或不充分，可能导致错误诊断并加剧健康差距。此外，人工智能系统的"黑箱"性质，即决策过程不透明，也引发了医疗服务提供者和患者之间不信任和对可靠性的担忧，无法去衡量人工智能在诊疗过程中产生的失误并认定其责任。医疗机器学习和人工智能中的偏见是更广泛的道德问题。机器人手术系统是人工智能的重要进展，在人们对机器人手术系统发展欢呼雀跃的同时，其责任认定带来的伦理风险不容忽视。如果白内障手术机器人在诊疗过程中发生医疗事故，谁来承担相应的责任？从整个医疗体系的现状出发，机器人虽然实施了手术，但从大众角度来看手术的主体还是医生，手术是由医生操作下机器人单独完成或辅助完成，因此医生的法律责任占机器人法律问题的主导地位。对于现阶段发生的一些机器人伤人事件，有些是因为设计缺陷或机器人事故造成的，但随着人工智能技术的不断进步，机器人可能会做出超出设计者涉及的意图行为，其行为如何认定？如何加强法律的监控，理清医生执业自由与设计者、制造者、机器人等各方面权利？针对这一系列问题现阶段还缺乏明确的伦理规范和法律法规的要求，因此有必要针对智能机器人建立健全相关的规范要求，使相关责任方承担起自己应尽的责任。

2017 年 7 月，我国国务院发布《新一代人工智能发展规划》，提出促进智能医疗和智能健康的目标。2018 年 11 月，国家药品监督管理局医疗器械技术审评中心确定了三类人工智能医疗器械审批的全流程，但国家药品监督管理局医疗器械技术审评中心的审批流程只覆盖了三类人工智能医疗器械，尚不能覆盖所有人工智能技术在医学领域的应用。因此，人工智能仍需要面临责任认定、加强法律监控、建立健全相关规范要求、明确各方面责任与权利等方面的伦理问题。

人工智能医学应用涉及责任划分、问责等问题，在白内障的智能诊疗中，包括白内障辅助诊断系统出现诊断错误，手术机器人在为白内障患者进行手术时操作错误等。如果白内障机器人在手术过程中出现机器断电、机器故障、错误操作等严重问题，可能给白内障患者造成严重后果，因此应该根据手术的实际情况，界定利益相关者的责任，以便适当问责和处罚。但是我国侵权责任法中尚无对人工智能医学应用的侵权责任的明确界定，决策者应该紧跟人工智能医学应用的发展步伐，建立人工智能医学应用的问责机制，明确有关利益相关者的责任。

（3）人工智能在白内障诊治中的隐私安全：现代社会对于个人隐私的保护已经形成共识。但以互联网、大数据、物联网、云计算为基础的人工智能的发展对隐私权等基本人权造成了前所未有的威胁。关于人工智能数据隐私主要通过刻意泄露、无意泄露、黑客攻击三种方式被泄露。数据隐私侵犯导致许多问题，包括歧视或剥夺保险或就业；因接触敏感健康数据而产生的情绪压力；对心理健康的影响，如尴尬、偏执、精神上的痛苦；对个人数据脆弱性的义务论关注；信任的侵蚀；未能寻求医疗服务或隐瞒信息等。隐私过度保护又将影响人工智能创新和大数据发展。已有相关人工智能公司利用隐私规则来保证保密和专有权力，增加公众对人工智能系统的信任及社会对人工智能研究的信心。因此，在白内障智能化管理中保护数据主体的隐私性十分重要，但是目前技术及法律方面的努力仍不够。人工智能技术的发展依托云计划和大数据的采集、处理和归纳，医疗人工智能所涉及的患者信息保存于云端或存储器，即便删除也可以找回，任何人都可能从中获取信息，即使有加密措施也不能完全阻止信息的调取。医疗数据关注患者的健康、疾病状况和生物基因等信息，一旦泄露后果不堪设想。白内障相关人工智能的隐私保护存在的问题主要有数据采集过程中是否进行充分的知情同意；社会、医疗机构、人工智能技术公司或患者本人，谁有权利获得患者的健康或疾病信息；什么人可以从中受益；一旦发生隐私泄露，谁来承担责任。当前形势下的机构之间共享患者数据也危及患者隐私。公民健康信息和患者隐私保护是医疗人工智能，也是人工智能在白内障诊疗中面临的重大挑战，应对该挑战需从技术、法律制度等多方面着手，需要患者、医疗机构、人工智能公司、政府和社会各界共同努力，加强数据保护，严格监督潜在的人工智能用途，以及改革立法，这些都是加强患者隐私保护的有效方式。

（4）医患双方在白内障智能诊治中面临的身心问题：在白内障智能诊治中，医患双方以医疗行为为纽带形成实际的医患关系。医患之间天然会形成一种复杂的人际关系。在诊疗活动中，医生与患者之间都具有神圣不可侵犯的底线，而双方也自然会具有各自的心理预期。目前，人工智能使用中缺乏人与人之间的联系也引起了伦理上的担忧。基于眼科的实践严重依赖医患关系，人工智能的使用导致一种更加复杂的机器与人的关系，在患者护理中没有必要的人际关系。关于患者护理中潜在人际关系丧失的伦理困境，需要持续的监督和立法，以确保负责任的人工智能部署。因此，对人工智能在白内障的智能诊治进行科学、合理的科普宣传，使医务人员认识到智能技术对白内障诊治的意义和价值，让其接受并主动应用和推广白内障智能技术，同时让白内障患者主动接受智能服务，是人工智能在白内障诊疗发展中面临的挑战之一。如何将人工智能与人文关怀、医术、医疗设备融合，构建和谐的医患关系是人工智能在白内障诊治中面对的又一难题。建立和谐医患关系是创造良好的医疗环境、保护医患双方利益的需要，更是体现医学的人文属性、建立和谐社会的基本要求之一，不仅有利于促进患者的身心健康，推进医德建设，还有助于推进医学事业的发展。

（5）人工智能在白内障诊治中相关法律保障的缺失：人工智能技术近年来高速发展，为白内障的诊断和治疗带来了便利，然而现有的法律还没有针对人工智能的权利和义务以及出现社会危害的处理相关规定，也没有人工智能研发、开发、生产过程各个环节相关的法律规定、责任归属与发展方向。因此对人工智能各个环节法律制度的建立刻不容缓。因为使用数据来训练人工智能模型必须遵守严格的法规来保护患者的隐私，所以需要持续监督和立法，以确保负责任的人工智能部署，这将进一步使法律法规融入临床实践复杂化。法律是保证社会各项事业和谐发展的必要手段，也是保障人们各项权利的有效工具；人工智能如果没有法律的保驾护航，特别是具备深度学习能力后，将影响人工智能的发展与应用。

（6）人工智能在白内障诊治中涉及的伦理原则不完善：白内障手术步骤相对单一、规范，随着手术机器人的发展，未来白内障诊治将可能面临因机器人的广泛应用而带来部分手术医生失业问题、手术医生对人工智能技术过分依赖问题、人际关系重塑问题、环境污染问题等伦理挑战。

在人工智能推进白内障诊疗技术发展同时，需要把人工智能技术用道德和伦理规范起来，并赋予人工智能一些基本的权利。社会必须考虑伦理，在确保机器以患者为中心的同时应让机器学习伦理，为机器设置一个通用的伦理准则。人工智能的伦理基础不同于人类。因此，为了规范人工智能"医德"，伦理需要不断探索适合医疗人工智能的实际应用。

（7）人工智能在白内障诊治中的社会监督管理体系不完善：与其他领域的应用相同，人工智能在白内障诊治中的应用需要社会公众的监督，而当下世界各国关于人工智能的管理和使用都没有一个完整的体系和政策去引导。目前必要的监管方向包括政府的政策监督、相关技术监督和民众监督等。总之，面对当前的人工智能技术，需要正视由此带来的各种伦理问题，预判可能出现的缺失并进行相应的管理及建立相应的规则。持续的监督可以确保人工智能不断发展，也对人工智能的持续使用至关重要。

2. 人工智能在白内障应用和研究中存在的问题

人工智能在白内障诊疗中的应用尚处于起步阶段，目前还局限于白内障的初步诊断与筛查、手术相关辅助功能及管理平台应用。在全球老龄化加剧、医疗需求持续扩大、对白内障手术技术规范化要求不断提升，以及突发公共卫生事件频发的背景下，医疗领域正面临前所未有的挑战。同时，人工智能在医疗中的应用也暴露出诸多问题，如数据集缺乏标准化、临床应用场景有限，以及日益突出的伦理争议。这些复杂因素相互交织，对医疗技术的创新、普及和规范化发展提出了更高的要求。例如，针对儿童白内障配合差的情况亟需高效、无创的图像捕捉系统，人工智能在白内障领域的应用有待进一步拓展与深化。人工智能在白内障诊疗中的应用范围有待扩展，除应用于诊断和筛查外，还可以扩展到白内障手术的标准化培训，以缩短学习曲线、规范手术流程、减少手术并发症。在手术辅助功能基础上，积极开发应用白内障手术机器人，以期解决医疗人力短缺问题。在管理平台方面，人工智能可以拓展到社区医疗、健康管理、科普教育、医疗保险等，真正做到白内障的早期防控、筛查、治疗一体化，并切实解决诊疗费用方面的相关矛盾。

随着人工智能在白内障领域的应用与发展，医患双方都将面临一系列问题，如隐私安全、患者对人工智能医生的认可度与信任度等，必须保护临床数据不受黑客攻击，同时保证数据存储在安全的服务器上。人工智能的数据集需求很大，临床试验研究数据库很大程度上是从人群中派生出来的；因此，当应用于个别差异显著的患者群体时，其算法可能不适宜。人工智能通常是为了减少人为错误和增强患者安全而设计的，卫生工作者过度依赖人工智能系统反而会被其误导。因此，对人工智能在白内障诊治应用中的监管、医患双方身心健康的维护等都是需要密切关注的问题。基于人工智能的临床工具所做的决策可能会对患者造成伤害，目前全球范围内的问责和安全实践尚未得到完善。

4.6.2 展望

1. 人工智能与人工晶状体制作：3D打印技术等在人工晶状体制作中的应用

全世界有9500万人患有白内障，白内障是失明的主要原因。迄今为止，白内障超声乳化联合人工晶状体植入术是治疗白内障最有效的方法。然而，随着经济发展，精准医学是临床医学发展的必然趋势，个性化定制是精准医学极其重要的组成部分，个性化人工晶状体（IOL）定制是改善白内障手术效果的重要手段。人们对生存质量要求越来越高，白内障手术已从复明手术逐渐演变成为屈光手术，要求更高的整体视觉功能，高精度量产的IOL可能难以满足其个性化定制需求，我们有理由相信3D打印在生物医学工程研究及眼科应用中具有巨大的潜力，能够为制造更具成本效益的专门用于白内障患者的IOL等治疗设备提供帮助。基于临床数据，我们有可能通过数字光学建模，模拟IOL成像质量并校正波前像差来设计适合晶状体囊大小的个性化IOL。IOL的3D打印是一个巨大的挑战，突破的瓶颈在于以下几点：①制造IOL表面的超高精度粗糙度（微/纳米精度）；②材料的高透明性和紫外线阻隔能力；③有机材料的柔韧性、水丰富性和微机械特性；④用于3D打印IOL的材料的生物安全性。未来，人工智能采集大量植入个性化定制IOL患者的术后视力，可助力医务人员得出更为精准的术后视力评估；再结合人工智能整合IOL计算公式的系统可为患者提供更精确的IOL度数，使人工智能成为白内障临床实践的实用工具。

2. 虚拟现实技术在白内障手术培训、科普教育中的应用

虚拟现实（VR）已被广泛应用到医学教学、手术技能训练、个性化手术方案规划预演等过程中。通过建设专业的手术训练中心或培训平台，建立疾病模型，以期帮助医务工作者合理制订手术方案，减少手术并发症，提高疾病定位精确度和成功率；发展VR在眼科的意义巨大，眼病手术需要术者具有大量的手术经验，对眼球解剖结构熟悉，手术本身难度、精度大，建立眼病VR培训系统可缩短眼科医生培训时间，提高医生的协作能力；建立术前模拟训练，可提升医生手术熟练度，降低手术并发症发生率，促进医生快速成长，提高手术的安全性，保证医疗质量，提升医疗水平。

目前，将VR与白内障手术培训结合应用时间尚短，上市产品少，存在价格高昂、只能单人训练等不足。未来应努力降低成本，创建性能更好的白内障VR手术实训系统与平台，并结合5G、云计算，开发可多人同时参与、适合普及、适用于基层的虚拟实训产品。

白内障的科学普及手段尚停留在传统模式，应将VR技术引入白内障科学普及活动中，并与社区结合，运用5G、云计算，让老百姓普遍充分了解白内障诊治的相关知识，关注眼健康，培养大健康理念，为健康中国打下坚实基础。

3. 人工智能在白内障诊治中面临的伦理问题

随着人工智能技术的发展及其在医学上的应用，其面临的伦理问题逐渐凸显。在人工智能白内障诊疗及其他应用中，需注意提高人工智能共同体的伦理素养，重视设计中的伦理要求，充分评估伦理风险，建立伦理预警机制，运用法律规范预防风险，促进人工智能与人和谐发展，从法律法规、伦理制度、人与人工智能的关系、人工智能开发监管等方面进行规制，使人工智能真正造福人类。

4.7 结　语

许多发展中国家在信息技术基础设施和计算能力方面的进步，提高了发展人工智能的可能，人工智能有助于应对全球卫生领域的挑战，包括人口老化带来的白内障盲等，并加快实现与卫生相关的可持续发展目标。既往研究发现人工智能驱动的健康干预措施辅助临床决策，减轻了卫生工作者的工作量。人工智能领域的新发展也有助于比传统方法更早地发现疾病暴发，从而更及时地制定规划方案和政策。尽管人工智能为新医疗带来了希望，但在中低收入国家中广泛部署之前，仍有几个道德、监管和实际问题需要解决：传统上用于对新技术做出伦理和循证决策的工具、方法和保护措施是否可以应用于人工智能；尽管既往研究中认为人工智能可能是有益的，但实际研究议程和干预措施的发展是根据当地需求、卫生系统限制和疾病负担决定的，而不是由数据和资金的可用性决定的；在开发人工智能应用程序期间也应该实施监管，以避免人工智能应用程序中出现种族、社会经济和性别偏见。

随着科技不断发展，人工智能的算法也将不断优化，运算速度进一步提升，使用人工智能工具成本逐渐降低，从而使更多医疗机构参与到人工智能产品的构建中。未来，人工智能设备在辅助白内障诊断的同时，也会参与到白内障患者病情的管理、治疗效果的评估、协助制订个性化的最优治疗方案，甚至完成相关的白内障手术操作等过程中。随着越来越多的人工智能算法投入真实应用，产生数据反馈又可用于研究，研究人员可依此不断校正调整优化原有算法和参数，提升算法的准确性和稳定性。

目前的技术仍需不断校正以提高其准确性、有效性，随着第四次工业革命的兴起，新一代信息技术如AI、VR、5G、互联网等快速发展，数据存储方式、计算机算法更新换代的同时传输速度越来越快，使得世界范围内各级医疗机构之间的数据共享成为可能，尤其对于眼科这样依赖图像资料等形态学诊断数据的学科领域。白内障相关研究、手术技能培训和临床实践的发展将面临重大机遇和挑战。在健康中国建设战略背景下，以及信息化、数字化高速发展的基础上，新技术将成为白内障相关教学和培训手段，为人才培养提供更高的平台，每一位医务工作者都要肩负起推动医学创新发展的责任和义务，主动学习、掌握和有效运用新技术，为医学发展提供新思路、新方向和新方法，共同推动医学发展，为推进健康中国建设、保障人民健康提供强有力的人才保障。未来，更密切的数据交流、大型公开数据库（覆盖包括白内障在内的更多疾病类型和人种）的建立，将促进更强大的人工智能医疗工具的开发及应用。

第5章 青光眼人工智能研究

随着人工智能技术的迅猛发展，其在青光眼研究中的应用也日益受到关注。近十年，人工智能技术已成为青光眼疾病研究领域的重要驱动力。其可全方位参与从早期诊断、风险评估到治疗规划、患者管理等多个环节，为青光眼的临床研究和治疗提供支持。本章将重点介绍应用于青光眼影像诊疗领域的人工智能算法，包括辅助测量关键指标参数、辅助诊断，以及这些先进算法的商业转化与推广应用情况。

5.1 青光眼人工智能研究概述

青光眼是世界上不可逆致盲的主要原因。近年来，国家出台了多项规划解决眼健康管理问题。随着人工智能技术的发展，希望能够利用技术优势，在青光眼的临床研究领域实现基于人工智能的疾病诊断、疾病管理等。

5.1.1 研究的背景和意义

眼健康是涉及民生福祉的公共卫生问题和社会问题。随着经济社会发展及人口老龄化进程加剧，人民群众对眼健康有了更高的需求。国家卫生健康委员会于"十四五"期间制定了《"十四五"全国眼健康规划（2021—2025年）》，体现了党中央、国务院对眼健康工作的高度重视。目前，我国主要致盲性眼病以白内障、近视性视网膜病变、青光眼、角膜病、糖尿病视网膜病变等为主。另一方面，随着人口老龄化，我国老年人数量不断增长。国家卫生健康委员会等15部门联合印发的《"十四五"健康老龄化规划》提出，到2025年，老年健康服务资源配置更加合理，综合连续、覆盖城乡的老年健康服务体系基本建立，老年健康保障制度更加健全，老年人健康生活的社会环境更加友善，老年人健康需求得到更好满足，老年人健康水平不断提升，健康预期寿命不断延长。老年人是眼病的高发人群，其中，青光眼是老年人常见的一种致盲性眼病，仅次于白内障，并且具有不可逆性。然而很多青光眼患者对自己的病情一无所知，因此，为了更好地提高眼健康服务能力，也为了保障老年人健康，需要更多关注青光眼眼病。

随着人工智能的迅速发展，我国提出了《新一代人工智能发展规划》，希望构筑我国人工智能发展的先发优势，促进建设科技强国。在医疗方面，人工智能成为自动医疗影像诊断的新手段、新工具。另外，智慧医疗理念的提出和不断发展使得人工智能技术能够获取海量数据来搭建模型。因此，使用人工智能技术实现青光眼诊断不仅具有理论可行性，更具有现实意义。这不仅是为了提高老年人生活质量、帮助更多的青光眼患者，也是为了更好地响应眼健康规划、响应我国对人工智能在医疗背景下跨学科应用的需求。

青光眼是一组以视盘萎缩及凹陷、视野缺损及视力下降为共同特征的疾病，病理性眼压增高、视神经供血不足是其发病的原发危险因素，视神经对压力损害的耐受性也与青光眼的发生发展有关。青光眼可分为开角型青光眼和闭角型青光眼。开角型青光眼患者的前房角外观正常且开放；闭角型青光眼患者的房角狭窄，且会因为晶状体前表面与虹膜紧贴区域增大而关闭堵塞。原发性闭角型青光眼为亚洲病例的主要类型。根据病情发展，青光眼还可以分为早期、中期和晚期。虽然青光眼性失明无法逆转，但可以通过一些辅助措施来尽可能地保护患者的剩余视力，提高生活质量。因此，借助人工智能技术早发现、早治疗对防止青光眼发展成失明至关重要。

5.1.2　研究的数据和临床场景

目前，人工智能在青光眼临床检查领域的研究主要聚焦在对图像的分析与识别。临床检查成像方法关注眼睛的结构信息，通过将眼结构显示在图像中，让眼科医生观察眼结构变化，对疾病进行诊断。临床上诊断青光眼的非侵入性、非接触性成像技术主要包括眼底彩照成像、眼前节光学相干断层扫描（anterior segment optical coherence tomography，AS-OCT）、眼后节OCT及其他成像技术。眼底彩照可供专业的眼科医生观察到青光眼诊断中需重点关注的眼底结构特征，如视杯扩大、视盘周围萎缩、视网膜神经纤维层缺损、视盘出血等。AS-OCT是另一种用于检测青光眼的技术，能够捕获并生成眼前节的高分辨率图像。对于闭角型青光眼，临床上通过观察巩膜骨刺前面的虹膜角接触，来诊断AS-OCT图像中是否存在闭角。尽管AS-OCT图像分辨率高，但仍有20%～30%的图像中的巩膜骨刺无法辨认。因此，使用AS-OCT诊断青光眼十分依赖于临床医师的主观经验。青光眼诊断中眼后节OCT成像通常围绕视盘周围采集，眼科医生通过观察OCT图像来分析患者的眼部结构变化，主要关注视网膜神经纤维层和神经节细胞内丛状层，这两处的结构已经被证实为青光眼疾病发展的实用生物指标。另外也有一些研究致力于从青光眼患者的基因数据着手，评估青光眼的遗传风险。

本章涉及的临床应用场景主要有辅助眼部检查影像中关键结构的测量和辅助青光眼诊断。具体地，人工智能技术可辅助眼科医生对图像中的早期异常进行识别和轮廓定位，如对眼底视杯和视盘结构进行分割、对眼后节OCT图像中视神

经纤维层进行分割和厚度计算、对 AS-OCT 图像中的房角结构进行分割和角度
测量；可辅助眼科医生利用眼底彩照、眼后节 OCT 和 AS-OCT 等检查影像对青
光眼进行识别。

5.2 青光眼人工智能辅助测量研究

人工智能技术可直接利用眼部检查影像计算眼结构参数，为眼科医生提供客
观、准确的信息。本部分将介绍国内外利用人工智能技术实现青光眼诊断关注的
重点结构，如视杯、视盘，视神经纤维层，房角等自动测量的研究。按照成像方
式，本部分介绍的研究集中在眼底彩照、眼后节 OCT、AS-OCT 等单模态和多
模态影像分析。

5.2.1 眼底彩照中视杯 / 视盘区域的信息测量

眼底彩照中常用于青光眼检测的生物指标为垂直杯盘比，即视杯与视盘的直
径比值。因此，从眼底彩照中分割出准确的视杯、视盘区域成为青光眼检测的一
个重要前置任务。目前，如何利用人工智能技术更好地从眼底彩照中分割出视
杯、视盘结构这一问题得到越来越多研究者的关注。

处理这类问题的常见思路：利用深度神经网络对图像特征进行提取，而后利
用像素点类别判别策略实现目标区域的分割任务。卷积神经网络是处理图像的常
用工具，如视盘感知组合网络（disc-aware ensemble network，DENet）集成了
全局眼底图像和局部视盘区域的深层层次背景，同时实现了视盘分割和青光眼
诊断的功能。还有基于对卷积神经网络本身的改进而提出的深度学习架构 M-Net
（multi-label deep network），可在单阶段多标签系统中同时解决视盘和视杯分割
问题。M-Net 主要由多尺度输入层、U 型卷积网络、侧输出层和多标签损失函数
组成。多尺度输入层构建图像金字塔以实现多级感受野大小；U 型卷积网络作为
主体网络结构可以学习丰富的层次表示；而侧输出层充当早期分类器，为不同尺
度层生成伴随的局部预测图；最后，由多标签损失函数生成最终的分割图。此网
络运用了极坐标转换来提高分割性能，提供了原始图像在极坐标系中的表示。视
盘分割的方法不断更新，有研究者提出了基于深度对象检测网络的视盘分割新流
程。在新流程下，眼底图像分割被转化为更简单的对象检测任务，这样就可以通
过将预测的边界框转换为垂直且非旋转的椭圆来确定视盘边界。

注意力引导网络（attention guided network，AG-Net）正是基于卷积神经
网络的模型，结合了注意力机制，在保留眼底图像结构信息的前提下尽可能减少
噪声和背景的影响。引入注意力机制可以克服卷积神经网络中卷积与池化操作过
滤掉重要信息的缺点。除了直接定位视盘以外，也有方法是通过先定位视神经头

（optical nerve head，ONH）来更好地定位视盘。该方法基于 Mask-RCNN 框架来定位视神经头，并在眼底图像中联合分割视盘和视杯。然而，在某些青光眼病例中，视盘和视杯的高度重叠可能会导致图像分割失败；另外，也得到过一些最终分割并不完整的结果。这会使得 Mask-RCNN 无法很好地融合先验知识，如视杯应当被视盘包围。为了解决这些问题，研究者提出基于分割的区域分割方案网络 RPN 来提高分割方案的准确性，之后利用金字塔 RoIAlign 模块来聚合多级信息以获得更好的特征表示效果。

另一种在研究中被提出的眼底图像分割方案为结构-纹理分离网络（structure-texture demixing network，STD-Net），旨在分离结构和纹理组件并显著提高分割精度，它可以通过不同方式分别处理结构和纹理。该网络可有效实现血管分割、视盘和视杯分割问题。

由于分段任意模型（segment anything model，SAM）在医学图像分割中表现不佳，医疗 SAM 适配器（medical SAM adapter，MSA）应运而生。通过简单有效的 Adaption 技术将医学特定领域的知识整合到分割模型中，使得眼底图像上的分割表现更优。

开源的眼底彩照数据集在眼科研究中扮演了至关重要的角色，尤其是在青光眼的分析和诊断方面。这些数据集包含了大量的眼底图像，提供了宝贵的资源，用于训练和验证自动化青光眼检测算法、研究青光眼的发病机制及探索治疗方案。

REFUGE2：包含 2000 张彩色眼底图像，带有青光眼分类、视盘/视杯分割及中央凹定位的注释。同时，REFUGE2 挑战赛围绕青光眼自动诊断和眼底结构分析设置了三个子任务，并提供了在线评估框架。

REFUGE：即视网膜眼底青光眼挑战赛，是医学影像计算和计算机辅助介入大会（MICCAI）2018 眼科医学图像分析（OMIA）研讨会的一部分。该挑战赛的主要贡献：①发布了 1200 个 CFP 的大型数据库（大约是迄今为止最大数据库的两倍），其中包含用于青光眼识别、视盘/视杯（OD/OC）分割和中央凹定位的可靠参考标准注释；②构建统一的评估框架，使标准化的公平协议能够比较不同的算法。

ODIR-2019：包括多个来源的 5073 名患者的眼睛图像。这些图像包括 2633 名男性和 2440 名女性，年龄跨度广泛。数据集中涵盖了多种眼睛疾病和病变，如白内障、青光眼、糖尿病视网膜病变等。其中用于青光眼分类任务的图像有 307 张。

LAG：包括 11 760 张标记为阳性青光眼（4878 张）或阴性青光眼（6882 张）的眼底图像。在 11 760 张眼底图像中，5824 张图像由眼科医生通过模拟眼动追踪实验进一步标注了关注区域。

RIM-ONE DL：是RIM-ONE系列数据集的整合版本，其中包括来自正常受试者的 313 张视网膜检影照片和来自青光眼患者的172张视网膜检影照片。所有这些图像都经过了两位专家的评估，包括视杯和视盘的手动分割。

ORIGA：是一个在线数据存储库，包含650张视网膜图像，由新加坡眼科研究所训练有素的专业人员对青光眼诊断至关重要的大量图像标志进行了注释。

DRISHTI-GS1：是一个用于验证视盘、视杯分割和检测缺口的数据集。其中的图像由印度马杜赖 Aravind 眼科医院收集并注释。该数据集的所有受试者都是印度人。

ACRIMA：该数据库的图像来自西班牙经济与竞争力部发起的ACRIMA项目（TIN2013- 46751-R），由705张眼底图像（396张青光眼图像和309张正常图像）组成。它们是使用Topcon TRC视网膜相机和IMAGEnet®捕获系统捕获的。图像是在35°视野下拍摄的。

SIGF：是第一个由连续眼底图像组成的数据库。SIGF数据库包含来自不同眼睛的405个图像序列，每只眼睛至少有6张在不同年份（1986～2018年）拍摄的眼底图像，平均每只眼睛有9张图像，总共对应3671张图像。

HRF：是分辨率为3504×2336的超高分辨率眼底图像数据库，包含30张糖尿病视网膜病变图像和15张青光眼图像。

DRIONS-DB：包含从萨拉戈萨（西班牙）的Miguel Servet医院眼科服务的眼底图像库中随机选择的110张眼底图像，分别来自55名青光眼（23.1%）和高眼压（76.9%）患者。

JSIEC：收集了来自7个不同数据源的眼底图像，其中，训练、验证和测试的主要数据集来自汕头大学·香港中文大学联合汕头国际眼科中心（JSIEC）的影像存储与传输系统（PACS）、中国的生命线快车糖尿病视网膜病变筛查系统（LEDRS），以及美国的眼睛图片档案通信系统（EyePACS）。总共收集了249 620张带有275 543个标签的图像用于算法训练、验证和测试。

RIGA：由三个不同来源获得的750张彩色眼底图像组成。①从Messidor数据集获得的460张图像，具有两种图像尺寸：2240×1488像素和1440×960像素；②从沙特阿拉伯利雅得Bin Rushed眼科中心获得的195张图像，尺寸为2376×1584像素；③从沙特阿拉伯利雅得Magrabi眼科中心获得的95张图像，尺寸为2743×1936像素。

5.2.2　OCT 图像中视神经纤维层厚度测量

光学相干断层扫描（OCT）已成为观察和提取视网膜神经纤维层厚度的准确诊断工具，它可以密切反映由青光眼引起的神经损伤。其他研究则指出基于眼底照相的深度学习算法来对视网膜神经纤维层厚度的纵向变化进行预测，预测结果可用于计算疑似青光眼患者的青光眼转换风险。有研究利用卷积神经网络及测量视网膜神经纤维层厚度的眼底图像和OCT图像进行模型训练和验证，以进行青光眼筛查。

5.2.3　AS-OCT图像中房角测量

闭角型青光眼的一个临床表现是前房角关闭，如前文所述，使用AS-OCT人工识别房角关闭可能存在误差，且十分依赖于眼科医生的经验知识。因此，可基于AS-OCT图像利用深度神经网络的若干算法来实现房角测量。

有研究基于VGG16网络借助AS-OCT图像自动检测前房角是否闭合。VGG16网络由多个卷积层和池化层交替堆叠而成，最后使用全连接层进行分类。还有研究提出了一种用于AS-OCT图像中自动角度闭合检测的多层深度网络，其由三个并行子网络组成，用于从AS-OCT图像中的不同临床相关区域提取分层表示，包括全局眼前节结构、局部虹膜区域和前房角斑块。此网络首先通过使用滑动窗口检测前房角区域；然后结合全局和局部级别表示来进行AS-OCT图像中的角度闭合检测；最后，三个子网络的输出图作为输入连接到一个全连接层以预测闭角检测结果。除此以外，一种基于图像处理和机器学习的框架也被提出，此框架能够自动定位前房角区域，从该区域提取视觉特征从而将角度分类为开角或闭角。Fu等提出了一种多上下文深度网络（multi-context deep network，MCDN），其中包括两个并行流，它们共同学习来自不同区域/尺度的预测表示，可用于闭合角度的估测；同时利用基于强度的数据增强来人为地放大AS-OCT训练数据，以获得不同AS-OCT成像设备的鲁棒性。MICCAI 2019举办了闭角检测任务挑战赛，所有算法均取得了令人满意的性能，其中前两名（EFFUNET和RedScarf）在现场数据集上获得了100%的准确率，证明了使用深度学习方法也能很好地识别中度或重度的前房角闭合。

另外还有不少基于统计和其他手段实现前房角测量的方案。第一类方案通过自动定位前房角，并从该区域提取定向梯度直方图（HOG），以将角度分类为开角或闭角。第二类方案采用两条二阶曲线来拟合虹膜区域的上下边界，采用四阶曲线拟合角膜边界从而测量前房角。第三类方案提出一种数据驱动的方法，用于自动AS-OCT结构分割、测量和筛选。此方案首先通过手工标记的样本数据集的标签传输来估计眼睛中的初始标记，该数据集的图像是通过不同的患者和 AS-OCT 模式收集的。然后，通过使用由 AS-OCT 结构信息引导的基于图形的平滑方法来细化这些初始标记。这些标记有助于对主要临床结构进行分割，用于恢复标准临床参数。这些参数不仅可用于支持临床医生进行解剖评估，还可用作自动青光眼筛查算法中检测前房角闭合的特征。

5.3　青光眼人工智能辅助诊断研究

近年来，青光眼筛查和诊断领域经历了一场引人注目的技术变革，充分利用人工智能技术，以多种医学影像为基础，革新了青光眼的早期筛查、自动识别和分级。传统上，青光眼的筛查主要依赖于医生的经验，这种方法存在着漏诊和误诊的风险，因此自动化青光眼筛查系统的引入变得迫切。

本部分将全面介绍最新的研究成果，涵盖了基于眼底彩照、OCT影像，尤其是AS-OCT影像，以及多模态影像融合的创新应用。这些新方法不仅包括深度学习模型如卷积神经网络（CNN）和ResNet及传统机器学习方法的应用，还包括着重从OCT影像中提取特征和引入多模态影像技术的全新思路与方法。

这些创新技术的应用将大幅提高青光眼的早期筛查和诊断效率，预计将改善患者的医疗护理，并在眼科医疗领域产生深远的影响。本部分将深入探讨这些领域的发展，以及它们在改善患者眼健康和医疗管理中的潜在作用。

5.3.1　基于眼底彩照（眼底图像）的青光眼筛查

正如前文所述，基于眼底图像的临床青光眼筛查存在遗漏和误判的可能性，因此开发自动化青光眼筛查系统能够帮助更多患者在早期确诊，从而及早得到治疗。

目前开发的自动化青光眼筛查系统底层算法各有差异。一类是基于不同的CNN模型，有研究开发了基于深度残差神经网络（ResNet101）的深度学习方法，并将其用于基于彩色眼底图像的青光眼视神经病变（GON）的自动检测中。同样使用ResNet，一些开发者则是利用了ResNet的不同变体实现对眼底图像的青光眼筛查。上文曾提及的视盘感知组合网络（DeNet）也是基于眼底图像，构建出更复杂的模型以实现青光眼的筛查。除了ResNet，也有筛查系统是基于VGG19模型，利用迁移学习从灰度眼底图像、视网膜神经纤维层厚度图等一些其他图像提取青光眼的病理特征，并用于基于眼底图像预测是否存在青光眼。另外，DenseNet也被用于解决基于眼底图像的青光眼筛查任务。另有研究者使用了若干CNN的组合，开发了一个集成系统，根据青光眼的严重程度自动对青光眼进行分级。以上研究都以深度CNN模型为基础，而有研究者认为即使不用如此复杂的网络架构，即只使用简单的CNN架构也能取得相当不错的青光眼筛查效果。另一类则是使用传统机器学习算法或其他算法实现青光眼筛查。

有研究者认为除了基于眼底图像，某些重要的遗传信息对青光眼的筛查也十分关键，利用支持向量机模型，在训练阶段同时为模型提供眼底图像的提取特征与遗传信息，但在测试阶段只为模型提供眼底图像的提取特征。

一类研究思路是利用算法从眼底图像捕获青光眼的识别特征。某项研究从原始眼底图像中手动提取特征，并输入多层感知机进行训练，输出患有青光眼的概率。另有研究提出了基于局部二值模式（local binary pattern）从原始眼底图像中捕获代表性的纹理特征并识别青光眼。Bock 等分析了能够捕获青光眼结构的不同特征（包括像素强度值、纹理、光谱特征和直方图模型的参数），并使用三种不同的分类器（朴素贝叶斯分类器、最近邻和支持向量机）评估结果。同样，Meier 等也使用固定配置的特征，不依赖于结构分割或先验临床知识，基于支持向量机实现青光眼筛查。

5.3.2　基于 OCT 影像的青光眼识别

OCT 是临床上一类诊断医学图像的统称，用于青光眼识别的 OCT 类别有眼后节 OCT、AS-OCT 及其他 OCT 类型。由于近年更多的研究着重于基于 AS-OCT 影像实现青光眼识别，因此将在下文详细介绍与 AS-OCT 影像相关的研究。本部分主要介绍基于除 AS-OCT 以外的 OCT 影像实现的青光眼识别任务。

第一类研究主要基于从 OCT 报告中抽取的特征来预测青光眼。Asaoka 等构建了基于卷积神经网络的深度模型，从 OCT 中抽取出视网膜神经纤维层厚度与视网膜黄斑区神经节细胞内丛状层厚度特征作为输入。而 Muhammad 等则提出混合深度学习方法用于识别青光眼。此模型包括了一个预训练的 AlexNet，用于提取特征，还包括一个随机森林模型用于分类。另一项由 Lee 等进行的研究则以 NASNet 为基础，使用了谱域 OCT 作为输入。

第二类研究主要基于无分割的二维 B 扫描 OCT 图像。Thompson 等提出了一种将二维 B 扫描谱域 OCT 图像作为输入的模型，发现在检测青光眼结构变化上比使用视网膜神经纤维层厚度的效果更好。除此以外，Wang 等在谱域 OCT 图像的基础上使用额外知识，应用半监督学习与多任务技术训练深度学习模型以预测青光眼。

5.3.3　基于 AS-OCT 影像的闭角型青光眼识别

同上文描述的基于眼底图像筛查青光眼类似，基于 AS-OCT 影像也可以利用深度网络的方法或其他方法来对青光眼进行识别。Ferreiara 等提出基于迁移学习和多级卷积神经网络提取视觉特征，使用 AS-OCT 图像自动检测闭角型青光眼。对比结合从同一卷积神经网络获得的特征，通过结合从不同卷积神经网络获得的特征能够收获更好的效果。也有研究提出使用多上下文深度网络来对 AS-OCT 图像进行闭角型青光眼自动筛查。Xu 等基于 ResNet18 架构开发出基于 AS-OCT 的分类器。Li 等提出使用巩膜骨刺点位置来准确分类前房角闭合情况。Fu 等则通过将研发的闭角检测深度学习系统与另一种基于定量特征的闭角检测系统进行比较，肯定了深度学习算法在青光眼识别任务上的潜力。另外，还有研究应用多个并行深度网络提取眼前节整体结构、虹膜局部区域、前房角结构来实现青光眼闭角检测。Hao 等提出基于图像序列的深度网络，将 AS-OCT 图像中的前房角分为开角、并置角和粘连角，以进一步指导青光眼不同阶段的临床管理。

　　基于 AS-OCT 影像识别青光眼的其他方法主要包括传统机器学习方法和其他统计方法。Niwas 等提出，闭角型青光眼主要由四种机制引起，并从 AS-OCT 图像中提取一组完整的形态学特征，从中选出具有最小冗余度的信息特征，使用贝叶斯分类器分类，输出类别为闭角型青光眼的引起机制。相似的研究还包括使用基于互信息的最大相关性最小冗余标准，以找到最大相关性和最小冗余的功能用于区分闭角型青光眼，以及从 AS-OCT 中手动选择特征输入，使用 AdaBoost 分类器实现闭角型青光眼的检测。

5.3.4　基于多模态影像的青光眼分级

　　近年来，也有不少研究尝试结合眼底图像和 OCT 影像解决青光眼分级问题。其中，既有使用去除红色的眼底图像作为深度学习网络的输入，评估患者的青光眼等级（正常、中度、严重）；也有引入具有定制核大小的残差卷积块及注意力模块，以 B 扫描 OCT 图像为输入，结合手动驱动和深度学习算法，实现青光眼样本的分级功能。

　　另外一类深度学习模型使用眼底图像来训练模型，输出 OCT 数据的预测。Felipe 等使用从谱域 OCT 中提取的视网膜神经纤维层厚度及眼底图像作为训练集，并预测谱域 OCT 中的视网膜神经纤维层平均厚度，试图定量分析青光眼的结构损伤程度。另外，Thompson 等使用谱域 OCT 的 Bruch 膜开口 - 最小盘沿宽度（Bruch's membrane opening-minimum rim width，BMO-MRW）作为深度学习算法的指标，可以帮助算法定量分析青光眼的神经视网膜损伤程度。

5.4　国内外青光眼人工智能软件推广与应用情况

　　近年来，青光眼领域迎来了一场技术革命，人工智能应用在眼科影像处理和分析中崭露头角。这一变革不仅令眼底疾病的筛查和诊断变得更加高效，也给临床医疗带来了巨大的影响。青光眼等眼底疾病的早期发现和及时干预一直备受关注，而新一代人工智能软件的问世为这一挑战提供了强有力的解决方案。

　　这些软件利用先进的图像处理和人工智能算法，能够处理眼科 OCT 和眼底彩照多模态眼科影像，提供精准的辅助诊断，包括青光眼和其他多种常见眼底病变。它们的应用不仅在临床医疗中取得了重大突破，还为基层医疗机构提供了先进的工具，推动了国内眼健康领域的全面升级。除了国内，国外的眼科领域也掀起了人工智能的热潮。通过眼底图像评估和扫描技术，国际青光眼诊疗领域涌现了一系列创新软件，为青光眼的快速诊断提供了便捷而准确的解决方案，成为全球眼健康领域的领头羊。

本部分将深入探讨这些人工智能技术的发展及其如何重塑了青光眼的筛查、辅助诊断，以及对全球眼健康领域的潜在影响。

5.4.1　国内青光眼人工智能软件推广与应用情况

2018年12月，比格威医疗科技发布了眼科影像存储处理与分析系统MIAS，该系统基于先进图像处理与人工智能分析算法，对眼科OCT和眼底彩照多模态眼科影像进行存储处理与分析，提供对青光眼等18种常见眼底病变的辅助诊断意见，可有效提高临床疾病诊疗效率，为眼科疾病大规模筛查与管理提供系统解决方案。

2019年，体素科技的"VoxelCloud-Retina眼科全病种筛查解决方案"在中国医学创新大赛·人工智能暨"医健AI·漂亮50"发布会上胜出，该方案致力于实现多病种而非单一疾病的眼底人工智能筛查，通过眼底相片，依据不同的病灶位置、病灶类型标注数据，结合患者信息，全面检查主要慢性眼底疾病，包括糖尿病视网膜病变、糖尿病黄斑水肿、青光眼、白内障、年龄相关性黄斑变性等，对其他病变亦能做到预警，从而帮助4亿左右中国人群获得准确及时的眼病筛查，目前该方案在全国超过130家标准化代谢性疾病管理中心（MMC）落地。

同年，视见科技联合香港中文大学医学院、香港威尔斯亲王医院和香港眼科医院共同研发了一款人工智能辅助筛查青光眼发病率的系统，该系统应用深度学习技术基于OCT图像评估或计算患青光眼概率。

2020年6月，鹰瞳科技的青光眼检测人工智能辅助诊断医疗器械软件（简称"SaMD"）获批上海市药监局颁发的第二类医疗器械注册证书，并开展商业化应用，已服务于全国多家医院的眼科、眼科专科医院和社区诊所。该产品通过测量视盘的杯盘比（CDR）来检测青光眼。2021年7月27日，鹰瞳科技联合中山大学中山眼科中心等开展的"AI视网膜多病种辅助诊断系统"真实世界研究成果发表于国际顶级医学期刊《柳叶刀·数字健康》，研究结果显示，鹰瞳科技研发的视网膜影像辅助诊断系统识别青光眼眼底改变的AUC达0.991，准确率媲美医学专家。

致远慧图的"多病种眼底影像辅助诊断软件"于2021年1月成为全球首款获得欧盟CE认证的多病种眼科人工智能产品，在国内，已于2020年7月通过"创新医疗器械特别审查程序"（第三类）审批，这款软件可对可疑青光眼等数十种眼科常见疾病进行筛查与辅助诊断。

同年，由中山大学中山眼科中心林浩添教授团队牵头研发了眼底疾病综合性智能诊断"AI 专家"——CARE 系统。CARE 为多标签深度学习网络（将多种疾病的标签和特征信息置于同一个神经网络训练）模型，在识别多种眼底异常的同时关联了各疾病特征之间的关系，既减少了模型运行对计算资源的依赖，又将诊断的总体准确率从 0.921 提升至 0.952，并在全国 35 家不同级别的医疗机构对 CARE 模型进行临床真实环境验证，完成了全球首个眼科多病种人工智能多中心临床真实世界研究。CARE 可以识别 14 种常见的眼底异常，其中就包括青光眼眼底改变。

2022 年 4 月，微医"眼底影像计算机辅助诊断软件"在国内获批准产上市，以眼底相机拍摄的二维眼底图为输入，通过深度学习精准算法，评估眼底疾病风险，平均 10 秒即可分析出结构化结果与报告文件。本软件已获国家药品监督管理局（NMPA）国家三类医疗器械证（国械注准 20223210445），支持青光眼在内的 8 种常见眼底病变识别。

同年 8 月，百度灵医智惠产品"眼底病变眼底图像辅助诊断软件"成为 NMPA 首个获批三类医疗器械注册证的青光眼相关人工智能产品。该产品可通过评估眼底图像，提供关于青光眼和糖尿病视网膜病变的筛查意见。

同年 9 月，NMPA 批准了腾讯医疗健康（深圳）有限公司开发的"慢性青光眼样视神经病变眼底图像辅助诊断软件"创新产品注册申请。这套产品基于不同视野范围，分别构建了对应的子分类模型，算法引擎采用多模型集成学习策略，给出有无疑似慢性青光眼样视神经病变的提示，为执业医师提供可疑慢性青光眼样视神经病变的提示，以及是否需要进一步就医检查的辅助诊断建议。

这些与青光眼相关的辅助诊断软件可在软实力不足、服务能力有限的基层医疗机构进行规模化部署应用，促进国民眼健康发展。

5.4.2　国外青光眼人工智能软件推广与应用情况

由美国哈佛医学院和麻省理工学院的研究人员开发的人工智能（AI）算法"DeepGauge"，可通过评估眼底图像来诊断青光眼。由加拿大多伦多大学研究人员开发的移动应用程序"iDoctor"，可通过对用户的眼睛进行扫描来诊断青光眼，并且还提供了一些关于青光眼的信息和建议。由英国 DeepMind 公司开发的 AI 算法"DeepMind Health"，可通过评估视网膜图像来诊断青光眼。由美国 Eyenuk 公司开发的一种 AI 算法"EyeArt"，可通过评估视网膜图像来诊断青光眼，并且还提供了一些关于治疗和管理青光眼的建议。在欧盟，EyeArt 系统是第一个也是唯一获得 MDR Ⅱb 级批准的 AI 系统，可在单次测试中检测青光眼视神经损伤。美国的一家初创公司 Altris AI 基于计算机视觉和深度学习技术，开发了一个基于 500 万次 OCT 的 SaaS 平台，该平台检测和解释了 100 多种病理和病理体征，包括年龄相关性黄斑变性、青光眼和脉络膜痣。其 OCT 检测视网膜状况的标准功能已获得欧盟CE认证，能检测出包括青光眼在内的30多种视网膜疾病的视网膜病理体征，并根据严重程度进行分类。一家总部位于首尔的医疗保健初创公司Mediwhale开发的AI驱动的非侵入性视网膜扫描工具"Reti-Eye"，通过拍摄单张视网膜照片自动检测可参考的眼部疾病，包括视网膜异常、青光眼和介质不透明问题。剑桥咨询推出了一个青光眼诊断方案"Viewi"。首先在智能手机下载Viewi提供的APP，接着将手机放入特制的Viewi眼镜中，通过一个蓝牙遥控器操作完成青光眼测试，每只眼的测试只需要不到5分钟的时间。蓝牙遥控器与眼镜相连接，患者在看到光点的时候点击蓝牙遥控器上的按钮即可，而且青光眼测试的数据还可以与医生及时共享。

5.5　青光眼人工智能技术的发展趋势

目前的青光眼人工智能诊断技术仍然面临着数据和模型两方面的挑战，而研究人员也已经开始寻找相关问题的解决方案。

首先，数据集的标注质量和规模已经妨碍了模型性能并限制了其实际应用性。目前，新的工作普遍引入迁移学习、零/少样本学习和知识蒸馏作为减轻数据集规模影响的解决方案。在未来，主动学习技术将被引入青光眼诊断模型。主动学习可以通过选择性地识别对标注最有用和模糊的样本来优化注释过程。将不确定性估计纳入样本选择过程中进一步将主动学习集中在提高模型在未充分代表的类别上的性能。

其次，传统的深度学习模型很难应对青光眼早期病征的复杂性增加的任务难度。自"视觉转化器"（vision transformer）被提出以来，注意力机制开始在青光眼诊断模型中做出贡献。此外，多标签学习和多模态数据也被用于提高模型性能，各种定制的多模态架构和自适应优化策略层出不穷。

此外，基于时间序列的前瞻性研究也被提出。一种新的研究观念认为，眼底图像诊断可以是一种基于视频的分类任务。而机器学习观念下的时间信息的医学基础，实际上很可能是眼底小血管的成像信息（表现为时间序列）。

目前已经有使用卷积神经网络结合循环神经网络（recurrent neural network，RNN），重点关注视神经乳头部分的视网膜脉管系统和自发性静脉搏动（SVP）与低眼压性青光眼的相关性以增强青光眼检测能力的方法被提出。在可以预见的未来，将会有更多类似的方法被提出以增强青光眼诊断能力，特别是对病程发展的诊断能力。

第6章 眼表疾病人工智能研究

6.1 眼表疾病人工智能处理和分析技术

人工智能（AI）是计算机科学的一个前沿领域，其目的是利用计算机解决实际问题。这个概念是在1956年达特茅斯学院（Dartmouth College）的一个研讨会上提出的。会议讨论了机器模拟智能的相关理论和原理。自那以后，由于技术条件和水平的限制，AI的发展一直不稳定。然而，随着计算机学科的进步与学科交叉融合的推进，AI在医学研究中的应用成为现代技术的热点。近年来，医疗保健已成为AI应用的前沿领域之一，特别是对于以图像为中心的学科领域，如眼科学、心脏病学、放射学和肿瘤学等。应用大数据技术对临床海量数据及图像进行汇集，通过云计算超强的计算能力和数据挖掘能力，将医疗大数据应用于AI以指导或辅助医生进行临床决策，一方面可有效缓解医务人员数量有限而工作量大的压力，另一方面可利用现有数据资源为临床及科研提供最优化服务。AI可以从训练集中获取疾病特征，并将其应用于验证或测试集，以诊断相应的疾病；可以分割图像中的异常形状等解剖结构；还可以根据疾病的特点将图像分为不同的类型。AI的算法包括传统的机器学习算法和深度学习算法。传统的机器学习算法主要包括线性回归、逻辑回归、支持向量机（support vector machines，SVM）、决策树和随机森林算法，且通常不涉及大规模神经网络。深度学习算法主要使用多媒体数据集（如图像、视频和声音），并且通常涉及大规模神经网络的应用，包括人工神经网络（ANN）、卷积神经网络（CNN）和循环神经网络（RNN）。

中国第一届全国眼科人工智能大会暨智能眼科学组成立大会于2018年10月12～13日在海南省博鳌召开，表明AI在中国眼科领域的应用越来越受重视。眼科学作为临床医学的一个重要分支，拥有大量的图像数据资源，如眼前节照片、共聚焦显微镜图像、眼底彩照、荧光素眼底血管造影图像、A超图像、B超图像、光学相干断层扫描及超声生物显微镜图像等，这为AI在眼科的应用提供了很好的基础。

在眼科领域，眼科疾病的患病人数随着人口老龄化正在不断增加，很多情况下，早期发现并及时干预可以预防失明。传统的眼科诊断依赖医生的经验和专业知识，而我国眼科医生不足这一短板暴露日益明显。以往关于 AI 在眼科应用的研究大多集中在青光眼、眼底疾病、白内障。与很大程度上依赖于检眼镜或眼底照相获得的眼底图像的视网膜疾病诊断相比，眼表疾病的结构和生理功能的复杂性，需要进行多次检查来诊断眼表疾病。其很大程度上依赖于裂隙灯显微镜检查和影像学技术来辅助诊断，临床上也要求眼科医生能够迅速、直观地观察到眼表的情况，从而做出正确的早期诊断或排除相关疾病。然而人眼的识别能力有限，人的精力也有限，眼科医生的专业能力因人而异，在应对大量的疾病诊断工作中难免遇到诸多限制，大范围的疾病筛查工作难以开展。在我国，特别是广大偏远地区，眼科专科医师较少，眼表疾病如角膜病专家更为稀缺，角膜病患者常因得不到及时的诊治错过最佳治疗时机，最终只能依靠角膜移植，而角膜供体属于稀缺资源，只有少部分患者最终可以得到治疗。借助于 AI 识别技术，能够从人肉眼无法识别的像素层面上区分不同图像之间极其微小的差异，大大提高诊断的准确率，同时降低时间成本和经济成本，减轻眼科医生与患者的负担，提高临床工作效率。基于深度学习方法的 AI 可以快速、无创地分析海量数据集的图像信息，并能识别、定位和量化疾病特征。因此，加快 AI 深入应用到眼表疾病，有可能彻底改变现有的眼表疾病诊断系统。基于图像识别的医学辅助诊断系统有助于大规模人口眼表疾病筛查，提高临床工作效率，为缓解医疗资源短缺提供新途径。

近年来随着 AI 在眼科学的拓展范围增大，越来越多的研究将 AI 应用于眼表疾病如翼状胬肉、圆锥角膜、感染性角膜炎、干眼症等。本章将介绍 AI 在眼表相关疾病领域的应用研究，以期为临床工作提供指导。

6.2　翼状胬肉的人工智能研究

翼状胬肉是一种常见的眼表疾病，其中异常的纤维血管组织从眼睛内侧向角膜区域侵犯。由于与过度暴露于紫外线辐射直接相关，农民和渔民是两个高风险群体。如果及早发现，这种疾病可以得到良好的控制。此外，翼状胬肉组织后期侵犯瞳孔区域，因引起角膜散光或直接遮挡瞳孔区而导致视力下降。目前，翼状胬肉的诊断主要依赖医生的人工检查及手动标记分级，存在一定主观性。因此，可利用 AI 开发出高效的翼状胬肉自动分级系统。对于缺乏眼科专业医疗资源的广大农村及偏远地区而言，智能诊断技术可以为当地患者提供便捷的翼状胬肉筛查方法，避免了患者去县城医院或地市医院就诊的奔波，减轻了患者的经济负担，并可进一步提供治疗方法建议，明确进一步手术治疗的指征，便于基层需手术患者的及时转诊，合理分配医疗资源。

Gao 等在 2012 年为排除翼状胬肉对计算机辅助的白内障分级系统检测皮质

性白内障的干扰，提出了应用Fisher线性判别法分离瞳孔和虹膜，根据翼状胬肉与瞳孔之间的色差检测瞳孔区域内的翼状胬肉，其准确率达到85.38%。类似地，Mesquita等采用循环霍夫变换分割虹膜和区域生长算法检测翼状胬肉组织的进展。该算法分为虹膜分割、翼状胬肉分割和翼状胬肉进展评估三个模块。Wan等开发了一种基于眼前节照相的图像处理方法，通过信号增强、分割、特征提取和识别四个模块，采用SVM和ANN对翼状胬肉是否存在进行分类，结果显示模型平均精度可达91.27%，其敏感度、特异度、AUC分别为88.7%、88.3%和0.956，但对于曝光过强、光线不足、拍摄模糊的图像仍无法准确识别。Abdani等建立了一种利用CNN的翼状胬肉自动分割系统，并利用该系统进行了两项相关研究，总体准确率均较高（92.20%和93.30%），证实该系统对于检测早期至晚期的翼状胬肉是有效的。

　　Zhang等提出的深度学习的AI诊断系统可根据患者的眼前节照相自动诊断多种眼病，并可根据诊断针对性地给出治疗建议，其可对翼状胬肉是否需要手术提出诊断建议，准确率高达95.00%。Zulkifley等提出了一种基于全卷积神经网络（fully convolutional neural network，FCNN）的深度学习系统，借助迁移学习实现翼状胬肉的自动检测和定位。该系统检测的平均敏感度和特异度分别为95.0%和98.3%。在翼状胬肉组织定位方面，该算法准确率为81.10%，失败率仅为5.30%。Xu等基于深度学习开发了独特的智能诊断系统（图6-1为Xu等创建的EfficientNet-B6架构）对翼状胬肉进行诊断。眼科专家和AI诊断系统将图像分为以下三类：正常、翼状胬肉观察和翼状胬肉手术。此外，该AI系统对470幅测试图像的准确率为94.68%，诊断一致性高，3组Kappa系数均在85.00%以上。翼状胬肉AI诊断系统不仅可以判断翼状胬肉的存在，还可以对翼状胬肉的严重程度进行分类。Fang等基于从裂隙灯和手持摄像机采集的眼前节照相，评估检测翼状胬肉存在和严重程度的深度学习算法的性能。结果显示AI算法可以以最佳的敏感度和特异度检测参考水平翼状胬肉的存在。手持摄像机可能是检测参考翼状胬肉的简单筛查工具。

　　Hung等利用AI系统预测翼状胬肉复发，该系统预测翼状胬肉复发的特异度高（80.00%），但是敏感度低（66.67%）。Wan等建立了一种AI系统来检测翼状胬肉的病理进展。这些对于实现精准的医学诊断至关重要，并且有助于眼科医生及时检测翼状胬肉状态并安排手术治疗。除了上述AI在翼状胬肉分割和诊断中的应用外，Kim等还开发了用于定量分析翼状胬肉免疫组化图像的AI软件。结果表明该AI软件可能会提高翼状胬肉术后获得的组织病理学标本评估的可靠性和准确性。以上研究表明，AI模型在翼状胬肉的诊断及分类预测方面能够取得满意的效果。

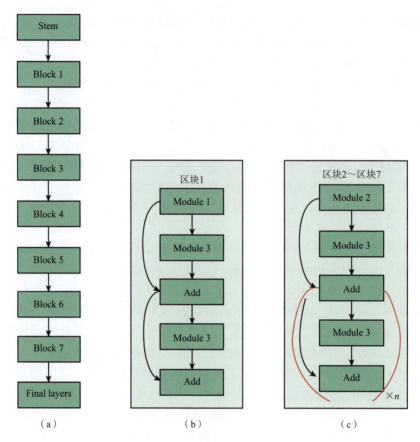

图6-1　EfficientNet-B6架构

（a）基本架构；（b）区块1的结构；（c）区块2～7的结构

6.3　圆锥角膜的人工智能研究

圆锥角膜是一种非炎性不对称的双侧角膜进展性扩张的眼部疾病，它的典型特征为角膜中央或旁中央锥形扩张并伴有突起区的角膜基质变薄，圆锥突起可导致严重的不规则散光及高度近视，引起严重的视力障碍。由于中晚期圆锥角膜体征相对典型，临床上诊断较为明确，并不困难；而不典型者包括亚临床圆锥角膜、顿挫型圆锥角膜、可疑圆锥角膜等，这些不典型圆锥角膜症状体征不明显，常常需要临床医师通过主观判读角膜地形图、识别角膜生物力学特征等进行综合分析并诊断，很难根据一般检查结果进行诊断。然而，基于AI的角膜地形图和AS-OCT自动检测与诊断系统有助于早期圆锥角膜的检测。此外，圆锥角膜的AI研究依赖角膜地形图数据进行神经网络训练，以区分圆锥角膜与散光、角膜移植和准分子激光屈光性角膜切削术（eximer laser photorefractive keratectomy）等情况。

　　研究表明，AI算法的优势在于可以帮助临床医生区分正常和圆锥角膜。1997年，Smolek等应用分类神经网络模型对圆锥角膜进行筛查和分类，该研究将300例受试者的角膜地形图检查数据平均分为训练数据集和验证数据集，应用神经网络训练的AI模型进行圆锥角膜诊断，输出为圆锥角膜、可疑圆锥角膜及其他，结果显示AI模型的准确率、敏感度和特异度均达100%，该研究证实了AI利用角膜地形图识别圆锥角膜的价值。Accardo等提出利用ANN从角膜图中识别圆锥角膜，通过将同一受试者双眼的参数作为输入，分类（正常、圆锥角膜、其他）作为输出。结果显示，测试集中的整体敏感度为94.1%（圆锥角膜敏感度为100%），整体特异度为97.6%（圆锥角膜特异度为98.6%）。这项研究扩展了AI在早期圆锥角膜自动筛查中的价值，同时利用双眼的地形参数提高神经网络的辨别能力。Twa等利用决策树算法，以客观和定量的方式区分正常和圆锥角膜。研究对92名受试者的132只正常眼和71名圆锥角膜患者的112只眼进行建模。结果显示，该算法的准确率为 92.0%。Arbelaez等利用SVM算法分别将角膜前、后表面参数和角膜厚度数据纳入模型，结果发现加入角膜后表面参数后，模型准确性明显提高，尤其是对于亚临床圆锥角膜。该AI模型筛选圆锥角膜的敏感度从92.8%提高到95.0%，亚临床圆锥角膜从75.2%提高到92.0%，因此，纳入角膜后表面和角膜厚度数据会进一步提高AI的诊断准确性。Smadjia等利用决策树算法建模，该AI模型鉴别圆锥角膜的敏感度为100%，特异度为99.5%；鉴别顿挫型圆锥角膜的敏感度为93.6%，特异度为97.2%；该AI模型在区分正常角膜和顿挫型圆锥角膜方面表现出非常好的性能，并提供了一种更接近自动化医学诊断的工具。这有助于临床眼科医生在屈光手术前检测到圆锥角膜。然而，由于只纳入了197例患者的372只眼，其效果还需要进一步验证。同样，Ruiz Hidalgo等基于Pentacam角膜地形图仪的22个参数，将860只眼分成5组：正常组（194眼）、散光组（28眼）、屈光术后组（117眼）、顿挫型圆锥角膜组（67只）及圆锥角膜组（454眼），进行多种机器学习分类器（machine learning classfication，MLC）训练，创建了圆锥角膜助手（keratoconus assistant，KA）。该软件与Pentacam软件安装在一起，方便对所得的数据进行实时评估。KA区分顿挫型圆锥角膜和正常角膜的曲线下面积为0.922，敏感度为79.1%，特异度为97.9%，敏感度低的原因是该软件对顿挫型圆锥角膜的分类更加严格。考虑到双眼之间的差异，Kovács等纳入了一个"双眼相似性"参数，并使用神经网络算法进行建模。双侧数据系统在区分所有圆锥角膜患者的眼睛与对侧眼睛方面比单个单侧参数具有更高的准确性（AUC：0.96比0.88）。因此，基于双侧数据训练的AI模型可以支持眼科医生区分正常和圆锥角膜。Yousefi等开发了一种非监督机器学习算法识别和监测圆锥角膜。研究选择了420个角膜地形图、高度和厚度测量参数。该AI算法从圆锥角膜眼中识别正常眼的特异度为94.1%，从正常眼中识别圆锥角膜眼的敏感度为97.7%。这种方法可用于圆锥角膜的诊断、监测变化和进展，并提高对圆锥角膜变化的理解。邹昊翰等首次使用2018名受试者的Pentacam数据探讨了机器学习建模对正常角膜、亚临床圆锥角膜、圆锥角膜的诊断情况，通过SVM-递归特征筛选法建模，采用计算机随机采样方法随机选取其中80%（1615例）患者的数据作为训练集，另20%（403例）患者的数据作验证集。该AI模型诊断总体准确率为95.53%，优于高年资住院医师（93.55%），诊断亚临床圆锥角膜与正常角膜的准确率为96.67%，诊断圆锥角膜与正常角膜的准确率为98.91%。该研究提取的属性参数纳入了角膜前、后表面Q值，并且明显影响模型准确率，提示Q值或许是亚临床圆锥角膜诊断的重要参考指标。Dos Santos等收集了72例健康眼和70例圆锥角膜眼共计20 160张角膜OCT图像，设计和训练了一种称为CorneaNet的自定义神经网络架构（图6-2描绘了由Dos Santos等创建的CorneaNet）。研究显示，CorneaNet对角膜上皮层、Bowman层、基质层厚度特征进行分割区分正常及圆锥角膜，准确率达99.56%。特别是CorneaNet可用于圆锥角膜的早期检测，更广泛地用于研究改变角膜形态的其他疾病。Issarti等开发了一种稳定且低成本的计算机辅助诊断（computer aided diagnosis，CAD）系统，用于早期圆锥角膜检测。CAD结合了定制的数学模型、前馈神经网络（feedforward neural network，FFN）和Grossberg-Runge Kutta架构。研究回顾性纳入851名受试者的角膜地形图并根据疾病分期分组，使用十折交叉验证，可疑圆锥角膜、轻度圆锥角膜、中度圆锥角膜的最终诊断准确率均在95.0%以上。

一些研究集中于圆锥角膜严重程度的分期。Kamiya等首次应用CNN对前段OCT测量所得的6种彩色编码地形图图像（前表面、前表面曲率、后表面、后表面曲率、总屈光度和角膜厚度图）进行深度学习，研究共纳入304只圆锥角膜患眼（Ⅰ级108只眼、Ⅱ级75只眼、Ⅲ级42只眼、Ⅳ级79只眼），该AI模型不仅能筛查圆锥角膜（准确率达99.1%），还能进一步进行疾病分级（准确率达87.4%）。但该模型区分晚期圆锥角膜（Ⅱ、Ⅲ、Ⅳ级）的敏感度较低，分析可能与AS-OCT彩色图像在Ⅱ、Ⅲ、Ⅳ级圆锥角膜间缺乏典型表现有关。另外，有两项研究使用角膜地形图来检测和分级圆锥角膜。这两项研究的总体准确率都很高（78.5%和93%）。Malyugin等使用角膜地形图图像和视力训练机器学习模型，根据Amsler-Krumeich分类系统对圆锥角膜进行分类。该AI模型的总体分类准确率为97.0%，其中，Ⅳ期圆锥角膜最高，而顿挫型圆锥角膜最低。另一项研究利用CNN进行了角膜地形图测试训练以区分正常眼和早期、中期及晚期圆锥角膜，该AI模型分期准确率为98.2%。其他研究集中于检测圆锥角膜的进展，尽管每项研究对疾病进展有不同的定义。一项研究使用AS-OCT图像训练一个

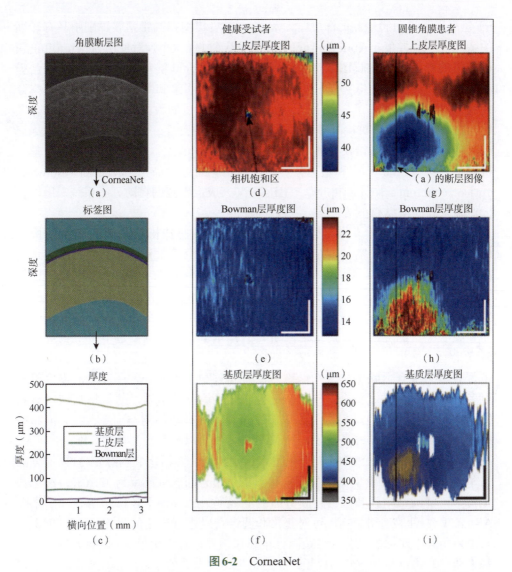

图 6-2　CorneaNet

（a）～（c）角膜断层图像中的厚度计算。（a）圆锥角膜患者的 OCT 图像；（b）使用 CorneaNet 计算的标签图；（c）
使用标签图计算的三个角膜层的厚度。（d）～（f）健康受试者中的角膜厚度图。（g）～（i）圆锥角膜患者的角膜
厚度图。比例尺：1mm

CNN 模型，在区分圆锥角膜有无进展方面达到了 84.9% 的准确率。另一项研究
使用 OCT 图像和患者年龄训练了一个 AI 模型预测圆锥角膜的进展和是否需要角
膜胶原交联术治疗，该 AI 模型 AUC 为 0.814。

Lavric 等提出了一种利用 CNN 对圆锥角膜进行分析检测的 AI 算法，准确率
为 99.33%。Kou 等基于计算机辅助角膜地形图仪（TMS-4）、Pentacam 和 Corvis

ST建立了圆锥角膜检测的深度学习算法，该AI模型在圆锥角膜识别中具有较高的敏感度和特异度。Abdelmotaal等应用特定领域的CNN对使用Scheimpflug相机获得的彩色编码角膜图像实现深度学习，在区分圆锥角膜、亚临床圆锥角膜和正常角膜图像方面取得了较好的诊断性能，训练集和测试集的平均准确率分别为98.3%和95.8%。但是其用于培训、验证和测试的数据集来自同一机构。因此，将其推广到其他机构时应谨慎考虑，因为图像质量、数据预处理、图像标记或其他可能导致更高错误率的混杂因素存在差异。此外，Shi等开发了一种基于机器学习结合Pentacam和超高分辨率光学相干断层扫描（ultra-high resolution optical coherence tomography，UHR-OCT）成像参数的自动分类系统，用以区分亚临床圆锥角膜和正常对照。

研究证实，多种成像组合有助于充分了解亚临床圆锥角膜的细微结构变化，提高早期诊断效率。该AI模型显著提高了区分正常角膜和亚临床圆锥角膜的能力（AUC=0.93）。从OCT图像中提取的上皮特征在鉴别过程中是最有价值的。该分类系统具有提高亚临床圆锥角膜的鉴别能力和圆锥角膜筛查效率的潜力。但该研究也存在一些局限性。第一，研究中使用了交叉验证，进一步研究需要经验丰富的专家验证。第二，研究的样本量有限，需要进一步更大规模的研究来验证结果。第三，研究仅将图像模态特征用于筛选系统，生物力学变量是否对该系统有贡献仍然未知。第四，研究只测试了部分常用变量，需要研究更多变量来评估过度拟合。Cao等开发了一种基于机器学习的新型临床决策系统，该AI系统能够自动检测亚临床圆锥角膜，具有较高的准确率、特异度和敏感度。Mohammadpour开发了一种AI分类器，可以帮助检测早期圆锥角膜。Al-Timemy等训练了一个CNN混合模型来识别特征，然后用它训练SVM以检测圆锥角膜。最终的AI模型在区分正常和圆锥角膜方面的准确率为97.70%，在区分正常、可疑圆锥角膜和圆锥角膜方面的准确率为84.40%。Kundu等建立了结合AS-OCT和AI的通用架构，可对正常和圆锥角膜进行出色的分类。该AI模型有效地将角膜不对称扩张分为可疑圆锥角膜和顿挫型圆锥角膜。Tan等开发了一种基于通过原始角膜动态变形视频计算的生物力学参数的新方法，以使用机器学习快速准确地诊断圆锥角膜（准确率为99.6%）。Ahn等开发并验证了一种新的AI模型，以根据基础眼科检查（包括视觉损伤、最佳矫正视力、眼压和自动角膜曲率计）确定圆锥角膜的诊断。Xu等开发了深度学习衍生分类器（KerNet），有助于区分不对称圆锥角膜患者的临床未受累眼与正常眼。

其他研究比较了不同AI算法对圆锥角膜的检测结果。Souza等利用径向基函数神经网络、SVM、多层感知器三种算法，对318例患者的数据进行训练、建模、筛选健康眼、散光眼、圆锥角膜和屈光术后眼。值得注意的是，三种类型的分类器均具有较好的分类性能，其表现无显著差异。Cao等利用断层扫描和人口统计学数据发现，随机森林模型优于其他机器学习算法。Herber 等研究发现，随机森林模型在预测正常及圆锥角膜各阶段均具有较好的准确性，其准确率优于线性判别分析模型。Castro-Luna 等还发现，随机森林模型优于决策树模型（准确率分别为 89% 和 71%），而 Aatila 等发现，与其他机器学习模型相比，随机森林模型在检测所有类别的圆锥角膜时准确率最高。

除了检测圆锥角膜之外，AI 还被用于筛选屈光手术的潜在候选者。例如，Xie 等建立了一个 AI 模型的筛选系统，用于筛选正常角膜、疑似不规则角膜、早期圆锥角膜、圆锥角膜和屈光术后角膜。该系统的总体检测准确率为 95%，与屈光外科专科医生的检测准确率（92.8%）相似。最近，Hosoda 等通过将全基因组关联分析（GWAS）与 AI 相结合，识别圆锥角膜易感位点，证明了计算技术与 GWAS 相结合有助于识别疾病易感基因与潜在易感基因之间的隐性关系。以上研究表明，AI 模型在圆锥角膜的分类和分级方面与经验丰富的眼科医生接近。

6.4　感染性角膜炎的人工智能研究

感染性角膜炎是最常见的角膜疾病之一，会显著导致视力损害。该疾病可分为不同类型，如细菌性角膜炎、真菌性角膜炎、单纯疱疹性角膜炎或棘阿米巴角膜炎。角膜炎的早期检测和及时医疗干预可以防止疾病进展，从而获得良好的预后。然而，如果不及时诊断和治疗，角膜炎可能会导致严重的视力丧失和角膜穿孔。感染性角膜炎的诊断往往需要熟练的眼科医生通过裂隙灯显微镜或裂隙灯图像检查患者的角膜。然而，尽管全世界有超过 20 万眼科医生，但发展中国家和发达国家的眼科医生数量目前均存在短缺。这种需求差距的扩大会影响角膜炎的检测，尤其是在偏远和基础设施缺乏的地区。将 AI 分析引入感染性角膜炎诊断领域，自动实时识别角膜图像中的异常成分，可辅助眼科医生快速诊断感染性角膜炎。

2003 年，Saini 等评估了 ANN 对感染性角膜炎分类的有效性。该 AI 模型对细菌性角膜炎和真菌性角膜炎的特异度分别为 76.47% 和 100%。人工神经网络的准确率为 90.7%，明显优于眼科医生的预测（62.8%）。这些初步结果表明，使用神经网络来解释角膜溃疡需要进一步的发展。在 2017 年，Sun 等基于 CNN 提出了一种使用荧光素染色图像自动识别角膜溃疡区域的新方法，该方法将角膜图像中的每个像素标记为溃疡区域或非溃疡区域，从而提高诊断效率。2018 年，Patel 等评估了眼科专家之间角膜溃疡测量的可变性，并使用照片中溃疡的半自动分割减少了临床医生测量的可变性。Wu 等在 AI 模型的帮助下，使用活体共聚焦显微镜（*in vivo* confocal microscope，IVCM）检测角膜真菌感染中的菌丝，提出自适应鲁棒二进制模式（adaptive robust binary pattern，ARBP）与 SVM

结合以区分正常角膜的神经纤维与真菌感染角膜的菌丝，ARBP用于提取图片中的重要特征，SVM用于分类筛选异常图片，研究采用直线段检测算法（line segment detector，LSD）检测异常菌丝、测量相应密度、评估真菌性角膜炎的严重程度，其准确率为99.74%。Liu等提出了一种新的CNN框架，并使用数据增强和图像融合来自动诊断真菌性角膜炎。研究表明，传统AlexNet和VGGNet的准确率分别为99.35%和99.14%，基于均值融合的AlexNet和VGGNet的准确率分别为99.80%和99.83%，基于直方图匹配融合的AlexNet和VGGNet的准确率分别为99.95%和99.89%。此外，这种新的CNN框架完美地平衡了诊断性能和计算复杂性，可以提高真菌性角膜炎诊断的效果和实时性。

Lv等开发了一个基于深度学习算法的AI系统，用于自动诊断IVCM图像中的真菌性角膜炎。该AI系统表现出令人满意的诊断性能（准确率为93.64%）。Xu等基于梯度加权类激活图（Grad-CAM）和引导Grad-CAM建立了可解释的AI（XAI）系统，并使用图像进行真菌性角膜炎检测。该XAI辅助系统在不降低特异度（95.5%）的情况下，显著提高了新手眼科医生的诊断准确率（94.2%）和敏感度（92.7%）。另有两项研究使用裂隙灯图像检测真菌性角膜炎，一项研究对真菌性角膜炎的诊断率为69.40%，而另一项研究的诊断率为88.96%。Xu等设计出一种序列级深度学习模型，基于110 000多张裂隙灯图像，对感染性角膜疾病进行有效分类和诊断。该模型达到了80%的诊断准确率，远远高于421名眼科医生（49.27%±11.5%）。此外，Li等开发了一个深度学习系统，基于6567张裂隙灯图像，对角膜炎、其他角膜异常和正常角膜进行自动分类（图6-3描述了Li等创建的深度学习系统在临床中的工作流程）。该系统在不同类型的数码裂隙灯相机和具有超微距模式的智能手机拍摄的角膜图像中表现出显著的性能（所有AUC＞0.96）。该系统和经验丰富的角膜专家观察到角膜炎的敏感度和特异度相当。

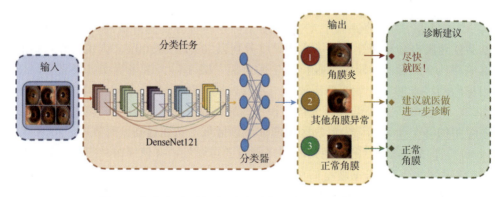

图6-3　临床中用于检测异常角膜的深度学习系统的工作流程

Hung 等基于 CNN 使用裂隙灯图像来区分细菌性角膜炎和真菌性角膜炎。该深度学习算法的平均准确率达到 80.0%。此外，其对细菌性角膜炎和真菌性角膜炎的诊断准确率分别在 79.6%～95.9% 和 26.3%～65.8%。Koyama 等采用了面部识别的深度学习架构，并将其应用于确定导致角膜炎的特定病原体的概率评分。其共研究了 4306 张裂隙灯图像，其中 312 张是通过互联网出版物获得的关于细菌、真菌、棘阿米巴和单纯疱疹病毒引起的角膜炎的图像。棘阿米巴角膜炎的准确率/AUC 为 97.9%/0.995，细菌性角膜炎为 90.7%/0.963，真菌性角膜炎为 95.0%/0.975，单纯疱疹性角膜炎为 92.3%/0.946。Zhang 等构建了基于深度学习的早期感染性角膜炎辅助诊断模型（KeratitisNet）。其诊断细菌性角膜炎、真菌性角膜炎、单纯疱疹性角膜炎和棘阿米巴角膜炎的准确率分别为 70.27%、77.71%、83.81% 和 79.31%，AUC 分别为 0.86、0.91、0.96 和 0.98。Ghosh 等发现，与单一架构模型相比，集成学习的 CNN 在区分真菌性角膜炎和细菌性角膜炎方面表现最好。

除了上述不同角膜炎类型之间的区别之外，还有一项关于全自动基于深度学习的算法的研究，用于在裂隙灯图像上分割眼部结构和角膜炎微生物标志物。Tiwari 等训练了一个 CNN 来区分来自裂隙灯图像的活动性角膜溃疡和愈合瘢痕。该 AI 模型在内部（印度）和外部（美国）数据集上进行了测试，取得了较高的性能（AUC＞0.94）。Koo 等报道称其 AI 模型在现实世界实践中使用角膜共聚焦图像可以更快、更方便、更一致地检测菌丝。该 AI 模型表现出高度的敏感度和特异度。上述研究在 AI 模型对不同角膜炎的诊断和分类上有不同的表现，但准确率在逐步提高。

6.5　干眼症的人工智能研究

干眼症是临床上最常见的眼表疾病之一，其特征为泪膜稳态丧失，伴有眼表异常，如泪膜不稳定和高渗、眼表炎症和损伤、神经感觉异常等。作为干眼症最常见的诱因，睑板腺功能障碍（meibomian gland dysfunction，MGD）与许多其他眼部疾病及全身因素有关，影响患者的生活质量，引起眼部刺激、眼表炎症和视力损害。因此，评估干眼症患者的睑板腺功能至关重要。此外，睑板腺形态与 MGD 的严重程度密切相关，睑板腺影像指数是重要参考指标。近年来，研究者开始使用 Image J 等图像处理及图像分析软件来对睑板腺的结构进行形态学分析，然而半定量分析需要首先对每张图片进行人工标注，工作量大、效率低，不同的标注人员之间天然存在主观上的误差，对标注人员熟练度依赖程度高，每人工作量存在上限，难以推广到基层。而基于 CNN 的计算机视觉技术在图像识别方面的效率远高于人工分析且成本大幅降低，随着服务器算力的持续进步，可接近无限地扩展工作量，几乎没有上限。

2019年，Wang等开发了一种深度学习方法，以数字方式分割睑板腺萎缩区域并计算睑板腺成像图像中的萎缩百分比。研究共收集706张具有相应睑板腺评分（meiboscore）的睑板腺图像。该深度学习方法对睑板腺萎缩分级的评分准确率达到平均95.6%，显著优于眼科医生（16.0%）和临床团队（40.6%）。本研究提出了一种基于深层神经网络的睑板腺图像准确、一致的腺体萎缩评估方法，可能有助于提高对MGD的认识。然而，该AI系统只能预测睑板腺萎缩区域，而不能预测个体睑板腺形态。2020年，Maruoka等使用IVCM图像评估了深度学习模型检测阻塞性MGD的能力。对于单一深度学习模型（最高模型、DenseNet-201），诊断阻塞性MGD的AUC、敏感度和特异度分别为0.966、94.2%和82.1%，对于集成深度学习模型（最高集成模型，VGG16、DenseNet-169、DenseNet-201和Inception-v3），分别为0.981、92.1%和98.8%。Zhang等提出了一种对MGD的IVCM图像进行自动检查和分类的深度学习算法。通过对AI算法的优化，分类器模型表现出良好的准确性。AI模型对阻塞性MGD的敏感度和特异度分别为88.8%和95.4%，对萎缩性MGD的敏感度和特异度分别为89.4%和98.4%。此外，周奕文等使用2304幅睑板腺图像构建睑板腺图像数据库，利用迁移学习Mask R-CNN构建模型，模型评价每幅图像仅需0.499秒，而临床医师用时平均超过10秒。该AI模型标记的睑板腺比例为53.24%±11.09%，人工标记为52.13%±13.38%。因此，该AI模型能够提高检查的准确性，节省时间，可用于MGD相关疾病的临床辅助诊断与筛查。Prabhu等提出了一种使用CNN分割睑板腺的策略，并提出了一组临床相关指标来量化睑板腺的健康状况。

2021年，戴琦团队提出了一种基于CNN和增强型迷你U型网络的新型睑板腺提取方法，该方法的交并比（IoU）达到0.9077，重复性为100%，每张图像的处理时间为100毫秒。此方法确定了睑板腺形态学与临床参数之间的显著线性相关性。此外，该团队还使用了基于ResNet_U-net和迁移学习的高级AI系统（图6-4描绘了创建的网络结构）来评估睑板腺密度在诊断MGD中的作用。更新后的AI系统在睑板腺分割中实现了92%的准确率和100%的可重复性。总眼睑中睑板腺密度的AUC为0.900。在临界值为0.275时，敏感度和特异度分别为88%和81%。研究比较了睑板腺密度和meiboscore之间的对应关系，提出睑板腺密度是MGD的有效评价指标，在AI系统的支持下，其可以替代meiboscore，显著提高干眼症分析的准确性，减少分析时间和医生的工作量，提高诊断效率。

2021年，Khan等基于条件生成对抗网络（conditional generative adversarial net，C-GAN）对睑板腺进行准确检测、分割和分析。该技术在现有方法不能量化睑板腺区域红外图像的不规则性方面提供了显著的改进，并且在检测和

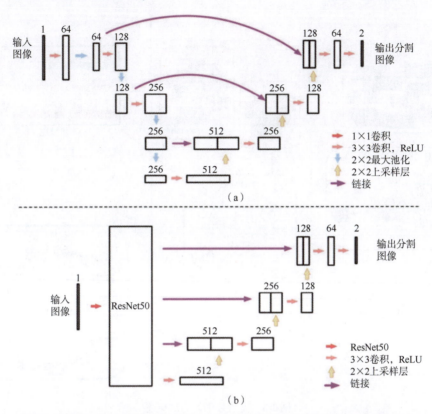

图 6-4　迷你 U 型网络的网络结构（a）和增强的迷你 U 型网络 CNN 模型（b）

分析 MGD 的萎缩区域方面优于现有技术。Setu 等提出了一种基于深度学习（U 型网络）的自动红外睑板腺分割方法。该模型使用 728 个睑板腺图像进行训练和评估。研究者还提出了自动睑板腺形态测量参数、腺体数量、长度、宽度和曲折度评估，该 AI 模型可实现对睑板腺的自动分割及相关形态学测量参数的评估，模型的 AUC 值为 0.96，单张图像测量平均用时仅为 1.33 秒，平均准确率是 83%。Wang 等开发了一种自动 AI 方法来分割红外图像中的单个睑板腺区域并分析其形态特征。该 AI 算法在分割腺体时平均 IoU 达到 63%，在识别"鬼影腺体"时敏感度达到 84.4%，特异度达到 71.7%。Yeh 等开发了一种无监督学习方法自动测量睑板腺萎缩的严重程度（图 6-5 显示了 Yeh 等创建的无监督学习方法概述）。该学习方法基于非参数实例鉴别（nonparametric instance discrimination，NPID），将 497 幅睑板腺图像用于网络学习和调整，另外 209 幅图像用于网络模型评估。该模型可自动分析睑板腺图像中睑板腺萎缩的严重程度，对睑板腺分级的平均准确率达 80.9%，比临床团队高 25.9%。该方法特点在于训练时无须事先进行睑板腺图像标注，大幅节省了人力资源。

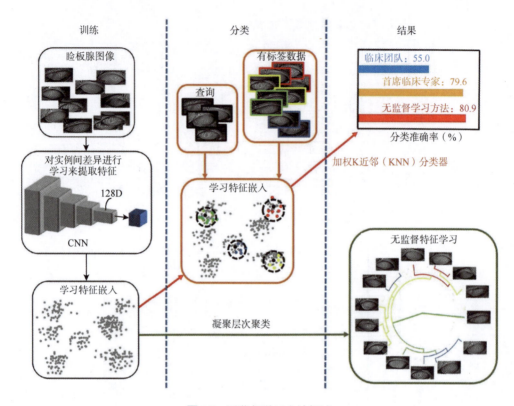

图6-5　无监督学习方法概述

　　由于没有单一的特征性症状或诊断方法，干眼症的诊断较为复杂。除了上述通过AI检测睑板腺形态学评估干眼症之外，其他研究还采用AI检测泪膜、泪河高度、角膜形态和眨眼来诊断干眼症。Diego等提出了一种自动评估泪膜分类方法，并证明了其有效性。该方法应用类二值化和特征选择来达到优化目的。Su等提出了一种利用CNN模型检测荧光泪膜破裂区域并将其定义为CNN-BUT的自动方法。CNN-BUT在干眼症筛查中的敏感度为83.0%，特异度为95.0%。Vyas等提出了一种基于泪膜破裂时间（BUT）的干眼症检测方法，可从泪膜破裂时间视频中检测是否存在干眼症。该AI系统在泪膜破裂时间分类、干眼症检测和泪膜破裂时间严重程度分级方面的准确率达到83%。

　　此外，Stegmann等使用OCT评估了下睑泪河高度，并且利用AI算法自动分割图像数据。AI分割时间比以前的算法大约快两个数量级。Chase等开发了一种CNN算法，该AI算法使用AS-OCT图像检测干眼症性能良好（准确率为84.62%，敏感度为86.36%，特异度为82.35%）。角膜上皮层和泪膜是AS-OCT图像的学习区域，可将干眼症图像与正常图像区分开来。该AI模型检测干眼症的准确性明显高于角膜染色、结膜染色和 Schirmer 试验。Deng 等建立了一种用 FCNN 自动定量下睑泪河高度的方法。这些神经网络由于具有残差块的改进编码器而具有高性能，其具有比原始 U 型网络更好的特征提取。此外，泪河高度分割的总平均 IoU 为 82.5%。Su 等提出训练深度 CNN 模型以自动检测浅层点状角膜炎，这种 AI 方法可用于可靠地对浅层点状角膜炎的严重程度进行分级，以提高干眼症诊断效率（准确率为 97%）。通过 AI 分析，Jing 等发现干眼症患者的角膜神经形态学变化与角膜像差（尤其是高阶像差）之间存在显著相关性。Zheng 等利用 AI 建立了瞬目分析模型，为评价不完全瞬目和诊断干眼症提供了新的方法。以上研究表明，AI 模型在干眼症患者诊断方面取得了显著的效果。

6.6　其他基于眼表疾病影像的人工智能的诊断研究

除了前述的应用研究以外，AI 在角膜水肿、角膜内皮营养不良、角膜神经、角膜上皮缺损、后弹力层脱离、角膜穿孔、角膜异物等其他眼表疾病的辅助诊疗方面也取得了诸多成果。Veli 等使用 3D 全息重建结合基于 SVM 的机器学习算法，开发了一种无侵入性自动检测和计数角膜接触镜上金黄色葡萄球菌的智能平台。该方法特点在于成本低廉且便携，但该研究并未纳入受试者进行临床试验，因此其实用价值还需进一步观察。Eleiwa 等开发了一种基于 VGG19 和迁移学习的深度学习模型来诊断 Fuchs 角膜内皮营养不良并进行了验证。此外，Wei 等提出了一个基于 IVCM 图像的角膜神经纤维分割和评估的深度学习模型。该 AI 模型的 AUC 为 0.96，敏感度为 96%，特异度为 75%。该模型局限性在于并未进行外部验证，且无法解释 IVCM 图像中的所有参数。Zéboulon 等基于 806 张包含正常及水肿角膜的 AS-OCT 图像，利用 CNN 开发了一个角膜水肿自动识别模型。该模型 AUC 为 0.994，区分正常角膜和水肿角膜的准确率为 98.7%，敏感度为 96.4%，特异度为 100%，但该模型无法定量分析水肿的严重程度，且模型训练过程输出结果的原理仍存在不可视性。李东芳等基于深度学习方法开发了 AS-OCT 图像分析系统，用于训练基于深度 CNN 算法构建的 AS-OCT 图像特征识别模型和角膜分层模型，并评价了其对常见角膜病变及特征的自动识别与定位效果。角膜特征检测模型对 16 种特征的检测结果与人工标注结果相比，平均敏感度为 96.5%，平均特异度为 96.1%。角膜分层模型对于角膜上皮层和基质层分割的平均 Dice 系数分别为 0.985 及 0.917。Deshmukh 等开发了一种用于角膜基质营养不良患者角膜基质沉积的自动分割深度学习算法。在良好控制的数据集中，通过深度学习算法对角膜沉积物的分割是准确的，并且在现实世界设置中表现出合理的性能。Yoo 等利用智能手机摄像头等数字成像设备，开发了一种检测结膜黑色素瘤的 AI 模型。使用智能手机摄像头采集 3D 黑色素瘤体模图像，其准确率为 94.0%。

6.7 结　语

随着现代社会和经济的发展，人们的健康意识逐渐提高，眼科医生诊断和治疗疾病的压力也随之增加。然而，尽管目前全世界有20多万眼科医生，但发展中国家的眼科医生仍严重短缺。此外，在眼科医生密度最低和人口增长率最高（12%）的低收入国家中，眼科医生的人数正在下降。AI给眼科领域带来了希望，尤其是在涉及大数据和基于图像的分析领域。深度学习是机器学习的分支，是一种利用高维非线性变换构成的多层神经元对数据进行高维度抽象从而提取隐藏特征的算法。因此，借助深度学习技术，可以将大量的图片作为样本输入给计算机，让计算机自动学习图片的高维度特征，从而找到图片与结果间的内在联系。类似人类的学习过程，深度学习通过多层CNN映射建立输入与输出间的内在联系。在计算机视觉领域，输入通常是图像的每一个像素点，输出是预先判定的正确的结果。大量样本数据在多层网络的神经元间进行正向传播和反向纠错，该过程重复进行几十万次甚至上百万次，最终所有神经元间的参数将收敛到一个最优的解。利用最终训练得到的ANN即可对新的数据进行判定。到目前为止，已经开发了各种AI模型，如CNN、深层神经网络、深度信念网络（deep belief network）和RNN。这些模型已应用于计算机视觉、语音识别、自然语言处理、音频识别、生物信息学等领域，取得了良好的效果。此外，使用深度学习处理和分析眼表疾病的图像可以显著提高准确性和效率，降低手动分析成本，并克服不同经验丰富程度的注释者之间因认知差异造成的错误。目前，不同的AI模型被用于不同眼表疾病的诊疗，其中用于翼状胬肉、感染性角膜炎和干眼症的大部分AI模型是CNN模型，而随机森林（RF）模型在预测圆锥角膜发生及诊断各阶段圆锥角膜方面的准确率较高。

深度学习建立了一种让计算机自动学习出图像内潜藏特征的方法，并将特征学习融入建立模型的过程中，从而减少了人为设计特征造成的不完备性，它们可以识别出人眼看不见的图案或差异。例如，Kermany等训练了一个深度学习系统，用于识别患者的视网膜OCT，令人惊讶的是，该系统还准确地识别出许多其他特征，包括心脏病的危险因素、年龄和性别，而之前并没有人注意到人类视网膜的性别差异。但是由于深度学习神经网络非常复杂，我们无法完全理解其所有的特征提取逻辑，导致了AI"黑箱"的存在。因为深度学习神经网络非常复杂，具有较差的可解释性挑战。为了研究AI诊断的逻辑，Kermany等在对视网膜病变的OCT图像进行AI识别的研究中采用了"遮挡法"：将视网膜病变患者眼底OCT图像中的不同部位进行遮挡，当遮挡住某一部位的特征后，AI错误地将病变图像判断为正常，则说明此处特征是AI的判断依据。同样，在深度学习模型对眼表疾病的分析中，也可以采用遮挡法来学习 AI 的判断依据。将 AI 判断为"病变"的眼表图像进行分区域遮挡，当某区域被遮挡后，AI 判读改变为"正常"，则该被遮挡区域为 AI 判断的病变区域。通过计算机自动进行"遮挡"——"判读"，可在毫秒单位内完成数万次的循环，从而在很短的时间内即可非常精确地定位到 AI 的异常判读范围，研究该区域的图像特征，获得 AI 的判读依据，从而发现新的眼表疾病形态评价指标。利用多模态系统对靶组织进行检查的眼科模式诊断平台已经建立并应用于临床。随着技术的进步，将来有可能同时采集全眼球三维数据。正确阅读、分析和诊断采集的数据需要更全面和深入的知识库。与人类相比，AI 在信息集成、数据处理、诊断速度等方面具有绝对优势。

目前，AI 仍然存在一定的局限性。①大多数机器学习方法的训练集与验证集的量过少，仍需要更大量的图像数据训练进一步提高准确率、敏感度、特异度。②不同国家、不同地区、不同医疗机构所使用的检查设备有所不同，而不同检查设备所获取的图片在成色、分辨率等方面均有差异，这势必会影响图像获取的精度从而影响诊断的准确率。③目前的机器学习方法对于疾病的诊断仍然缺乏解释能力，其输出结果仅仅是根据训练集中学习所得。④对于一些疑难、罕见的眼表疾病，在资料不足的情况下，AI 无法进行有效的学习，因此，很难得出有效和正确的诊断。

综上所述，AI 在提高眼表疾病诊断效率方面具有巨大的潜力。本章为 AI 在眼表疾病诊断中的应用提供了研究热点和趋势信息。尽管 AI 在模型构建方面仍面临一定挑战，但它可以辅助医生做出客观的临床决策，为患者的精准治疗奠定基础。在将 AI 转化为眼科临床应用之前，必须充分解决这些问题。最终，眼表疾病开发中的 AI 算法和工具将帮助我们理解疾病发病机制，识别疾病生物标志物，并开发出眼表疾病的治疗新方法。

第7章 OCT人工智能诊断研究

光学相干断层扫描（OCT）成像技术具有无损和高分辨率高的特点，在眼科临床诊疗与科学研究中得到了广泛的应用。随着获取的OCT图像数据量的飞速增加，OCT图像自动分析变得越来越重要，迫切需要计算机辅助分析支持疾病诊断。人工智能（AI）长期以来一直致力于提高医疗保健的可负担性、可获得性和质量，随着深度学习技术的进步，AI在计算机视觉和医学影像分析领域不断取得惊人的成就。本章首先简单介绍OCT成像原理、发展历史及在眼科诊疗中的应用，然后概述了基于眼前节OCT的人工智能研究及基于眼底OCT的人工智能诊断、定量分析和病变预测研究。

7.1 眼科OCT概述

7.1.1 OCT原理及发展历程

OCT因其无损伤、分辨率高、速度快和非接触性探测成像等优势，在生物组织微观研究、医学成像方面有着广泛的应用。因眼睛生物结构对光的透明性，眼科成像是OCT技术应用的代表性领域，无论是眼前节还是眼后节（视网膜）成像，OCT已成为事实上的金标准并得到广泛应用。OCT技术是由麻省理工学院Huang等在1991年首次提出，受到了极为广泛的关注，其通过测量生物组织不同深度后向散射光和参考光的干涉光强来实现深度探测。在之后的30年间，OCT成像技术逐渐完善，其功能经历了多次变化与创新，从时域OCT发展为频域OCT，频域OCT又分为谱域OCT和扫频OCT。另外，OCT血管造影技术通过测量运动的血流信号为眼底病诊断提供了新思路。而针对眼前节成像，目前适配眼前节特点的前段OCT系统也在逐渐发展。

1. 时域OCT

时域OCT（time domain OCT，TD-OCT）是最早出现的一种OCT形式，其结构简单、经济实用，在早期得到广泛的应用与发展。用于OCT最简单、当前最常见的干涉仪是迈克耳孙干涉仪。典型的光纤型TD-OCT系统的基本结构如图7-1所示。光波从低相干光源发出，经过50/50分光比的光纤耦合器分成两束相干光，分别为参考光与样品光，参考光从参考反射镜反射，样品光经样品的后向散射后两束光再次相遇发生干涉，干涉信号被光电探测器转换成对应的电信号输出。通过快速改变参考臂反射镜并同步记录所产生的干涉信号的幅度，可以获得轴向信号（A扫描），其描述了光反射率与眼睛距离的关系。通过在整个生物组织上扫描探测光束获得一系列A扫描信号，并进行后续的信号处理，可重构出二维横截面图像（也称B扫描），从而得到组织结构的截面图像。

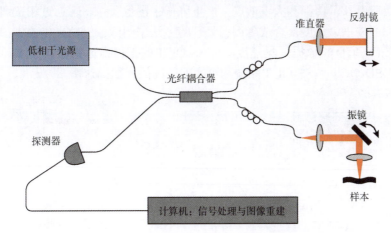

图 7-1　光纤型 TD-OCT 系统的基本结构

　　OCT图像的轴向分辨率取决于相干长度，而相干长度是光源的基本属性。OCT成像的横向分辨率则由聚焦光斑大小来确定。TD-OCT可以实现 8～10μm 的横向分辨率，但A扫描速率仅为几千赫兹，这限制了实时3D成像应用。例如，在较长的成像持续时间内，人眼不自觉运动通常导致所拍摄的OCT图像质量下降。

2. 频域 OCT

　　频域OCT（frequency domain OCT，FD-OCT）是在TD-OCT的基础上发展起来的一种新的OCT成像方式。不同于TD-OCT，FD-OCT是通过测量组织的反射光谱来获取轴向信息，从频域来实现对干涉光的探测。FD-OCT系统不需要机械时间延迟，因此可以大大提高A扫描速率。它有两种实现方式：一种为基于光谱仪的谱域OCT（spectral domain OCT，SD-OCT）技术，另一种为基于可调谐光源的扫频OCT（swept source OCT，SS-OCT）技术。

　　SD-OCT系统的基本结构如图7-2所示。其采用宽带低相干光源，参考臂的长度是固定的，并且参考臂和样品臂的长度近似相等。样品臂还包含一个二维横向扫描仪和一个物镜。检测臂包括一个光谱仪，该光谱仪由色散光栅和线性检测器电荷耦合器件（CCD）组成，用于测量样品组织的反向散射光谱。SS-OCT系统的基本结构如图7-3所示，其使用扫频激光器来快速调谐带宽频率。参考臂的长度也是固定的。在检测臂中采用了单点光电检测器，以分别测量光谱中每个分量的大小。SS-OCT系统可以采用平衡检测器设计，以抑制激光热波动的影响，从而可以将灵敏度提高约10dB。经插值处理后，将数据从波长空间线性地重新映射到波数空间，可以通过光谱数据的逆傅里叶变换获取A扫描轴向信息。FD-OCT受到包括直流噪声、自相关噪声、复杂共轭项噪声、扫描噪声等影响，在重建图像后引入了伪影和大量散斑，严重降低了图像质量，可通过相位调制、正交投影相位校正、角度复合或者图像处理等方法来消除。SD-OCT的A扫描速率取决于线阵CCD的数据采集速度，而SS-OCT的A扫描速率取决于扫频源的调谐速度。SD-OCT和SS-OCT系统均可实现较高的A扫描速率。

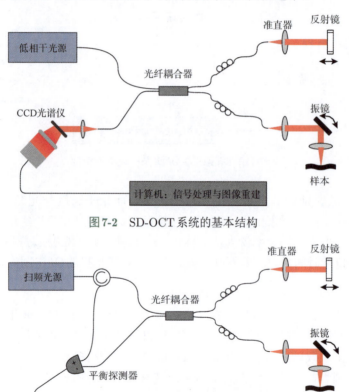

图7-2　SD-OCT系统的基本结构

图7-3　SS-OCT系统的基本结构

目前，SS-OCT能够以每秒获得100 000次A扫描的速度达到市售OCT设备的最高成像速度。SS-OCT可实现高分辨率成像，并减少由拍摄对象眼睛的不自觉移动而造成的伪影。与传统OCT相比，SS-OCT由于较少受到视网膜色素上皮层的光散射影响，因此往往能拍摄到更为清晰的图像，尤其对于白内障患者。SS-OCT技术的另一个优点是它不会像传统的OCT一样随着扫描深度的变化而灵敏度降低。因此，SS-OCT有着较深的成像距离，可在单次扫描的重建图像中看到视网膜、玻璃体、脉络膜等眼部结构。

3. 光学相干断层扫描血管造影

光学相干断层扫描血管造影（optical coherence tomography angiography，OCTA）是一种旨在改善视网膜疾病诊断的技术。通过比较连续的横截面图像的差异，量化视网膜和脉络膜血管的密度和血流量，从而可以更深入地了解视网膜血管病变（如开角型青光眼），预防组织细胞的缺血性死亡。另外，OCTA还有助于了解与血管变化相关的神经病变（如阿尔茨海默病），具有十分重要的意义。

OCTA的数据处理分为三种：基于相位的OCTA、基于振幅的OCTA及基于复数信号的OCTA。基于相位的OCTA利用样品后向散射光信号的相位信息对生物组织进行成像。多普勒OCT是一种基于相位信号的OCTA方法，其利用相邻轴向扫描之间多普勒相移得到血流的轴向速度，但其对光束的入射角有较强的依赖性，不能探测到垂直入射光方向的血流信息。基于振幅的OCTA，利用样品后向散射光信号的强度和散斑信息进行成像，包括散斑方差OCT、相关映射OCT及分谱强度去相关血管造影术（split-spectrum amplitude decorrelation angiography，SSADA）。散斑方差OCT将图像分为不同的区域，计算不同区域的散斑方差，散斑内包含组织中血管结构与血管流动信息，通过分析散斑图像随时间空间变化即可识别出血管。相关映射OCT通过计算两幅相邻帧OCT图像的相关系数来获得血管信息。SSADA算法通过计算反射光在连续点的去相关性检测血管信息，减少了由眼动造成的噪声，提高了图像的信噪比，其系统结构如图7-4所示。基于复数信号的OCTA同时利用相位与振幅信息来计算组织的血管

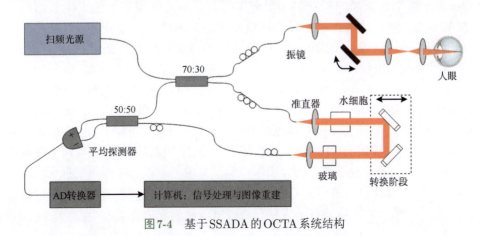

图7-4　基于SSADA的OCTA系统结构

流速信息，包括光学微血管造影术、分光谱幅度与相位梯度分析。仅使用相位信息的OCT易受到组织整体运动的噪声影响，而对于仅用振幅信息的OCT，血流信息探测的灵敏度会有所降低，光学微血管造影术解决了这一问题，并获得了毛细血管级的高分辨率成像结果。而分光谱幅度与相位梯度分析结合了分光谱幅度信息与相位梯度分析方法，重建后图像信噪比较高，相比其他方法有更优的图像质量。

4. AS-OCT

眼前节的评估是眼科检查中必不可少的一部分，传统上使用裂隙灯和测角仪等进行虹膜角膜角度的测量，但AS-OCT使得对眼前节的结构和形态进行非侵入性研究成为可能。AS-OCT可提供有关角膜、前房角、虹膜和晶状体的定量和定性信息，在测量角膜厚度、前房角和前房深度方面显示出极好的可重复性。通过实时视频记录，AS-OCT还可以有效捕捉光线下虹膜和晶状体响应和眼睛适应的动态变化，利用这些信息可以更好地理解眼前节结构的生理和病理变化。

眼科OCT最初是为视网膜成像而开发的，并使用近红外800nm超发光二极管作为发光源。该OCT系统随后被应用于眼前节成像，但受其光源和成像速度的限制（400 A扫描/秒），使得光束难以穿透角膜边缘和其他不透明结构。为了克服这一缺点，开发了专门为眼前节成像设计的AS-OCT，其采用了更长波长（1310nm）的超发光二极管。在到达视网膜之前，大约90%的1310nm光被眼部介质吸收，从而可以使用比视网膜曝光极限强20倍的光。眼前节成像的另一挑战在于，必须从比视网膜OCT大得多的体积中收集数据以获取整个眼前节的三维图像，因此仅能在合理的时间范围内以较大间隔进行采样。随着频域OCT的出现，速度和光线穿透率得到提高，可以以0.125秒和18μm的分辨率在一帧中捕获整个眼前节部分，但是虹膜中的色素沉着阻碍了光线的穿透，睫状体的可视效果仍然较差。最新的产品用扫频光源对眼前节区域进行成像，因成像速度的限制，扫频光源的性能还没有被充分利用，但其成像质量已经较为出色。

除上述OCT之外，还有其他不断发展的OCT技术，如偏振敏感OCT（polarization sensitive OCT，PS-OCT）、自适应光学OCT（adaptive optics OCT，AO-OCT）、全视场OCT（full-field OCT，FF-OCT）、可见光OCT（visible light OCT，VIS-OCT）等，逐步拓展了OCT的功能与应用。OCT技术的进一步发展为更准确地诊断和治疗眼部疾病，并改善与视力障碍相关重大临床和公共卫生问题的管理提供了更多选择。而低成本自动化的OCT系统也在逐渐发展，以便为远程医疗及大规模的人群筛查提供成功的解决方案。

7.1.2　OCT 在眼科诊断中的应用

1. AS-OCT 图像及其应用

AS-OCT 可提供角膜、前房角、虹膜、晶状体等结构的高分辨率截面图像，可用于圆锥角膜、角膜溃疡、周边角膜变性、眼外伤、干眼症、青光眼、翼状胬肉、虹膜前粘连等多种病变的诊断分析，以及白内障手术、屈光手术、角膜移植、青光眼手术等的术后观察。图 7-5 给出了几例 AS-OCT 显示的病变实例。

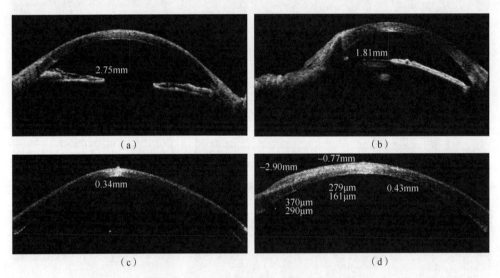

图 7-5　AS-OCT 显示的病变实例

（a）虹膜角膜内皮综合征；（b）角膜溃疡；（c）圆锥角膜；（d）屈光术后角膜瓣移位

基于 AS-OCT，也可实现多种临床指标的测量和定量分析，其中房角测量对青光眼的诊断和治疗具有重要意义。青光眼已经成为世界第二大致盲性眼部疾病。原发性闭角型青光眼（primary angle-closure glaucoma，PACG）为青光眼的主要类型，是全世界永久视力丧失的主要原因，其 AS-OCT 图像如图 7-6（b）所示，从图像中可看出，前房浅，房角部分粘连关闭，虹膜位置整体前移。PACG 的发病机制是虹膜和角膜之间狭窄的前房角阻塞了房水的排泄通道，从而导致眼压升高，造成视神经损伤。为避免 PACG 对患者造成不可逆转的伤害，需要在早期阶段对疾病做出预防和采取相应措施，而基于 AS-OCT 可正确识别 PACG 早期房角结构异常。

图 7-7 所示为 AS-OCT 中临床参数的测量。巩膜突（scleral spur，SS）是房角测量中最重要的结构，定位巩膜突的准确位置后，便可对房角结构常见参数进行测量，包括前房宽度（anterior chamber width，ACW），即两个巩膜突之间

的距离；室高（chamber height，CH），即前房与连接两个巩膜突的水平线之间的垂直距离；小梁虹膜角（trabecular iris angle，TIA），即虹膜隐窝顶点的角度；房角开放距离（angle opening distance，AOD），即距离巩膜突为m的角膜内皮与虹膜之间的垂直距离，m可取500μm、750μm等；房角隐窝面积（angle recess area，ARA），即以AOD线、角膜内皮、虹膜为界的区域面积。

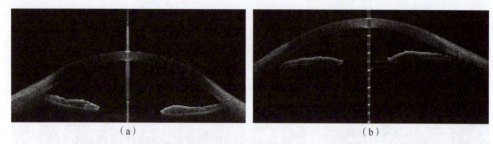

（a）   （b）

图7-6　开角型青光眼（a）及闭角型青光眼（b）患者的AS-OCT图像

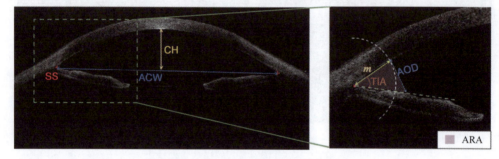

图7-7　AS-OCT的各种结构参数

2. 眼底OCT图像及其应用

眼底OCT图像能清晰显示视网膜的各层，还能详细显示感光器和脉络膜的细微结构。三维OCT能给出视网膜及病变区域的立体信息。因此眼底OCT被广泛应用于黄斑水肿、黄斑变性、高度近视并发黄斑病变等眼底病变的诊断、治疗与跟踪。

图7-8（a）展示了正常视网膜的OCT图像，在正常人的黄斑区OCT图像上，玻璃体的反射性最低，视网膜神经纤维层在内层视网膜反射度最高，其在中心凹颞侧最薄。通常，神经纤维层反射度比细胞核层高。

糖尿病视网膜病变是糖尿病的并发症，糖尿病黄斑水肿（diabetic macular edema，DME）是糖尿病患者视力丧失的主要原因之一。在DME患者的OCT图像［图7-8（b）］上，一般有三种结构的改变：视网膜弥漫性增厚、囊样黄斑水肿、浆液性视网膜脱离。大多数黄斑水肿是这些特征的组合。

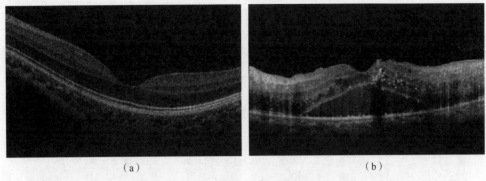

（a）　　　　　　　　　　　　　　　　　　　　（b）

图 7-8　正常眼和 DME 患者的视网膜 OCT 图
（a）正常眼；（b）DME

　　年龄相关性黄斑变性（AMD）是发达国家和我国发达地区中老年人致盲的首要因素，该病症可在临床上分为三个阶段，视觉相对不受影响的早期阶段，可能会发展为两个晚期阶段之一：干性（萎缩性）AMD 或湿性（渗出性）AMD。OCT 技术在 AMD 诊断及疾病发生发展过程的监测中起到了重要作用，可检测出病变的大小、组织结构的损伤程度，对患者确定早期治疗方案及预后具有十分重大的意义。

　　干性 AMD［图 7-9（a）］常表现为双眼视力进行性下降，眼底 OCT 图像表现为黄斑区大小不等的硬性或软性玻璃膜疣、色素上皮脱色素或色素紊乱、不同程度的脉络膜视网膜地图状萎缩。湿性 AMD［图 7-9（b）］主要特点是有脉络膜新生血管（choroidal neovascularization，CNV）的形成，它是湿性 AMD 最主要的组织学病变，典型 CNV 的 OCT 图像特征是视网膜色素上皮（retinal pigment epithelial，RPE）脉络膜毛细血管光带断裂、增强，呈纺锤状，边界较清楚，遮蔽下方组织反射，以及所引起的渗出、瘢痕等一系列病变。

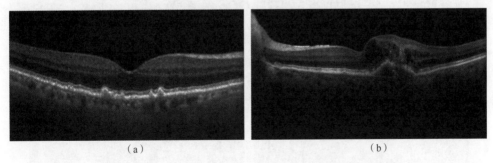

（a）　　　　　　　　　　　　　　　　　　　　（b）

图 7-9　干性（a）及湿性（b）AMD 患者的视网膜 OCT 图

3. OCTA 图像及其应用

OCTA 提供视网膜脉络膜血流运动的深度解析图像，在视网膜静脉阻塞

（retinal vein occlusion，RVO）、DR、CNV等多种疾病的诊断方面有重要应用。

图7-10显示了正常眼视网膜以黄斑为中心的3mm×3mm区域的OCTA图像，分别为内视网膜表面血管丛及内视网膜深层毛细血管丛OCTA图。

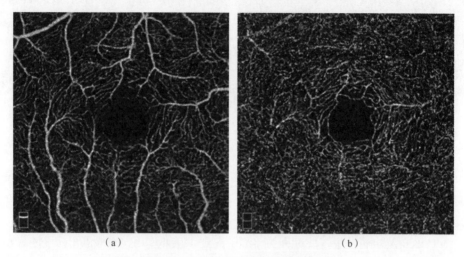

（a）   （b）

图7-10   正常眼视网膜OCTA图

（a）内视网膜表面血管丛；（b）内视网膜深层毛细血管丛

图7-11显示了RVO患者及糖尿病视网膜病变（DR）患者以黄斑为中心的6mm×6mm区域的内视网膜OCTA图像，可见病变导致的血管形态改变、无灌注区、新生血管。DR患眼中可见微血管瘤，即毛细血管丛的局部囊样扩张膨大或梭形改变。

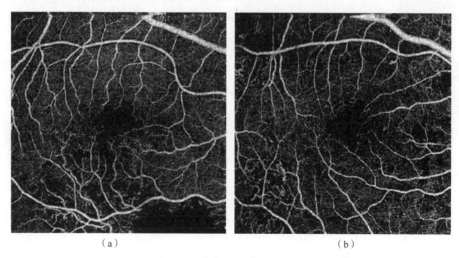

（a）   （b）

图7-11   病变视网膜OCTA图

（a）RVO；（b）DR

与荧光素眼底血管造影相比，OCTA技术的内在优点是能够可视化视网膜各层的血流信息、获取图像的高分辨率及无须使用注射染料。OCTA技术的未来发展包括对流量进行更连续的监测、扩大成像面积，以及缩短成像时间。

7.2　AS-OCT 的人工智能研究

目前，在AS-OCT图像分析方面，针对圆锥角膜、白内障、青光眼等开展了人工智能研究，结果表明自动算法能提高对疾病的诊断、治疗和定量评估能力。

7.2.1　圆锥角膜诊断和治疗

圆锥角膜（keratoconus，KC）的早期诊断在临床上具有挑战性，因为这时视力仍然良好，且没有特定的角膜发现。其中，基于Scheimpflug的相机成像和SD-OCT是研究最广泛的方法。两种方法在识别角膜早期变化（如深度信息、角膜微结构等）方面都有独特的影像学优势，已被证实对亚临床圆锥角膜的检测具有诊断价值。Hwang等报道了一种直接统计方法，使用基于Scheimpflug的相机和SD-OCT的混合地形变量，达到了较高识别率。然而，在临床环境中，由这些仪器产生的组合机器参数往往过于复杂，临床医生无法解释。人工智能在角膜地形图中的应用已经有10多年的历史。鉴于以前的研究中组合断层扫描仪器的良好性能，使用机器学习的自动筛选方法可能极大地帮助临床医生对亚临床圆锥角膜进行分类。Shi等提出了一个基于机器学习分类器与Scheimpflug相机和超分辨率光学相干断层扫描（UHR-OCT）成像参数结合的自动分类系统，以区分亚临床圆锥角膜人群和正常对照人群。两名角膜专家将121名参与者的121只眼睛分为3组：正常（50只眼）、圆锥角膜（38只眼）和亚临床圆锥角膜（33只眼）组。所有眼睛都用Scheimpflug相机和UHR-OCT成像，从成像数据中提取角膜形态学特征。基于这些特征，训练神经网络来区分亚临床圆锥角膜眼和正常眼。用Fischer分数对每个特征的可微性能力进行排名，计算AUC。研究显示将Scheimpflug相机和UHR-OCT的所有特征结合起来的机器学习分类模型显著提高了对正常和亚临床圆锥角膜的鉴别能力（AUC=0.93）。该分类系统在提高亚临床圆锥角膜的可分化能力和圆锥角膜筛查效率方面显示出一定的潜力。

角膜交联（corneal cross-linking，CXL）是一种可以延缓圆锥角膜发展的外科手术。基质分界线的存在和深度是常用的临床指标。此外，超出界限的角膜上皮下雾状混浊可能是角膜透明度丧失的预兆，这是CXL可能发生的严重手术后遗症。到目前为止，眼科医生使用裂隙灯显微镜或OCT来评估分界线的存在和深度以及角膜混浊等级。然而，对前者的输出的解释一般是有偏差的，而分析后者提供的信息非常耗时，存在潜在错误的倾向，并依赖于观察者。Dhaini等首次利用图像分析和机器学习方法来自动检测和测量OCT图像中的角膜上皮下雾状混浊与分界线的存在和深度。该自动化方法能提供角膜上皮下雾状混浊的统计数据，并进行视觉标注，反映其形状和位置及角膜的分界线。实验结果表明：相对于手工测量，该技术以一种更快、可重复和可重现的方式显示出其有效性。数据来自63张OCT图像中提取的8064张B扫描图像；数据采集方式为4mm×4mm范围的三维扫描，得到128张二维B扫描图像，每张图像包括128个A扫描，轴向分辨率为5μm。首先，采用SVM算法，基于OpenCV提取的36 450个特征，训练模型以去除无效的B扫描。然后，基于阈值处理、聚类等图像灰度分析方法依次检测角膜区域、上皮下雾状混浊区域及分割分界线。在40只患眼上进行测试的结果表明：该基于OCT的方法在评估角膜雾混浊度方面的准确性优于Scheimpflug，后者除了分辨能力较差外，由于前、中角膜间质雾可能导致的光散射和吸收，在失真和错误数据方面受到的影响远远大于基于OCT的机器学习技术。

针对常见角膜疾病的分类，Elsawy等提出了一种基于AS-OCT图像的多疾病深度学习诊断网络（multi-disease deep-learning diagnostic network，MDDN）。研究者基于Bascom Palmer眼科研究中心超过40个月的角膜疾病患者库，创建了一个角膜AS-OCT图像数据集。此研究共使用了来自410名受试者的747只眼睛的134 460张AS-OCT图像来训练和验证深度分类网络，扫描模式为6mm范围的36线放射扫描。包括四个类别，即干眼症（DES）、Fuchs角膜内皮营养不良（FED）、圆锥角膜和健康眼。独立的测试集涉及69名患者的132只眼的23 760张OCT图像。采用迁移学习来开发和验证多疾病深度学习模型。基准网络为预训练的VGG19网络，在该网络中，用一个适合多标签分类任务的分类层取代了原有分类层。使用训练数据微调分类网络。测试指标包括受试者操作特征（ROC）曲线下面积（AUC）、精确召回曲线下面积（area under precision recall curve，AUPRC）、F1分数和95%置信区间（confidence interval，CI）。MDDN的多疾病分类性能达到了AUC＞0.99（95%CI: 0.90，1.0）、AUPRC＞0.96（95%CI: 0.90，1.0）和F1＞0.90（95%CI: 0.81，1.0）。研究结果显示了深度学习算法在使用AS-OCT图像自动诊断角膜疾病中的有效性。这项研究的不足之处：只考虑了三种常见角膜病，且并未考虑多种疾病并发的情况，未在其他型号的AS-OCT扫描仪获取的图像上进行测试，未考虑同一病变的分期等。

7.2.2 核性白内障分级

在临床实践中，核性白内障（nuclear cataract，NC）的严重程度通常由眼科医生根据其临床经验和标准的白内障分级系统［如晶状体混浊分级系统Ⅲ（LOCS Ⅲ）］来确定。然而，这种诊断模式易出错、主观且成本高。考虑到

AS-OCT图像在白内障自动分级中的优势和潜力，Zhang等创新性地提出了一种用于核性白内障分类的卷积神经网络（CNN）GraNet。GraNet采用RseNet18作为骨干架构，引入一个名为"分级块"的卷积块。该卷积块从以前的特征图和聚类相关的特征图中学习相关信息，如图7-12所示。为了进一步提高白

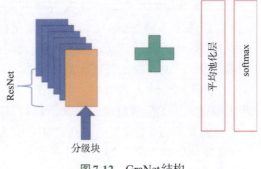

图7-12　GraNet结构

内障的分类结果，采用了一种简单有效的交叉训练方法，该方法在训练中反复使用交叉熵损失和焦点损失。

此研究采用日本Tomey公司CASIA2设备采集临床AS-OCT图像数据集，仅提取了眼睛晶状体结构区域进行核性白内障自动分级。眼科医师通常根据LOCS III对裂隙灯图像进行标注，然后将6种不同的核性白内障等级映射到AS-OCT图像上。模型的评价指标包括准确率、加权F1分数（通过考虑每个类的数量，评估该方法在不平衡数据问题上的性能）和平均绝对误差（MAE）。该模型达到了56.6%的准确率，加权F1分数为0.56，MAE值为0.4392，结果优于其他的CNN模型，但是，该模型的准确率低于60%，主要包括三个可能的原因：第一，CNN模型的输入是整个晶状体的图像，可能包含了核性白内障以外的其他类型的白内障；第二，AS-OCT数据集不平衡；第三，使用二维AS-OCT图像进行白内障分类，而不是三维AS-OCT图像，可能没有包含足够的白内障病理信息。未来可以尝试使用三维AS-OCT图像进行白内障分类。

7.2.3　青光眼诊断

付华柱团队对AS-OCT图像的分割、定量评估与闭角型青光眼的自动诊断进行了较多研究。他们提出了一种数据驱动的AS-OCT自动分析算法。给定一个AS-OCT图像，首先从带有手动分割标记的范例数据集中用KNN检索相似的样本，并通过标签转移来估计输入图像中的初始标记位置，然后采用结合先验信息的图模型方法细化分割标签，以得到AS-OCT图像的三个主要结构：角膜边界、虹膜区域和小梁虹膜接触点（trabecular-iris contact，TIC）。根据分割结果，计算13种临床结构参数。并且根据TIC为中心的前房角区域提取了视觉特征。以这些参数为输入，训练线性SVM分类器对开角型和闭角型青光眼进行分类。他们收集了两个临床AS-OCT数据集进行实验。Carl Zeiss Visante AS-OCT数据集由来自2113个受试者的4135张AS-OCT图像组成。将每个AS-OCT分割成两个前房角（anterior chamber angle，ACA）图像（总共8270个ACA

图像）。整个数据集包含7375张开角和895张闭角ACA图像。Cirrus HD-OCT数据集包含了来自202名受试者的701张OCT图像，整个数据集包含1102张开角和300张闭角ACA图像。测试结果表明：用视觉特征分类的结果优于用临床参数的结果，说明视觉特征比临床参数具有更多的图像信息和更强的判别能力。将两种特征结合输入分类器，可以获得更高的分类性能。该方法在Visante AS-OCT数据集上的分类性能指标如下：均衡准确率为87.2%，敏感度为88.6%，特异度为86.2%，F1分数为0.610，AUC值为0.916。在Cirrus HD-OCT数据集上的分类性能指标如下：均衡准确率为80.2%，敏感度为85.0%，特异度为75.3%，F1分数为0.627，AUC值为0.885。该方法能适用于不同仪器采集的AS-OCT图像，但图像中的阴影可能会引起虹膜形状畸变，从而导致分割失败。

　　有研究进一步提出了一种基于深度学习的AS-OCT图像的闭角型青光眼自动检测系统。其提出了一种基于临床先验的多层深度网络（multi-level deep network，MLDN），通过并行的子网络在不同图像层次上提取多层特征，并利用了三个特定AS-OCT区域的先验信息。首先设计了一个基于滑动窗口的检测器来定位ACA区域。MLDN由三个平行的子网络组成，用于从AS-OCT图像的不同区域提取层次特征，包括全图、局部虹膜区域和ACA。最后，将三个子网络提取的深度特征级联后输入一个全连接层，预测闭角检测结果。此外，该研究还提出了基于强度的数据扩增方法，算法流程如图7-13所示。该方法在有关文献相同的数据集上进行了测试和分析。研究结果发现，Visante AS-OCT数据集中，MLDN的平衡精度为91.80%，敏感度为92.97%，特异度为90.62%，F1分数为0.6777，AUC值为0.9619。在Cirrus HD-OCT数据集中，平衡精度、敏感度、特异度和F1分数分别为91.24%、87.39%、95.09%及0.8186，AUC值为0.9524。同时，基于强度的数据扩增能够明显提升网络性能。实验结果表明，基于临床相关区域的多层特征提取能提高检测性能，该方法优于以往的检测方法和其他深度

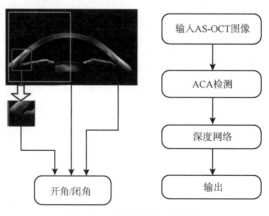

图7-13　闭角检测系统流程

学习网络。

　　闭角型青光眼（angle-closure glaucoma，ACG）的形成机制复杂多样，临床上需结合多种指标进行分析。多项研究探讨了如何有效选择 AS-OCT 图像中计算获得的临床指标，用于 ACG 的筛查与分类。Niwas 等探索了两种不同的方法来选择眼前段特征，并研究了特征选择对青光眼分类诊断的影响。研究采用了有监督的最大相关性最小冗余（maximum relevance minimum redundancy，MRMR）和无监督的拉普拉斯分数（Laplace score，L-score）特征选择算法，对 AS-OCT 图像中获得的 84 个特征进行了排序和筛选，然后使用 AdaBoost 机器学习分类器对 5 种不同的 ACG 类别进行分类。最后对分类性能进行分析，计算准确率、F1 分数、特异度和敏感度（图 7-14）。研究还比较了不同方法选择出的排序在前的特征的相似性。其使用的数据集由新加坡国立大学医院眼科提供的数据样本组成，包括 156 个样本，发现无监督的拉普拉斯分数使用前 40 个特征（占整个冗余特征集的 47.62%）能够得到 86.66% 的最高分类准确率，而有监督的MRMR 方法使用前 40 个特征能够得到较高的分类准确率（79.32%），使用前 10 个特征的分类准确率为 84.39%（占整个特征数据集的 11.90%）。总体来说，拉普拉斯分数方法比 MRMR 方法检测性能更好，无监督的拉普拉斯分数特征选择算法能够在包含冗余特征的更大特征集下得到更高的准确率和 F1 分数。在实际应用中，无监督特征选择更适用于医学诊断，因为大量样本的手工标注对临床医生来说是一项非常烦琐的任务。

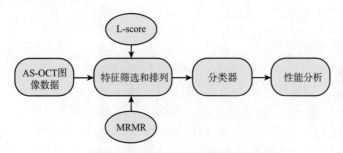

图 7-14　基于临床指标的 ACG 诊断系统框架

　　在青光眼诊疗的临床实践中，通过前房角镜检查房角状态至关重要，但对于非青光眼专家来说，掌握前房角镜检查技能是一项挑战。因此，AS-OCT 与人工智能相结合的技术逐渐用于虹膜角的评估中。张秀兰团队提出了一种基于深度学习的自动数字前房角镜检查系统，在不同照明条件（暗和亮）下检测窄角（静态检查，任务一）和周边虹膜前粘连（peripheral anterior synechia，PAS）（动态检查，任务二），这是第一个同时涵盖静态和动态前房角镜检查的深度学习研究。训练和验证数据集来自中国，两个任务的外部测试数据分别来自新加坡和泰国，均由CASIA SS-OCT扫描仪获取。任务一基于7838个三维扫描（5423个开角和2415个窄角），开发了一个三维 AS-OCT 分析系统检测窄角，使用包含6组学习层的3D-ResNet34来分析整个前房，在外部测试集上的AUC、敏感度和特异度分别为0.943、86.7%和87.8%。任务二基于856个三维扫描，因为PAS的标记是在时钟小时水平上进行的，每组三维扫描进一步分为12个分时扫描，一共包含10 272个分时扫描（1296个PAS和8976个非PAS）。使用在黑暗和明亮条件下采集的同一只眼的2组AS-OCT扫描，利用3D-ResNet50作为特征提取网络，设计了一种基于双流融合策略的配对网络检测PAS，在外部测试集的AUC、敏感度和特异度分别为0.885、91.2%和70.0%。与以往的研究相比，该研究具有一定的优势。首先，数据的金标准是基于前房角镜检查记录并与临床实践一致，而之前类似研究的金标准是基于AS-OCT测量数据。其次，对窄角的定义严格遵循国际地理与流行病学眼科学会标准，并且测试结果取决于对整个虹膜角的评估，而不是单个横截面。该研究的不足在于，算法的性能尚未在其他人群种族和其他设备的数据中进行验证，以及检测点粘连的性能相对较差，而且也不能进一步将窄角划分为不同的等级。

7.3 眼底OCT的人工智能研究

本部分从眼底病变诊断、定量分析和预测三个方面概述人工智能在视网膜OCT图像分析中的应用研究。

7.3.1 病变自动诊断和筛查

病变的辅助诊断是人工智能在眼科影像中最直接的应用场景，针对OCT的上百个切片及大规模筛查带来的庞大数据量，人工智能的辅助具有重要意义。

Liu等较早采用了机器学习方法实现基于OCT图像的黄斑病变自动分类。他们提出了一种有效的数据驱动方法，从中心凹附近的OCT图像中自动识别正常黄斑和多发黄斑病变，即黄斑水肿、黄斑裂孔和年龄相关性黄斑变性。首先，基于多尺度空间金字塔生成多尺度的全局图像及对应的边缘图像，然后在不同尺度上采用局部二值模式直方图提取局部特征，这些特征能够反映视网膜OCT图像的纹理和形状信息，并用主成分分析对特征进行降维，以便提取最有效的特征。特征提取后，针对每种病变训练一个二元非线性SVM分类器来识别OCT图中是否为正常的黄斑或三种病变。为了进一步区分病理内的亚型，他们还建立了一个分类器来区分黄斑裂孔类别内的全层孔和伪孔。实验数据是从136名受试者（193只眼）中收集的326幅黄斑SD-OCT图像。结果表明，该方法是非常有效的，实现了所有病变分类的AUC＞0.93。该方法有以下三个优点：第一，基于直方图的图像特征能捕捉到图像外观特点的统计分布，从而实现了客观的测量，方法直观、简单；第二，该方法是通用的，可以扩展到识别其他的病变；第三，同样的方法可以用在其他位置的 B 扫描的识别上，只要对从所需的解剖位置收集的相应标记切片进行训练。但该方法也存在局限性：分析的是中央凹附近的单张 B 扫描图像，不是完整的三维 SD-OCT 体数据，而且目标切片是由专家眼科医生手动进行选择的。虽然通常来说中央凹附近的图像对常见黄斑病变的识别是最有用的，但是对整个体数据的分析会更有意义。

张康团队建立了一个基于深度学习框架的诊断工具，用于筛查常见的可治疗的致盲视网膜疾病。该研究是一项标志性的工作，使用了一个庞大的带标注的高质量 OCT 数据集，并取得了高度精确的诊断结果。该系统主要针对黄斑变性和糖尿病视网膜病变的诊断，可以准确判断患者是哪种眼病，哪些需要"紧急转诊"，哪些"常规转诊"即可，分类性能可与人类专家媲美。具体来说，该系统可以识别正常、CNV、玻璃膜疣及 DME 四种 OCT 图像类型。研究共收集了来自 4686 人的 108 312 张图像进行训练，其中 37 206 张含 CNV，11 349 张含 DME，8617 张含玻璃膜疣，51 140 张为正常。测试集为来自 633 人的 1000 张图像，其中每类各 250 张。该深度学习框架采用迁移学习方法，网络模型为 Inception-v3 结构，首先在包含 1000 类自然图像的 ImageNet 上进行预训练，然后固定卷积层的参数，用 OCT 图像数据训练调整后端全连接层的权重，得到最终的分类网络。经测试，该方法能达到 96.6% 的准确率，敏感度为 97.8%，特异度为 97.4%，加权误差为 6.6%，AUC 为 0.999。当用一个小得多的图像集（每类随机选取约 1000 张）训练模型时，准确率、敏感度、特异度、加权误差、AUC 分别为 96.6%、97.8%、97.4%、6.6%、0.988，从而说明即使用非常有限的训练数据集，迁移学习系统也能做出高效的分类。该研究还通过"遮挡测试"帮助神经网络做出判别的重点区域，为人工智能算法结果提供了可解释的依据，结果显示与病灶区域高度吻合。此外，研究还进一步将该人工智能系统应用于基于胸部 X 线图像的小儿肺炎诊断，证实了模型的普适性。

DeepMind 团队的 Fauw 等设计了一种基于 OCT 图像的人工智能诊断系统，它可以准确推荐患有 50 余种危害视力的眼病患者进行转诊治疗。该系统包含两个卷积神经网络（图 7-15）。第一个为分割网络，可将 OCT 图像分割为 15 种不同的组织或病灶类型。该网络是一个加入了双线性插值、残差连接、全连接等的改进的 3D U 型网络，输入为连续的 9 张 B 扫描图像，输出为中心 B 扫描的分割图。第二个为分类网络，根据分割结果分析出的特定疾病类型，为临床医生提供诊断意见和转诊推荐，并将这种推荐表示为百分比，因此临床医生能了解系统对其分析的置信度。该网络是一个三维密集连接网络，输入为下采样后的三维组织分割图，输出为 4 种转诊建议（紧急、较紧急、非紧急、观察）及 10 种诊断的置信度百分比。在997例患者的测试集上，DeepMind的算法优于英国穆尔菲尔兹眼科医院的8名视网膜专家，诊断准确率达94.5%。该技术也可以轻松应用于不同类型的OCT扫描仪，只需要用少量数据重新训练第一个分割网络，就可以使其输出正确的分割图，而第二个分类网络不需要重新训练。

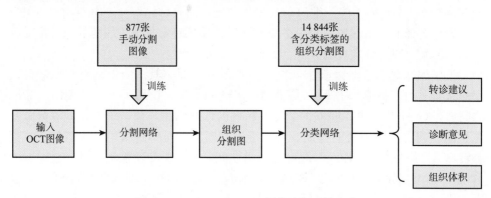

图7-15　DeepMind OCT图像诊断系统流程

　　Rasti等提出并评估了一种多尺度卷积神经网络构成的集成分类器来识别OCT图像中的正常视网膜及两种常见的黄斑病变类型，即AMD和DME。该组合模型源自机器学习中"分而治之"的概念，首先从OCT图像中提取中心重点区域，将其进行多分辨率空间金字塔分解，得到四个不同分辨率的图像，分别输入四个CNN中，不同的输出通过一个控制门合成后得到最终输出（图7-16）。他们还提出了一种新的代价函数，以考虑不同CNN输出间的互相关。模型可实现对图像代表性特征的有效快速学习。模型评估使用的是来自海德堡SD-OCT成像系统采集的两个不同数据集，第一个数据集（NEH数据集）包含50个正常、48个干性AMD和50个DME视网膜OCT，共4142张B扫描图像，其中含862张DME图像、969张AMD图像，其余为正常；第二个数据集（Duke数据集）由

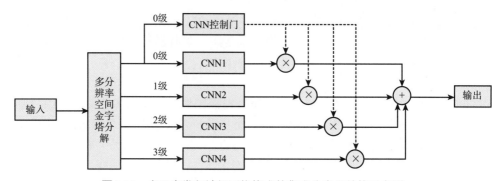

图7-16　多尺度卷积神经网络构成的集成分类器结构示意图

正常、干性 AMD 和 DME 三类各 15 个数据构成，共 3247 张 B 扫描图像，其中含 856 张 DME 图像、711 张 AMD 图像，其余为正常。实验结果表明，在两个数据集上，该模型获得了 98.86% 的总体平均准确率。

陈新建团队的容毅标等提出了一种基于 CNN 的代理图像辅助分类方法（图 7-17），对视网膜 OCT 图像进行自动分类，从而检测出 AMD、CNV 和 DME。首先，执行图像降噪以减少噪声，利用阈值化和形态学扩张提取掩模；然后，将去噪图像和掩模用于生成代理图像，借助这些代理图像训练 CNN 模型；最后，将受训练的 CNN 模型在代理图像上输出的平均值作为最后的预测结果。实验采用了 Duke 公共数据来评估所提出的方法，其中的图像分为 AMD、DME 和正常三类。同时在实验中训练两种不同类型的模型来评估该方法在这个数据库上的性能，其中一种模型用于二分类，即病变与正常，另一种模型用于多分类，即分为 AMD、DME 和正常三类；对于每一种模型，进行 10 次交叉实验来评价模型的性能，在每次实验中，每个类别随机抽取 1 组构成测试集，其余部分随机分为验证集和训练集，其中验证集占 20%。结果显示，二分类的准确率为 95.09%，三分类的准确率为 88.45%。对比实验显示，对于较小的数据集，采用代理图像比输入原图像能得到更高的准确率。

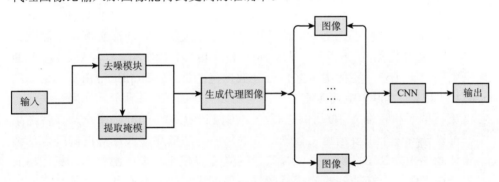

图 7-17　基于 CNN 的代理图像辅助分类流程

Mishra 等提出了一种多层次的双注意力（multi-level dual-attention，DAM）模型，可以使用 OCT 成像技术对两种常见的黄斑疾病 AMD 和 DME 进行分类。他们提出的方法在预训练的深度 CNN 的多个层次上统一了双重注意力机制，同时考虑了基于多层次特征的专注于突出的粗特征的注意力和专注于精细特征的较高熵区域的自注意力机制，从而提供了一种集中的学习机制。研究选择 ResNet50 体系结构作为基本模型，其中的残差层通过添加跳跃连接，可以拟合残差映射，可解决网络深度增加时性能饱和或下降的问题，有利于网络的训练。该研究使用了两种评估方案，分别在 Duke 和 NEH 数据库上进行了实验。第一种方案是留一法，从每个病例随机抽取1组和2组分别作为Duke和NEH数据库的测试集，其余的分为训练集和验证集，分别为80%和20%，实验过程重复10次，随机选取测试用例，并报告实验的平均值。第二种方案是五折交叉验证。在Duke数据库上，DAM网络使用5倍交叉验证方案的准确率为99.97%，使用留一法方案的准确率为95.57%；在NEH数据库上，DAM网络使用五折交叉验证方案的准确率为99.62%，使用留一法方案的准确率为93.03%。该方法使网络能够自动关注输入图像的相关部分，减少了基本CNN的参数量，并且它不需要任何预处理步骤，如感兴趣区域提取、去噪和视网膜平坦化，是一个全自动的端到端的可训练模型。

Seebock等提出了一种以无监督方式识别图像中病变标记的方法，该方法将图像分为很多小块作为样本，首先根据健康样本集训练一个深度降噪自动编码器，来学习正常结构的分布，并使用单类SVM获得正常分布的边界。基于这一边界就可区分正常和异常样本，从而将OCT图像分割为正常和异常区域。后续通过聚类方法将异常区域分为不同的异常类别，即病变标记，评估其与疾病的联系。最后对数据中经常出现的病变标记进行识别和分类，并证明这些标记在疾病检测任务中显示出预测价值。采用的数据集包含786名患者的三维OCT数据，由海德堡Spectralis OCT采集获得。将其分为6个子集：健康（283例用于训练，33例用于测试）、晚期AMD（362例用于分类，5例用于验证，26例用于测试）、早期AMD（77例用于分类）。健康数据来自482名RVO和209名AMD患者的对侧眼扫描。此外，还使用了来自公开数据集的384个Bioptigen扫描仪采集的SD-OCT数据（269个中期AMD、115个对照）。实验结果显示，使用这些标记对健康、早期和晚期AMD病例进行分类可得到81.40%的准确率。从评估结果中，可以获得三个主要结论。首先，所提出的方法依靠多尺度深度降噪自动编码器体系结构来表示图像信息，与其他同类方法相比，表现出相当或更优越的性能，这表明该方法能够检测成像数据中的细微变化，并有利于训练稳定的单类SVM。其次，该方法可以识别稳定的标记类别，而且这些类别可以跨数据集再现。其中，早期AMD图像中出现的类别中晚期AMD图像中均有出现，而一个类别只在晚期AMD图像中出现，这个类别对应"渗出性积液"。说明纯数据驱动的学习可以揭示图像中有临床意义的结构，并与疾病发展过程相对应。最后，所识别的异常类别是有效的病变标记，可用于对体数据的分类。

陈浩等提出了一种具有不确定性估计的弱监督深度学习框架（图7-18），以解决基于OCT图像的黄斑疾病分类问题。定义一个OCT为一个包，而每个B扫描图像为一个实例。首先，采用不确定性驱动的深度多实例学习方案，迭代地完善基于CNN的实例级分类器。其次，将来自同一包的实例特征输入到递归神经网络，通过综合考虑各个实例的信息和全局汇总的包级别的特征表示，生成最终的包级别预测。在这项研究中，构建了两个不同 OCT 设备采集的 DME 数据集，其中海德堡 DME 数据集由 865 组 DME 数据和 531 组普通数据组成，而 Triton-DME 数据集中有 2045 组 DME 数据和 1203 组普通数据，将数据按患者随机分为训练集（60%）、验证集（20%）和测试集（20%）。该方法的准确率、F1 分数和 AUC 在海德堡 DME 数据集上分别为 95.1%、0.939 和 0.990，在 Triton-DME 数据集上分别为 95.1%、0.935 和 0.986。结果表明，该方法中的实例级分类器可以过滤含噪的训练样本并获得更强大的性能，能够处理不同的 OCT 设备产生的和不同采集方式下获得的 OCT 图像。此外，实现了在个体实例的弱监督学习下的包级预测，仅利用体数据标签，而不需要对每张 B 扫描图像进行标注，减轻了标注的工作负担。

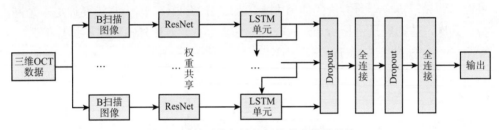

图 7-18　基于递归神经网络的分类器结构

LSTM: long short-term memory，长短期记忆

　　Vaghefi 等探究了在 OCT、OCTA 和彩色眼底照相的图像分析中使用多输入深度学习方法对 CNN 诊断中度干性 AMD 准确性的影响。该研究招募了 75 名参与者，并将其分为三组：青年健康组、老年健康组和中度干性 AMD 患者，然后分别进行彩色眼底照相、OCT 和 OCTA 扫描得到多模态图像数据，其中 OCT 和 OCTA 的范围为黄斑中心 3mm×3mm，并选取了不同深度的正面图像。数据分为训练集（60%）、验证集（20%）及测试集（20%）。利用多个图像模态的数据训练 CNN，采用了 Inception-ResNet-v2 网络结构。结果表明，单独使用 OCT 训练的 CNN 的诊断准确率为 94.4%，使用 OCTA 训练的 CNN 的诊断准确率为 91.9%，使用眼底彩照训练的 CNN 的诊断准确率为 93.8%，而当三种模式结合起来时，CNN 的准确率提高到 99.8%。该研究采用的数据量较少，其模型的通用性有待进一步证实。但实验结果表明，与在单一图像模式下训练的 CNN 相比，深度学习与多模态图像分析相结合可以获得更高的诊断准确率。

　　Heisler 等探究了集成学习和深度学习技术在 OCTA 图像及其对应的联合配准结构图像中对糖尿病视网膜病变（DR）分类的作用。他们用蔡司 Zeiss Plex Elite 系统采集了 380 只眼的 463 个体数据，图像采集范围为 3mm×3mm。首先使用单一数据类型构建组件神经网络，数据类型分别为浅层和深层投影的 OCT

结构图和OCTA图。研究尝试了VGG19、ResNet50和DenseNet网络结构，在ImageNet预训练的权重上进行微调，然后使用多数软投票和堆叠技术对这些网络的输出进行集成（图7-19）。最后将结果与使用人工设计特征的传统分类器进行比较，并使用原始类激活图（class activation map，CAM）算法和Grad-CAM算法创建类激活图。结果显示，采用VGG19结构的网络表现优于更深层次的网络，使用这四种优化的VGG19结构构建的集成网络在采用多数软投票和堆叠方法集成时，准确率分别达到了92%和90%，这两种集成方法的表现都优于只用血管造影图训练或只用结构图像训练的网络，也优于人工设计特征训练的多层神经网络。同时，Grad-CAM显示该方法能更准确地突出疾病区域。虽然这项研究证明了CNN对OCTA中的DR进行高精度分类的能力，但仍有一定的局限性。首先，集成学习方法的使用大大增加了计算成本，因为它需要训练多个网络；其次，数据集只包括信号强度较高的图像，而这在临床有时是不可行的。

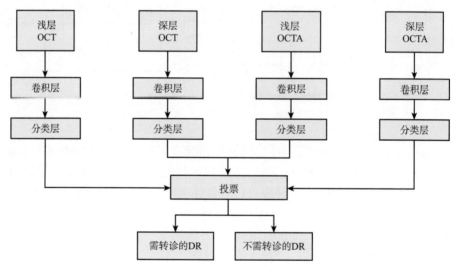

图7-19　结合多组件网络分类结果的多数投票集成方法

贾雅丽团队的Zang等提出了一种具有自适应丢弃率的密集连续连接神经网络DcardNet，进行DR的细化分类。输入数据为三种结构OCT图像的投影图和三种OCTA en face图，合成六通道数据。该网络包含多个含双卷积层的特殊瓶颈模块，并在一个滑动窗口内连续使用密集连接，成功达到提高收敛速度并避免过拟合的效果。最终可实现DR的二分类、三分类和四分类三种分类层级，实现对DR分类的细化，满足了临床诊断的要求。此外，使用自适应标签平滑技术，令网络在训练过程中可以更多关注分类错误的数据。研究使用的数据来源于250名参与者的303只眼睛，其中包括健康志愿者和糖尿病患者，采用十折交叉验证。实验中DcardNet对DR进行二分类、三分类和四分类的总体准确率分别为95.7%±3.9%、85.0%±3.6%和71.0%±4.8%。在DcardNet和同样以OCT和OCTA作为输入的集成网络（由四个VGG19组成，具有预先训练的ImageNet参数）的比较实验中发现，基于相同的实现细节条件，DcardNet的总体准确率、敏感度和特异度都优于集成网络。除此以外，提出的自适应标签平滑技术应用于其他神经网络，也起到了提高分类准确率的效果。但是，自适应标签平滑技术可能从模糊的标签引入不准确性。因此，该技术更适合于标注良好的数据集。

在临床实践中，青光眼视神经病变（glaucomatous optic neuropathy，GON）的诊断依赖于功能和结构检查的组合。因此，张秀兰团队提出了一种基于成对的视野报告和视盘周围环形OCT的双模态算法FusionNet，如图7-20所示，包含VFNet和OCTNet两个分支。其中VFNet使用简单的四个卷积层组合提取视野特征，而OCTNet是使用修改后的ResNet50作为特征提取器，再分别使用全局平均池化层来聚合所有特征，将特征经过注意力模块，最后使用三个全连接层和softmax层作为分类器来预测青光眼诊断结果。实验数据来自三种采集设备（DRI-OCT、Cirrus OCT和Spectralis），一共包含了2463对视野报告和OCT图像。实验结果显示，FusionNet在验证集的AUC为0.950，在内部测试集的AUC为0.971，在外部测试集的AUC为0.873，均优于VFNet、OCTNet和2名青光眼专家分别的识别结果。研究结果表明，基于视野报告和OCT数据的双模态FusionNet可以准确地识别GON，并且优于单模态算法。该算法在临床环境中的青光眼和非青光眼数据中进行了训练、验证和测试，尤其是使用了来自不同OCT设备和国内不同地区的数据，进一步表明了算法良好的泛化性。然而研究也存在一定的局限性，如未纳入来自其他种族的数据，以及实验数据排除了那些被诊断为青光眼和其他并存的视网膜或视神经疾病的患者。

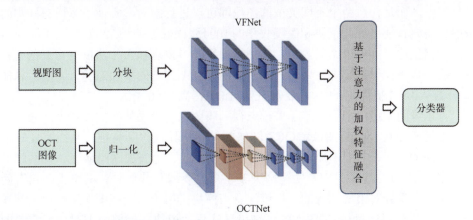

图 7-20　用于 GON 分类的 FusionNet 结构示意图

雷柏英团队提出了一种基于特征交互的变换器网络FIT-Net，它能够有效结合水平和垂直方向OCT图像的多尺度特征，从而实现对病理性近视（pathological myopia，PM）的筛查及不同病灶类型，包括视网膜劈裂、黄斑裂孔、视网膜脱离、CNV的诊断。网络首先通过ResNet50骨干卷积网络提取输入图像的局部类标记和四个尺度的特征图。然后，将不同尺度的特征图成对输入到两个双尺度Transformer块中，利用Transformer编码器建立长距离的特征依赖关系，生成全局类标记。在此过程中，还引入了交互注意力单元，实现了不同尺度特征序列中类标记的交互式学习，以便更好地融合多尺度特征。最后，将局部和全局类标记进行融合，得到最终的分类结果。首先，在PM筛查任务中，实验数据为9984张OCT图像，这些图像分为四类：正常、无病理变化的高度近视、PM和其他眼病。FIT-Net模型的准确率为92.03%±1.30%，AUC为0.9822±0.0064。之后，进一步对四种PM病灶类型进行细分类，实验数据为5042张OCT图像，模型的准确率为96.68%±2.06%，AUC为0.9814±0.0165。实验结果还表明，使用水平扫描和垂直扫描的双视图特征融合的方式分类效果优于单视图。此外，在其他三个OCT分类数据集上验证了该模型的鲁棒性。

李锡荣团队提出了一项多模态输入的AMD分类网络，用于自动识别正常视网膜及三种与年龄相关的黄斑病变类型，即干性AMD、湿性AMD和息肉样脉络膜血管病变（polypoidal choroidal vasculopathy，PCV）。该网络主干部分是一个端到端训练的双流卷积神经网络，利用两个对称的ResNet18分支并行处理眼底彩照和OCT图像。使用空间不变融合将特征融合，最终输出分类结果。采用了两种数据扩增策略：一是基于CAM的条件图像合成，将原始图像对应的CAM图像进行微调和重组，再通过合成网络生成新的图像，实现了单模态样本的拓展；二是松散匹配，该匹配方式不再关注眼底彩照和OCT图像是否来自同一只眼睛，而是任意两个不同类型的图像都可以进行配对，实现了多模态样本的拓展。研究者使用了北京协和医院收集的1094张眼底彩照和1289张OCT图像组成的数据集进行实验，结果表明，端到端训练的多模态输入方法在结合数据增强策略后，显著优于单模态输入方法和未使用端到端训练的多模态输入方法，总体F1分数从0.877提高到0.910，准确率从81.9%提高到86.3%。

方乐缘团队提出了一种基于多模态视网膜图像的模态特异性注意力网络，该网络能够有效融合眼底图像和OCT图像的模态特异性诊断特征，从而实现对视网膜疾病的分类，包括DR、高血压性视网膜病变、肾病视网膜病变、视网膜静脉阻塞、AMD、近视、色素性视网膜炎、视盘萎缩和其他。该网络主要包含两个模块。一是针对眼底图像的多尺度注意力模块，用于从眼底图像中提取局部和全局特征。二是针对OCT图像的区域引导注意力模块，能够强调对诊断有帮助的图像信息，忽略无用的背景信息。最后，将两种模态的特征连接起来形成多模态特征，并训练一个全连接分类器进行预测。研究使用了 933 只眼睛的眼底图像和 OCT 图像组成的数据集进行实验，其中包含了九种视网膜相关的疾病。结果表明，该模型在相关疾病的分类任务上表现出色，平均 AUC 高达 0.8552，远超单模态眼底图像（0.6583）和 OCT（0.7014）的水平。同时，也明显优于不使用注意力机制的双模态网络（0.7292）。

7.3.2　病变定量分析

针对 OCT 显示的视网膜结构进行病灶的定量分析，对病变的诊断、跟踪、治疗、预后评估等都具有重要意义。人工智能方法能对 OCT 图像中显示的这些区域进行精确分割，从而提供完整的定量分析数据，减轻手动测量带来的工作负担，并避免主观不确定性。OCT 显示的病灶主要为视网膜内积液（intraretinal fluid，IRF）或视网膜内囊样积液（intraretinal cystoid fluid，IRC）、视网膜下积液（subretinal fluid，SRF）、色素上皮脱离（pigment epithelium detachment，PED）等，人工智能研究也较多集中于这些病灶的定量分析。

Roy 等提出了一种全新的全卷积深度学习网络结构 ReLayNet，用于正常人与 DME 患者的视网膜层和眼部 OCT 图像的分割。ReLayNet 是首个使用全卷积端到端方法实现视网膜层和视网膜下积液分割的深度学习网络。借鉴 U 型网络的思想，ReLayNet 可以分为下采样和上采样两个步骤，首先使用由卷积块构成的收缩路径学习图像上下文特征的层次结构信息，然后再利用扩张路径实现语义分割。在训练过程中，使用了加权交叉熵损失和 Dice 损失相结合的联合损失函数解决数据不平衡问题，也可以减少层边界的误判，进而提高分割性能。该方法在杜克大学 SD-OCT 的 DME 患者公开数据集上进行评估。数据集由 110 张已标注的 SD-OCT B 扫描图像组成，这些图像来自 10 名 DME 患者，每名患者有 11 张 B 扫描图像。两名专业临床医师对这 110 张 B 扫描图像的视网膜层和视网膜下积液区域进行了标注，每张图像的视网膜都被划分为 8 个层次。实验的评价指标包括分割 Dice 系数、边界误差、厚度误差。该方法在视网膜各层分割结果的 Dice 系数在 84%～99%，其中内核层和外丛状层准确率较低。对积液分割的 Dice 系数为 77%。研究者分别对联合损失函数、跳跃连接、网络的深度进行了相关消融实验，结果显示，分别使用交叉熵损失和 Dice 损失均可以使各层的分割性能得到不错的提升，在交叉熵损失和 Dice 损失的联合作用下，提升最为明显；在编码器-译码器结构的网络中使用跳跃连接的结构在所有分辨率下都可以显著改善网络性能；然而，研究者观察到随着模型深度的增加，模型复杂度提供的改善十分有限，且大大增加了时间成本。

章毅等提出了一种利用深度神经网络结合空洞空间金字塔池化（atrous

spatial pyramid pooling，ASPP）的方法用于自动分割 SRF 和 PED。研究者首先通过一个编码器-解码器模型提取病变的相关特征，然后将这些特征输入到由多个不同采样率的空洞卷积组成的 ASPP 中，利用它来捕获不同尺度的特征，以适应不同尺度的病变。该算法可以充分利用空洞卷积的优势，在不增加计算成本和学习参数的前提下，使用不同感受野的卷积有效地处理特征。在此基础上，为避免多空洞卷积的相互适应，研究者还提出了一种新的随机 ASPP（stochastic ASPP，sASPP）模块（图7-21）。在训练阶段，该模块在 ASPP 中随机丢弃来自空洞卷积的特征映射，用于缓解模型出现的过拟合问题，进而提高分割的精度。实验数据集源自 AI Challenger 2018 挑战赛数据集。研究对具有 SRF 和 PED 病变的 OCT 图像数据进行了实验，整个数据集总共有 100 个病例，其中 70 个病例作为训练集，15 个作为验证集，15 个作为测试集，每个病例包括 128 个切片。在两轮的挑战赛中，该模型分别取得了第一名和第二名的成绩。实验的评价指标包括 Dice 系数、真阳性体积分数、阳性预测值。实验结果表明，该方法在黄斑水肿分割任务中具有一定优势，其性能明显优于 ReLayNet 和 3D U 型网络，SRF 分割的 Dice 系数为84.47%，PED 分割的 Dice 系数为63.70%。

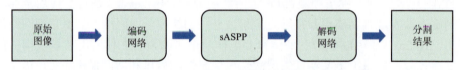

图7-21　基于 sASPP 的 SRF 和 PED 病灶分割网络框架

陈新建团队提出了一种上下文金字塔融合网络 CPFNet 用于黄斑水肿分割（图7-22），对常规 U 型编解码卷积神经网络进行了改进，以解决网络单级的上下文信息提取能力不足导致分割性能下降的问题。首先在编码器和解码器之间设计了多个全局金字塔引导模块，旨在通过重建跳跃连接为解码器提供不同级别的全局上下文信息。然后，进一步设计了一个具有尺度感知的金字塔融合模块，嵌入 U 型网络底部，以动态融合高级特征中的多尺度上下文信息。所设计的模块均采用了不同尺度的空洞卷积以获得不同感受野的特征图，并将其进行有效融合。为进一步利用三维数据的上下文信息，每次取连续的三个 B 扫描图像作为输入，输出为中间 B 扫描的分割结果。实验在 AI Challenger 2018 挑战赛数据集上进行，共采用 83 个三维 OCT 图像，40 个为训练集，43 个为测试集。分割对象为视网膜水肿区域（retina edema area，REA）、SRF 及 PED。该方法得到的平均 Dice 系数及对 REA、SRF、PED 三类区域的 Dice 系数分别为80.37%及80.74%、84.71%、75.66%。该网络也在皮肤病变分割、视网膜条纹损伤分割、高风险胸腔器官多类分割的数据集上显示了优越的性能。

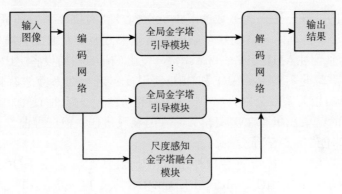

图7-22 CPFNet网络框架

Alsaih等研究了基于图像块输入的AMD分割网络模型，主要用于对IRF、SRF、PED和囊样黄斑水肿（CME）进行检测和分割。研究者分析和对比了FCN、U型网络、Seg-Net和Deeplabv3+四种深度学习模型，并研究了不同大小和重叠率的图像块输入对结果的影响，图像预处理（去噪）对结果的影响，以及采用少量图像对网络微调后的性能。此外，研究者还探讨了不同的权重均衡技术对网络性能的影响。实验数据集包括RETOUCH挑战数据集和OPTIMA挑战数据集，包括用Cirrus、Spectralis、Nidek、Topcon四种不同型号扫描仪采集的数量不等的OCT图像。结果显示，采用块输入的 Deeplabv3+ 模型在Cirrus数据上的平均Dice系数最高，可以达到84%。经过对比实验，发现采用重叠图像块作为输入可以捕获不同尺度的图像信息，在同一位置上各相邻位置具有较好的空间一致性，对分割网络的性能有一定的增强作用。研究者还发现，在SRF体积不一致及病变较小的情况时，使用微调的网络性能有时并不如从头开始训练的网络，而由于Deeplabv3+对输入进行了多尺度的训练，因此在微调后比其他网络表现得更好。权重均衡方面，中位数频率平衡法在众多权重均衡技术中具有更好的性能。去噪预处理也能略微提升网络性能。

许夏瑜团队提出了一种基于曲率损失函数的多尺度卷积神经网络分割模型用于分割IRF、SRF和PED三种积液类型。该模型以全卷积网络作为基本结构，在最后一个编码阶段插入了一个空间金字塔池化（spatial pyramid pooling，SPP）模块进一步提高模型的多尺度分割能力，有利于正确分割不同大小的积液区域。另外，从渗出液的形状先验知识出发，在损失函数中引入一种新的曲率正则化项，通过约束边界曲率较小，以平滑边界及去除分割结果中不必要的孔洞。该方法在RETOUCH公共数据集及临床数据集上进行评估，实验采用六折交叉验证方法，评价指标为Dice系数和绝对体积差（absolute volume difference，AVD）。实验结果显示，对于来源于不同扫描仪的图像和不同的积液类型，与其他方法相比，该方法在大多数情况下能得到最高的Dice系数和最低的AVD，而且设计简洁，待训练参数更少。临床数据集来自西安交通大学第一附属医院的30名新生血管性AMD患者（60只眼），使用Cirrus扫描设备，IRF采用斯皮尔曼秩相关系数进行评估，SRF和PED使用皮尔逊相关系数进行评估。IRF、SRF和PED的相关系数分别为0.791、0.924和0.750。与其他模型相比，该方法与专家标注的结果在所有渗出液相关性方面表现最佳。但三维曲率估计较为困难，该方法未能扩展到三维分割。

Rasti等提出了一种新的卷积神经结构RetiFluidNet，用于OCT图像中多类视网膜积液，包括IRF、SRF、PED和IRC的分割。该结构采用U型编解码网络作为基本框架，提出了一个新型自适应双注意力（self-adaptive dual-attention，SDA）模块，该模块在给定的张量上执行像素级和通道级两种注意力机制，分别对应两个可训练的自由参数，可以自适应地突出显示空间和通道信息，增强网络对图像的关注能力。研究者基于SDA模块，设计了一种新型自适应、基于注意力的跳跃连接路径，提高了整个模型学习全局及多语义上下文特征的能力。此外，他们进一步提出了一种用于模型优化的自监督学习方案，通过联合优化多尺度加权Dice重叠损失和边缘连通性损失来训练模型，这意味着模型会考虑不同尺度下的局部损失，同时结合纹理和边缘特征增强，实现更准确及鲁棒的分割结果。模型基于三个公开数据集RETOUCH进行验证，实验结果表明，此模型在RETOUCH数据集（不同积液类型和不同扫描仪图像）的平均Dice相似系数值为86.6%，平均均衡准确率为94.9%，与多种现有方法相比具有更高的分割性能，在另外两个数据集上的分割性能也优于已有报道的方法。

神经上皮层脱离（neuroepithelial detachment，NRD）和PED都是中心性浆液性脉络膜视网膜病变（CSC）的显著特征。针对CSC病变，吴梦麟等提出了一种基于en face眼底成像的两阶段图像自动分割算法（图7-23）。考虑到视网膜异常部分总是在视网膜下积液区域变厚，首先使用厚度图的信息对en face眼底图片进行分割。厚度图提供了视网膜下积液区域潜在位置相关的先验知识，而en face眼底图像则包含了关于视网膜下积液的灰度和形态学信息。使用这两个互补的信息来源，可以有效提高针对视网膜下积液区域的分割性能。然后，利用图像的异常位置限制视网膜下积液的空间范围，并将带有空间平滑约束的模糊集方法应用于SD-OCT视网膜图像中，实现对B扫描图像的分割。实验数据集来源于31名诊断为CSC的患者的31只眼，其中23只眼有NRD，8只眼同时有NRD和PED。实验的评估指标主要是真阳性体积分数（true positive volume fraction，TPVF）、假阳性体积分数（false positive volume fraction，FPVF）。实验结果显示，利用en face眼底图对分割进行引导有效限定了B扫描图像下视网膜下积液的分割区域，从而提高了分割性能。与分层抽样KNN分类器法相比，基于空间平滑约束的模糊集的分割方法可以提供更平滑清晰的视网膜下积液边界，并且可以解决无视网膜下积液时的过分割问题。通过实验，研究者发现利用厚度图还可以有效区分存在 NRD 病变的视网膜下积液及存在 PED 病变的视网膜下积液，防止出现误判的情况。该两阶段自动分割算法十分适用于视网膜下积液的分割任务。并且由于黄斑水肿也同样具有相似的边界，只要稍加修改，该方法也可以用于针对黄斑水肿区域的分割。

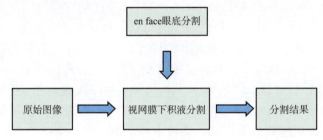

图 7-23　针对 CSC 的两阶段图像自动分割算法框架

　　同样针对 CSC 引起的 PED 和 NRD 的自动分割，牛四杰等提出了一种基于区域约束的双分支全卷积网络架构。不同于一般的视网膜下积液分割方法，该方法不需要对视网膜进行事先分层，也不需要后处理，即可得出分割结果。整个架构基于全卷积网络结构，包括卷积路径和反卷积路径两部分。其中卷积路径包含多个卷积层，提取图像的浅层信息。反卷积路径则将浅层信息融合成为深层特征映射，并将融合后的特征映射上采样为概率映射。在网络的具体改进方面，首先构建了一种双分支结构，该结构能够有效地从 SD-OCT 图像中学习多层次的特征表达，以适应视网膜结构的变化。此外，为了解决较难处理的分类信息模糊问题，还在网络中引入了区域约束项，通过将区域损失和 softmax 损失相结合，构建了一种新的监督机制，让网络学习更多有代表性的特征。实验的数据集来自35 名被诊断为 CSC 的患者，总共 52 个三维体数据，其中 23 个只有 NRD，6 个只有 PED，23 个同时有 NRD 和 PED。考虑到一些平移缩放等数据扩增方法可能会破坏视网膜的生物结构，使用了镜像方式进行数据扩充。实验中采用基于患者的留一法进行交叉验证，即每次用一名患者的数据作为验证集，另一名患者的数据作为测试集，其余为训练集。实验的评估指标包括 TPVF、Dice 系数和阳性预测值（PPV）。研究者将自己的网络与 8 种先进的方法进行了比较，实验结果显示，针对 NRD 和 PED 的分割任务的三个指标该网络均取得了领先的结果。除此之外，研究者针对双分支结构和区域约束的改进进行了消融实验，双分支结构和区域约束的引入使 TPVF、PPV 和 Dice 系数分别提高了 21.1%、2.9% 和 16.7%。结果表明，研究者提出的联合监督机制和双分支结构极大地增强了网络的分割性能，可以为NRD和PED的定量分析提供十分有效的帮助。该方法可用于单独分割NRD或PED，也可用于同时分割两类病灶。在23个同时含两类病灶的数据集上的TPVF、PPV和Dice系数分别为89.7%、92.6%及90.1%。

玻璃膜疣是干性AMD的主要症状和重要危险因素之一。陈新建团队基于Transformer的自注意力机制提出了一种新的多尺度全局注意力网络MsTGANet，用于视网膜OCT图像中的玻璃膜疣分割。网络基于U型架构设计，构建了一种新的多尺度Transformer非局部特征学习模块，并将其嵌入到编码器路径的顶部；还设计了一种新的多语义全局通道和空间联合注意模块，嵌入在编码器和解码器之间，以提高模型学习多语义全局上下文特征的能力。该模型能较好地解决病灶区域大小和形态差异较大、在整图中占比很小、边界模糊及背景噪声干扰等问题。同时，为了充分利用大量无标注数据，进一步提升玻璃膜疣分割的精度，基于MsTGANet并引入伪标签数据扩充的半监督策略，提出了一种新的半监督玻璃膜疣分割方法。实验中共采用了来自文献数据集的8616张含玻璃膜疣的OCT B扫描图像，对其中972张进行了像素级标注，其余7644张作为无标注训练数据。在有标注数据上进行四折交叉验证。实验结果显示，在有标注数据上训练得到的分割结果平均Dice相似系数（DSC）为85.02%，超过其他先进的分割网络；加入无标注数据，采用半监督策略训练得到的分割结果平均DSC为86.29%，有显著提升。

地图状萎缩（geographic atrophy，GA）是干性AMD晚期的主要症状。陈强等提出了一种基于多分辨率类激活图的弱监督分割算法用于OCT投影图像中GA区域的分割。首先对OCT图像进行去噪和RPE拉平预处理，然后训练一个分类网络对三维数据中每个B扫描是否含GA进行分类，获得每个B扫描对应的CAM图。他们提出将多分辨率思想与CAM相结合，在网络中设计了一个缩放和上采样模块，用于平衡不同尺度特征的信息，以获得具有更多细节信息的高分辨率CAM图；还设计了一个注意力全连接模块来增强有用信息及削弱不重要的信息。将二维CAM图合成为三维CAM图后，进行轴向投影，并通过条件随机场算法得到前景种子点，再根据分类结果，将不含GA的B扫描区域作为背景种子点，最后输入随机游走算法得到GA区域分割结果。实验在两个数据集上进行，数据均使用蔡司Cirrus扫描仪采集获取，第一个数据集包含8名患者的12只眼在不同时间采集的51个三维数据，第二个数据集包含54名患者的54个三维数据，评价指标包括Dice系数、重叠率、绝对面积误差、AUC等。网络训练只需要弱标签，即每张B扫描图像是否包含GA区域的标签，而不需要GA区域分割的像素级标签。实验采用五折交叉验证。该方法得到的Dice系数为91.21%，重合率为84.30%，绝对面积误差为0.63mm^2，AUC为0.94。实验也证明了预处理步骤及所提出的模块均能促进方法性能的提升。

Zhang 等开发并验证了一种用于 GA 及其亚型分割的全自动深度学习模型。在 OCT 中，GA 区域包含三个重要的形态特征，分别是 RPE 损伤（retinal pigment epithelium loss）、光感受器变性（photoreceptor degeneration）和超传输（hypertransmission）。该模型采用 U 型编解码网络，探讨了分割 GA 区域的两种方法：方法一，将三个形态特征的重叠区域视为 GA 区域，直接训练模型来分割；方法二，针对三个不同的形态特征开发了三个独立的特征特异性模型，最终三个模型分割结果的重叠部分被视为 GA 区域。实验的数据集来自英国穆尔菲尔兹眼科医院和临床 AI 中心，所有数据均由德国海德堡 Spectralis OCT 扫描仪获取，用于模型开发的数据集随机选自 200 例继发于 AMD 的视网膜 GA 患者的 399 只眼，包含 984 个三维 OCT 数据在内的 5049 张 B 扫描图像，数据按患者随机分为训练集（60%）、验证集（20%）、测试集（20%），对于每个 OCT 三维体数据，针对 RPE 损伤、光感受器变性和超传输区域手动分割 5 张 B 扫描图像参与模型训练。用于外部验证的数据集来自 110 名患者的 192 只眼。实验的评价指标为 DSC 和类内相关系数（ICC）。结果显示，方法一、方法二及人类专家标注的 DSC 中位数分别为 0.96、0.95 和 0.80，ICC 值分别为 0.93、0.89 和 0.79，表明方法一相比于方法二可以观察到更高的中值 DSC 及 ICC 值，两者的分割准确率均可与人类专家媲美。该工作的局限在于只采用了一种常用扫描仪的数据，并且只能检测 OCT 能扫描到的区域。

贾雅丽团队对 OCTA 处理及分析有较多研究。在使用 OCTA 评估 DR 时，毛细血管非灌注区（non-perfusion area，NPA）是一个关键的量化指标。但玻璃体悬浮物、瞳孔光晕及离焦引起的弱信号伪影对准确量化 NPA 造成了很大的障碍。为此，Guo 等提出了一种 CNN 模型（图 7-24），用于分割 OCTA 中的 NPA，并与弱信号伪影区分。模型的输入为三种图像，包括高斯滤波后的内视网膜 OCT 反射强度图、视网膜厚度图和浅层血管复合体（superficial vascular complex，SVC）OCTA 图。高斯滤波反射强度图分别由 3 个高斯滤波器生成，用于去除 OCT 图中大血管造成的伪影及噪声。由于在反射强度图中，中心凹与弱信号区域反射率相似，因此引入厚度特征，用于消除中心凹的影响。这两类图像分别输入一个子网络提取特征，之后使用并联的方式将 SVC 血管造影图像与前两个子网络提取的特征连接，并馈送到最后一个子网络中。这三个子网络的结构都是相同的。输出为两类目标，即 NPA 区域及伪影区域。实验数据集收集自临床 DR 研究的 180 名参与者，包括 76 名健康人、34 名有糖尿病但无 DR 的患者、31 名有轻度或中度非增生型 DR 的患者和 39 名有重度 DR 的患者，每个患者的数据中均包含同一只眼睛上获取的 2 次重复的三维 OCT，范围为 6mm×6mm。使用六折交叉验证测试算法的性能。结果显示算法对 NPA 分割的平均 Dice 系数在 87% 以上。分组统计显示，随着 DR 的恶化，算法的性能会有所下降，这是因为算法的累积误差会随着NPA的复杂程度和大小的增加而增加；而OCT图像的信号强度指数，即图像质量对算法性能没有影响，说明算法可以准确区分真正的NPA和伪影，可以从低质量图像中得到较为鲁棒的结果。

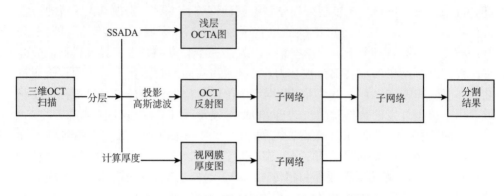

图7-24　基于OCT和OCTA的NPA分割模型示意图

上述方法只采用了SVC血管图像，但DR也会影响其他血管丛并形成NPA。因此Wang等提出了一种在投影解析OCTA（PR-OCTA）图像上分割NPA的深度学习方法。投影解析算法获得的PR-OCTA图像可以去除投影造成的伪影，分别得到SVC、中层毛细血管丛（intermediate capillary plexus，ICP）及深层毛细血管丛（deep capillary plexus，DCP）图像。该算法也融合了OCTA和OCT反射图像，以减少信号强度衰减和运动伪影的影响。算法仍然采用U型编解码网络，考虑到毛细血管较细，较小的感受野会导致对该特征的忽略，因此使用带有空洞卷积的编码器，使得在保证计算量不变的前提下，增加卷积核的感受野。在解码器部分，利用空洞卷积构造了一个多尺度特征解码器用于最终决策。研究中使用的数据包括从428名参与者的双眼获得的总共1428个OCT数据，其中包括122名正常对照者、56名无DR的糖尿病患者、118名轻度至中度DR患者和132名重度DR患者。DR扫描包括每次就诊或2~3次随访的2次重复扫描，范围为3mm×3mm。其中110个数据用于测试，剩余的用于训练。实验结果显示，算法性能也随DR严重程度而下降，分割结果的交并比（IoU）对SVC图像为86%~79%，对ICP图像为92%~66%，对DCP图像为88%~66%。

Wang等还提出了一种结合OCT与OCTA图像的CNV检测与分割算法。输入图像包括三维外视网膜OCT图与含内视网膜、原始外视网膜、用块相减算法及投影解析法分别处理后的外视网膜图的OCTA图像集。模型由两个CNN构成，一个用于检测和分割CNV膜，另一个用于分割CNV血管。模型结构与文献类似。第一个网络输出CNV膜区域，并根据该区域是否存在及其大小，判断图像中是否含CNV。第二个网络的输入中，外视网膜PR-OCTA图像用第一个网络输出的概率图相乘加权以增强血管信息。训练集含 764 个有 CNV 的扫描和 802 个无 CNV 的扫描，测试集含 50 个有 CNV 的扫描和 60 个无 CNV 的扫描。该算法对 CNV 诊断的敏感度为 100%、特异度为 95%，对 CNV 分割的 IoU、敏感度、召回率、F1 分数分别为 88%、95%、93% 和 0.93。

Guo 等也提出将 OCTA 与 OCT 结构 B 扫描相融合，以提高视网膜积液分割性能。他们提出了一个改进的 U 型网络，其输入为 OCTA（用投影解析算法去除伪影）与 OCT 结构 B 扫描的加权和，使用 ResNet 的残差单元代替常规的卷积层，用以提高网络的特征提取性能。研究者还提出了一个多尺度特征提取模块，在输入图像之后添加该模块用以提升网络提取不同形状目标的能力。数据集包含 51 只眼，含 45 只有 DME 的眼和 6 只健康眼。只使用 OCT 图像作为输入时，IoU 为 77.0%，F1 分数为 0.864，当 OCTA 图像的权重为 0.2 时达到最好结果，IoU 提高到 80.7%，F1 分数提高到 0.892。

7.3.3　病变预测

疾病风险预测解决的核心问题是预测个体在未来一段时间内患某种疾病（或发生某种事件）的风险概率，具体包括病变复发预测、转归预测和疗效预测等。疾病预测的主要方法可以简单地分为经典回归方法、机器学习方法和深度学习方法三大类。经典回归方法主要包括 Cox 比例风险回归和逻辑斯谛回归，尽管应用比较广泛，但仍需对模型的可解释性和预测准确率进行提升。另一方面，机器学习领域的特征选择和有监督学习建模方法也越来越多地用于疾病预测问题。而近年来，深度学习技术飞速发展，能快速地从图像中提取大量的医学影像定量特征，建立疾病预测模型，进而辅助诊断和治疗。

实验表明，玻璃体内注射抗血管内皮生长因子（vascular endothelial growth factor，VEGF）药物是治疗视网膜血管性和渗出性疾病最重要的方法。但抗 VEGF 疗效差异大，很难预测单次注射抗 VEGF 后个体的短期结构和功能反应。而 OCT 可以直观、定量地评估患者视网膜和脉络膜的病理形态学改变，这些改变与视力预后密切相关。因此，OCT 所提供的高分辨率视网膜图像在抗 VEGF 治疗和监测中起着重要作用。抗 VEGF 疗效预测主要有两方面作用，一是向临床医生和患者提供有用的预后信息；二是作为决策辅助系统，帮助临床医生和患者在抗 VEGF 注射方面做出决策，包括建议或暂停注射、注射间隔的建议，以及改变药物或剂量的潜在需要。

1. AMD 治疗需求及疗效预测

2014 年，Bogunovic 等首次基于 OCT 图像中提取的灰度、视网膜厚度及渗出的体积、个数、分布等特征，用 SVM 分类器对湿性 AMD 患者抗 VEGF 治疗的结果进行预测，但其采用的样本数较少，图像分割准确率未充分验证，而且预测结果仅分为有应答/无应答两类，不能满足临床需要。后续，Bogunovic及 Schmidt-Erfurth 等又基于多时间点的最佳矫正视力（best corrected visual acuity，BCVA）及 OCT 图像中的视网膜分层厚度、各类积液的体积和面积等，利用机器学习预测患者后期所需注射次数及最终视力，但是研究表明这些简单影像学特征的预测能力不强，因而有必要深入研究如何提取与视功能更相关的影像学特征。2020年，关于预测湿性 AMD 的治疗需求，该团队提出了一个基于深度学习体系结构的可端到端训练的模型，其主要由密集连接网络和递归神经网络（recurrent neural network，RNN）组成（图7-25）。该方法首先从患者未治疗前的 OCT 图像中采样几个二维图像，以获得低维 OCT 表示，然后再送入预测模型。在预测模型中，DenseNet 用于 OCT 图像的特征提取，RNN 用于整合初始阶段多个时间点的 OCT 图像信息，全连接层用于整合来自 RNN 的时空信息，并预测治疗需求类别（高、中、低）。将两年内注射抗 VEGF 药物次数超过16次的定义为高类别，注射次数少于5次的定义为低类别，其余为中类别。该模型在包含281名患者的数据上进行训练，并在包含69名患者的测试集上进行了评估。结果显示，在预测接受治疗的次数时一致性指数达到了0.7；在三分类任务中，它预测具有高、中、低治疗需求的患者的 AUC 分别为0.72、0.69、0.9，治疗需求高与治疗需求中等之间有很大的重叠；在二分类任务中，它预测具有高、低治疗需求的患者的 AUC 分别为0.81、0.85，预测效果优于2017年提出的方法。

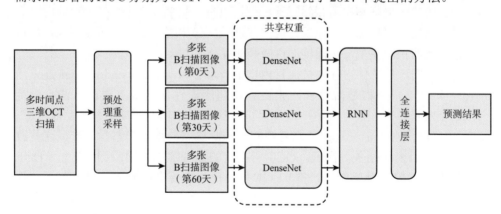

图 7-25　基于 DenseNet 和 RNN 的湿性 AMD 治疗需求预测模型

除了上述研究团队以外，Rohm 等用机器学习方法预测湿性 AMD 患者注射3次抗 VEGF 后3个月和12个月时的视力（VA）。临床数据来源于他们机构建立的数据仓库，其中包括来自32万名患者电子病历的数据（41个特征，如诊断意见、药物治疗、手术经历等），以及 OCT 仪和其他设备测量的数据（124个特征，如中央视网膜厚度、黄斑体积等）。3 个月的 VA 预测中，包括了 653 名患者（379 名女性）、738 只眼，患者平均年龄 74.1 岁，首次注射前的平均 VA 为 0.54 logMAR（MAR 为最小分辨角）。12 个月时的 VA 预测中，包括了 456 名患者（270 名女性）、508 只眼，患者平均年龄 74.2 岁，首次注射前的平均 VA 为 0.56 logMAR。该研究采用了五种不同的机器学习算法预测湿性 AMD 患者在注射 3 次抗 VEGF 后的视力。实验证明 Lasso 算法预测效果最好，3 个月时的预测值与实际值之间差 0.11 logMAR，12 个月时与实际值差 0.16 logMAR。这表明使用机器学习算法可以较精确地预测注射抗 VEGF 3 个月后的 VA，治疗 12 个月的 VA 预测可能有助于鼓励患者坚持玻璃体内治疗。

Fu 等证明了自动分割 OCT 图像可以获得定量生物标志物，捕捉疾病活动和治疗反应，而这些特征可以用来预测湿性 AMD 的抗 VEGF 疗效。实验数据来源于 2007～2017 年在英国穆尔菲尔兹眼科医院首次接受抗 VEGF 治疗的湿性 AMD 患者数据。该研究采用 Fauw 等提出的深度学习架构对 3261 例湿性 AMD 患者 6467 只眼的 137 379 次 OCT 进行自动分割，然后选择其中 926 名患者的 926 只眼进行分析，患者在诱导期接受了三次初始抗 VEGF 注射，在 12 个月时研究人员进行了随访，对预测结果和实际结果进行评价。主要评价指标：相关系数 R^2 和定量 OCT 参数与横断面视功能之间的平均绝对误差（MAE）。该研究旨在预测注射 3 个月和 12 个月时的 VA，结果表明，3 个月的 R^2 为 0.80（MAE 为 5 个 ETDRS 字母），12 个月的 R^2 为 0.70（MAE 为 7.2 个 ETDRS 字母）。此外，该研究还预测了注射后的 VA 增量变化，注射两次 R^2 为 0.14（MAE 为 5.6 个 ETDRS 字母），注射三次 R^2 为 0.11（MAE 为 5 个 ETDRS 字母），以此证明了定量 OCT 生物标志物对疾病活动和治疗反应的预后价值。

2. AMD 转化及病灶发展预测

Ursula 等提出了一种方法来预测中度 AMD 转化为晚期 AMD 即湿性 AMD 或 GA 的风险。基于中度 AMD 患者的 SD-OCT 图像，分析视网膜神经纤维层、视网膜色素上皮层、玻璃膜疣和高反射灶，经自动体积分割后提取感兴趣的生物标志物，最后使用稀疏 Cox 比例风险回归模型分别预测中度 AMD 发展到 CNV 或 GA 的风险。最关键的定量特征是外层视网膜厚度、高反射灶和玻璃膜疣面积。研究发现，在 495 只眼中，159 只眼（32%）在两年内转变为晚期 AMD，其中 114 只眼为 CNV，45 只眼为 GA。CNV 和 GA 的预测准确率分别为 0.68 和 0.80。

Banerjee 等提出了一种名为"深度序列"的混合序列预测模型，来预测非渗出性 AMD 在未来时间段内的渗出风险。该模型将 21 个描述玻璃膜疣的影像特征与 5 个人口统计学特征和视力数据相结合，输入一个多输入多输出的两层单向长短期记忆（long short-term memory，LSTM）网络，可预测短期（3 个月内）

和长期（21个月内）两类渗出风险。该研究使用了一个回溯性临床试验数据集，包括671名AMD患者在没有出现渗出迹象前的一共13 954次OCT，采用十折交叉验证进行训练和验证。在交叉验证中，"深度序列"在3个月和21个月内的渗出风险评价上都取得了较高的预测性能，得到的AUC分别为0.96±0.02和0.97±0.02。在该临床试验数据集上训练得到的模型还在外部真实的临床数据集上进行了测试，该外部数据集包含507只眼的2854次OCT数据。结果显示，该模型在3个月内的预测性能很高，其AUC达到了0.82，但在21个月内的预测性能明显下降，其AUC为0.68。考虑到数据集的差异，该模型仍需要在其他真实世界的临床数据集上进行再训练以解决长期预测的分布误差问题。该研究结果证实了深度序列模型短期预测的可重复性。该模型在真实的临床环境中对随访和治疗计划的安排具有重要意义。

陈新建团队提出了一种基于时序图像的湿性AMD病变抗VEGF治疗中CNV生长预测模型，将反应扩散模型用于模拟CNV体积的增长和收缩，并用有限元法求解反应扩散模型中的方程。通过遗传算法优化生长参数获得CNV生长/萎缩的拟合曲线。然后，将训练好的参数应用于预测图像，得到模拟图像，并与实际的图像进行比较验证，以评估预测的准确性。在汕头大学·香港中文大学联合汕头国际眼科中心的支持下，该方法在包含7名患者的数据集上进行了测试，每名患者提供了12个按月采集的时序三维OCT图像，其中前11个月的图像用于建模，第12个月的图像用于验证。患者被分为两个不同的治疗方案组。算法预测得到的平均TPVF为75.00%，平均Dice系数为76.40%。该方法融合了刚性配准、ISO2Mesh网格化方法、反应扩散模型、多项式数据拟合法等步骤，并在反应扩散模型中加入了治疗因子，以使模型适应不同的治疗方案。预测结果具有较高的准确性，不但能够有效预测CNV的体积，还能预测其具体的空间位置信息。后续，该团队又进一步提出了一种新的组合模型，将超弹性生物力学模型与反应扩散方程相结合进行建模，其中反应扩散模型用于描述新生血管的扩散和渗透，而生物力学模型用于反映新生血管与视网膜内部不同结构间的相互作用，并将CNV生长后的质量改变作为源项加入到方程中。上述方法在包含6名患者的数据集上进行了测试，实验结果表明，平均TPVF为80.0%，平均Dice系数为78.9%，与文献中仅采用反应扩散模型的方法相比性能有所提高。

北京协和医院眼科人工智能研究团队与致远慧图人工智能实验室科技人员合作，提出了湿性AMD抗VEGF治疗术后效果的人工智能预测研究最新成果。基于治疗前的OCT图像，他们通过条件生成对抗网络生成了抗VEGF治疗后4～6周的OCT预测图像，该图像可以预测治疗后患者眼底结构的变化，辅助临床医师进行治疗决策。该实验将476例湿性AMD患者治疗前和抗VEGF治疗后的OCT图像作为训练集，将50例患者治疗前后的OCT图像作为测试集，然后由视网膜专家进行三个实验来评估合成图像的质量、真实性和预测能力。研究结果表明，生成的 92% 的图像质量能够满足临床判读（可用于对黄斑有无积液做出准确预测）；生成图像超过 70% 与实际眼底图像非常接近，揭示了这种合成图像在实际临床环境中使用的潜力；更重要的是，对于治疗后黄斑区积液状态的预测准确率达 0.85（95%CI：0.74～0.95）。

陈强团队提出了一种病变注意力图引导网络 LamNet，该网络基于三维 SD-OCT 图像自动预测治疗后下一次随访的 CNV 体积。CNV 的体积和 CNV 体积的变化趋势可以直接从 SD-OCT 图像中回归，不需要进行额外的 CNV 分割和 CNV 配准。LamNet 的主干是一个三维卷积神经网络，为了引导网络聚焦于局部 CNV 病变区域，使用由注意力图生成器生成的 CNV 注意力图来生成多尺度的局部上下文特征。然后，将局部和全局特征图进行多尺度融合，实现高精度的 CNV 体积预测。此外还设计了一个协同多任务预测器，其中趋势一致的损失确保了预测的 CNV 体积变化趋势与 CNV 体积真实变化趋势相一致。实验数据集包括来自 68 名患者的 541 个 SD-OCT 三维图像，由两种不同的 SD-OCT 设备采集得到。实验主要通过患者依赖试验（PD 试验）和患者独立试验（PI 试验）进行评估，主要评价指标为 MAE、额外误差率（ER）、斯皮尔曼相关系数、召回率、特异性，其中 PD 试验中得到的 MAE 为 $0.029mm^3$，ER 为 5.25%，斯皮尔曼相关系数为 0.992，召回率为 94%，特异度为 91%；PI 试验中 LamNet 的 MAE 为 $0.067mm^3$，ER 为 7.31%，斯皮尔曼相关系数为 0.942，召回率为 82%，特异度为 84%。实验结果表明 LamNet 的预测误差小，相关性高，能够提供可靠、准确的 CNV 体积预测，有助于进一步的临床诊断和治疗方案设计。

陈强团队还提出了一种干性 AMD 的 GA 生长预测模型，从多个时序 OCT 图像中预测未来投影图像中 GA 的范围。首先对 OCT 图像进行分割、配准等预处理，然后将多个时间点的 GA 图输入双向长短期记忆（bi-directional long short-term memory，BiLSTM）网络，得到初步的 GA 预测。考虑到数据采集间隔时间长短不一，在 BiLSTM 中引入了时间因子。最后再用一个 CNN 对 GA 预测图进行细化。实验数据包括 22 名美国患者及 3 名中国患者的 OCT 图像。实验中设计了多种验证方式，包括用不同次数的数据进行预测、用同一人或不同人的数据训练及预测等。在不同方式下，预测得到的 Dice 系数为 86%～90%。模型在不同地区人群的样本中也具有较强的泛化性。

3. DME 疗效预测

Gerendas 等利用人工智能技术分析 OCT 图像数据，以确定 DME 患者的预后。该研究对 629 例接受抗 VEGF 治疗的 DME 患者进行了 SD-OCT，并用 Abràmoff 等提出的方法自动分割 IRC 和 SRF。其中临床数据来源于糖尿病视网膜病变临床研究网络（Diabetic Retinopathy Clinical Research Network，DRCR.net）中一年的就诊数据。由于计算能力的限制，选择了基线、第12周和第24周三个特征时间点。先将黄斑视网膜空间划分为9个ETDRS区域，获得视网膜结构的一系列特征，再计算ETDRS网格中每个单元的平均层厚度，以及IRC和SRF的面积及体积。最后利用基于随机森林回归的机器学习方法，得到了BCVA的预测模型，采用十折交叉验证得到每名患者的预测值。研究发现，在基线时，中央凹周围3mm区域外核层的IRC对BCVA的预测价值最大，而在第12周和第24周后，IRC和3mm区域的总视网膜厚度对BCVA的预测价值最大。该试点分析结果表明机器学习方法在DME和其他视网膜疾病中的大规模图像数据分析方面具有巨大潜力。

Liu等基于预处理OCT图像和临床变量，使用了人工智能方法预测DME患者3个月内抗VEGF的治疗效果。该团队开发了由四个深度学习模型和五个经典机器学习模型组成的集成式系统，用于预测治疗后的中央凹厚度（central fovea thickness，CFT）和BCVA。数据集共包含363只眼的363个OCT图像和7587份临床数据记录，其中304只眼作为训练集，59只眼作为验证集。先用深度学习模型（由AlexNet、VGG16、ResNet18构成的集成深度学习模型）提取图像特征，再融合该图像特征和临床变量来训练机器学习模型（由Lasso、SVM、决策树和随机森林构成的集成机器学习模型），输出CFT和BCVA的预测值，最后将预测的CFT和BCVA值与从病历中获得的真实结果进行比较。对于CFT预测，训练集中最佳模型的MAE、均方根误差（root mean square error，RMSE）和相关系数R^2分别为66.59、93.73和0.71，AUC为0.90；验证集中MAE、RMSE和R^2分别为68.08、97.63和0.74，AUC为0.94。对于BCVA预测，训练集中最佳模型的MAE、RMSE和R^2分别为0.19、0.29和0.60，AUC为0.80；验证集的MAE、RMSE和R^2分别为0.13、0.20和0.68，AUC为0.81。研究结果表明，仅用深度学习模型获取OCT图像特征来预测CFT值和BCVA值是不够的，还应结合DME患者之前的身体状况，如糖尿病持续时间、DR阶段、血糖和HbA1c基线。

4. RVO复发预测

Vogl等以视网膜厚度地形图为指标研究了视网膜静脉阻塞导致的黄斑水肿复发的预测。在视网膜中央静脉阻塞（central retinal vein occlusion，CRVO）或视网膜分支静脉阻塞（branch retinal vein occlusion，BRVO）患者的大规模SD-OCT数据中识别预测时空成像生物标志物，并构建相应的预测模型，以预测治疗后黄斑水肿是否会在观察间隔内复发。该研究包括三个部分：首先，将所有患者的所有成像数据配准及归一化到一个联合参考空间；其次，分割视网膜，得到视网膜厚度图作为特征图，即得到能够表示视网膜形态结构和随时间变化的像素级特征图；最后，将预测和特征识别视为稀疏回归问题，并评估不同的预测方法和正则化技术，如广义线性模型（generalized linear model，GLM）和极端随机树（extreme random tree，ET）。数据集包含 155 例 CRVO 和 92 例 BRVO 患者的眼信息，患者在前 3 个月（负荷期）接受雷珠单抗注射，每月进行 SD-OCT，随访为期 1 年。根据上述研究过程，发现 ET 模型通过五折交叉验证预测后，BRVO 和 CRVO 的最大 AUC 分别为 0.83 和 0.76，而 GLM 模型的最大 AUC 分别为 0.78 和 0.79。同时，这两种方法都能在时序 OCT 成像数据中识别出稳定的预测特征图，为准确预测奠定了基础。此外，研究结果表明，与在单个时间点提取的特征相比，考虑时空特征可以提高预测的准确性。该研究证明了利用时序数据挖掘预测特征及基于观测数据来建立预测模型的可行性。

7.4　OCT 人工智能诊断发展趋势

近年来人工智能（AI）飞速发展，给医疗行业，尤其是医学影像带来了众多创新与巨大冲击，在眼科领域也展现出独特的优势。AI 技术的进步引领了许多领域的创新与革命，AI 辅助下的医学影像判读取得了实质性的进步，其诊断准确性在一些疾病领域已媲美人类专家。2017～2019 年，AI 连续三次被写进政府工作报告，随着"健康中国"战略的提出，"人工智能＋医疗"迅速被推上"快车道"。在眼科领域，眼科疾病患病人数随着人口老龄化正在迅速增加，很多情况下早期发现并及时干预可防止失明。传统的眼科诊断依赖医生的专业知识和经验，而我国眼科医生不足这一短板日益暴露。眼科是一门高度依赖影像学检查的学科，如 OCT、眼底照相、角膜地形图等都适合进行机器学习。OCT 因其快速易行、患者耐受性良好、无损伤、分辨率高和非接触性探测成像等优势，在眼科成像方面有着广泛的应用，可以辅助医生对眼前后节的组织形态和血管分布进行诊断和评估，受到了临床医生和研究人员的广泛关注。OCT 自发明至成熟，性能发生了数次飞跃，其功能也得到了极大的拓展。基于神经网络的机器学习和深度学习方法可以快速、无创地分析海量数据集的图像信息，并能识别、定位和量化疾病特征。因此，许多学者致力于 AI 智能在眼科 OCT 领域的研究。

与传统的信息处理技术相比，AI 具有更高的准确性，并能进行快速、无创的综合分析。机器学习与深度学习方法能够识别定位和量化分析眼科疾病中的病理特征，并做出推断与预测。AI 在医疗领域的应用前景包括自动检测疾病的发生、筛查、诊断分级及治疗指导、治疗效果的量化评估，以及治疗方案的制订。目前，大多数的研究主要集中于常见视网膜疾病（糖尿病视网膜病变、年龄相关性黄斑变性、视网膜静脉阻塞等）及眼前节疾病（圆锥角膜、白内障、青光眼等）的诊疗，具体包括自动诊断与筛查、病灶分割与定量分析及病变的预测与预后评估等。已有的研究表明，用三维图像代替二维图像进行整体分析，可以提高诊断和分析的性能；将多模态图像（包括OCT结构成像和血管造影、眼底彩照等）或多种模型进行信息融合是提高分析准确率的有效方法；基于时序数据进行AI分析，也能够对病变发展做出预测，在决策过程中为临床医生提供支持。

在OCT AI诊断发展过程中，各个研究团队贡献了多个不同规模、不同疾病的OCT公开数据集。但是目前仍缺乏大规模、涉及多种病变、含精确标注的标准化OCT数据集。临床数据的收集与标注始终是医学影像AI发展中的障碍之一。因此，利用其他种类图像的迁移学习方法、对人工标注需求较低的弱监督或半监督方法，也是未来OCT AI研究的发展趋势。

综上，OCT为眼科带来了高速、精确的成像手段，可同时评估眼内组织的结构及功能变化。更快、更深、更广是对OCT发展的不懈追求。而随着计算机数据分析能力的提高、新算法研究的深入及互联网大数据平台的普及，AI将成为医学领域辅助诊断的前沿研究热点，尤其是AI在眼科OCT领域的应用，这不仅有助于推动眼科AI研究的发展，也有助于眼科诊断新型医疗服务模式的建立，推进防盲治盲的进程。

第8章 眼科手术机器人研究与应用

8.1 机器人手术发展简史

8.1.1 手术机器人的诞生与相关概念

"机器人"（Robot）一词最早是由捷克科幻作家卡雷尔·恰佩克在1920年的戏剧《罗素姆的万能机器人》中提出的，其在古教会斯拉夫语中意为劳动。《韦氏词典》对"机器人"的当代定义是"一种类似生物的机器，能够独立移动（如行走或在轮子上滚动），并能执行复杂动作（如抓取和移动物体）"。1959年，被称为机器人之父的约瑟夫·恩格尔伯格与乔治·迪沃尔发明了世界上第一台工业机器人，将其命名为Unimate，并于1961年在新泽西州尤因镇的通用汽车装配厂开始运作，自动执行危险性任务，也标志着机器人正式走进现实。

随着技术不断发展进步，有不少研究者开始尝试研制手术机器人，用于辅助完成外科手术。1985年，美国洛杉矶医院医生进行了第一次机器人手术——脑立体定向活检，使用的设备为Puma560，主要是对工业机械臂进行改造，用于活检针的定位，从而消除震颤，提高精准度。这是首次将机器人技术运用于医疗外科手术，是一个具有划时代意义的开端。Puma560是一台关节式的臂式工业机器人，不是一台专用的手术机器人。此后，这项设备衍生出多个后续设备。其中第一台真正的医疗机器人——ROBODOC，是1986年由美国IBM公司与加利福尼亚大学合作开发的。该机器人可完成全髋骨替换、髋骨置换及修复和膝关节置换等手术。在髋关节置换过程中，它对股骨的调整精确度达到96%，而医生的手工精确度只有75%。

今天最广泛使用的机器人手术平台源于一个重要的概念：远程呈现。远程呈现最初是指外科医生在伤员受伤后不久，在一个遥远而安全的地点开始遥控抢救生命，而此时患者还没有被运送出危险的环境。1986年，由美国国家航空航天局艾姆斯研究中心的斯科特·费希尔博士和美国斯坦福大学整形外科约瑟夫·罗森博士整合了虚拟现实交互性的设想，并应用于外科手术机器人，最先提出远程手术（telepresence surgery）设计。最原始设计模型是一种虚拟控制台，外科医生戴着电子有线手套，通过该手套可以追踪手的动作并引发远程仪器的操作。另外，需要说明的是，目前存在因为营销目的而引入"机器人"术语的情况，但是不一定精准反映所使用的是机器人技术。比如，"机器人手术"通常指达芬奇手术系统和其他类似的平台，而"计算机辅助手术"通常指手术规划、导航和图像导航，而本章介绍的内容主要为前者。

8.1.2　手术机器人系统的发展和代表类型

第一个获得美国食品药品监督管理局（FDA）批准的机器人手术系统由一家名为Computer Motion的私人公司开发，该公司由王友伦博士在1990年创建。这项工作获得了美国国家航空航天局和美国国防高级研究计划局的支持。该系统被取名为"伊索"（AESOP），主要用于外科医生控制下固定和引导腹腔镜。为达到这个目的，"伊索"使用了一个语音控制的机械臂。"伊索"于1994年通过FDA批准，采用了更快的FDA510K认证申请流程，为未来的机器人系统树立了先例。1996年，Computer Motion公司在"伊索"基础上，推出了真正意义上的第一代主从操作外科机器人系统——"宙斯"（ZEUS）。不同于"伊索"系统仅仅用于腔内持镜，"宙斯"系统包括主操作控制台和机械臂两部分，可以通过主操作控制台发出的指令，控制机械臂进行手术操作，从而消除了医生手术颤抖，使微创手术更加稳定。1998年"宙斯"首次在人体上应用，进行了输卵管再吻合，1999年用于冠状动脉旁路移植术。"宙斯"在2001年获得FDA的批准。同年，"宙斯"被用于完成第一台远程外科手术，由身处纽约的外科医生雅克·马雷斯科通过"宙斯"系统对法国斯特拉斯堡的患者开展腹腔镜下胆囊切除术。

2000年，美国Intuitive Surgical公司在其一代原型机（Lenny）和二代原型机（Mona）后，研制出获得FDA认证的Da Vinci机器人系统，即达芬奇机器人。接下来的几年内，随着机器人手术的普及，Computer Motion和Intuitive Surgical公司相互竞争。两家公司之间爆发了一场专利战争，而后于2003年合并。"宙斯"被废止，达芬奇取而代之。目前，达芬奇机器人由可移动的4条机械臂的主体、成像系统及医生主控台3个部分组成。4条机械臂中的3条用于夹持手术器械，1条用于夹持高分辨率的数码相机，给手术者提供三维立体和近15倍放大率的图像。每条机械臂均为复合铰链式链接，可实现7个自由度，像手腕一样自由移动，以更好地实现三维立体运动。手术者坐在主控台，通过数码相机传来的三维立体术野进行观察，直接控制操作手柄及脚踏，保证了手眼一致。通过计算机处理，滤过颤抖，将医生的操作按比例传递给机械臂以完成手术，保证了手与器械运动的一致，术者手的操作和器械的移动之间不存在延迟。

达芬奇机器人是目前运用于临床最广泛、最为成熟的手术机器人系统，在该平台上连续出现了几代产品：达芬奇 S、Si、Si HD、X 及 Xi。尽管总体设计理念保持不变，但技术和仪器的显著改进允许其在外科专业中被越来越多地采用，包括双手术控制台、更小型的器械、旋转臂、多象限功能、工作台运动、先进的能源设备、外科吻合器等。起初，妇科和泌尿外科占据了机器人手术主导地位，但 2016 年以来，普外科已成为达芬奇增长最快、最常见的应用领域。截至 2019 年 6 月，5000 多个达芬奇系统被部署于世界各地，其中一半以上在美国，完成了超过 600 万的机器人手术。2019 年，该平台又引入两种新系统，达芬奇 SP（一种灵活的单端口经口手术平台）和 Ion（一种经皮肺活检系统）。

2017 年，TransEnterix 公司的 Senhance 成为继 2000 年达芬奇和 2001 年"宙斯"之后又一个获得 FDA 批准的系统。该公司称该系统为"数字腹腔镜"，而不是机器人手术。该系统引入了全新的技术，如用于摄像头控制的眼球跟踪、每手臂的独立推车、无套管针对接及压力/力传感器。目前该系统被 FDA 批准用于成人结直肠手术、妇科手术、疝气手术和胆囊切除术。CMR Surgical 公司的 Versius 系统是另一个有待 FDA 批准的平台。与 Senhance 系统类似，机械臂安装在单独的手推车上，不与套管针对接。该公司强调成本效益、连通性和简单的软件更新。

而在国内，2010 年由天津大学、南开大学和天津医科大学总医院联合研制的"妙手 A"面世。该机器人系统也由主控、成像系统和机械臂 3 个部分组成，类似达芬奇机器人，是一个主从式微创手术机器人，但整体体积较达芬奇机器人小，具有 6 个自由度操作，可以实现主从操作和虚拟力反馈，提高手术精确度。"妙手 A"的面世是国内首次成功研制具有知识产权的微创外科手术机器人，填补了国内在医疗微创手术机器人方面的空白。而其最新一代系统"妙手 S"由威高集团有限公司研发和产业化，于 2019 年开展了临床多中心研究，正式进入临床试验阶段，并于 2020 年 9 月 24 日完成世界首例 5G 远程机器人辅助泌尿外科手术。

8.1.3　机器人手术的优缺点

手术机器人系统的研发和应用是现代医学科学技术发展的必然过程。机器人辅助使得开放式手术更容易过渡到微创手术，机器人手术的一些主要优势，如手腕器械和 3D 视觉，在腹腔镜系统中得到了很好的体现（表 8-1）。从改善人体工程学的角度，机器人手术避免了在传统手术中外科医生容易发生与姿势相关的肌肉骨骼损伤和下肢静脉疾病。另外手术过程中，在术者和患者之间引入电子机械设备，使得未来人工智能和自动化技术成为可能。

表8-1　达芬奇系统的优点和缺点

优点	缺点
沉浸式的三维操作视野	成本高
7个自由度的腕式器械	手术时间长
控制稳定的摄像机图像	设备重
运动扩展到3∶1，振动过滤	无触觉反馈
可调节人体工程学	为避免机械臂碰撞，运动范围有限
使用双控制台、指针和触摸屏，便于术中指导	专有系统，使得软件和硬件无法修改
学习曲线较短	
公司唯一，可以实现统一的培训和认证	

8.1.4　手术机器人系统的展望

机器人技术的未来发展包括硬件和软件的改进。硬件的进步将解决目前的一些应用限制，包括较小的仪器、臂和手推车尺寸，可实现更快的对接并减少仪器碰撞和混乱；自动化的仪器交换；取消电源线；增加触觉和组织传感技术。改进后的界面将允许外科医生控制手术室功能，并集成输入放射图像与外科视频，从而增强现实体验。另外，机器人设备的成本将进一步降低，从而允许更广泛的应用。硬件的另一个阶段将涉及不同的概念，如柔性机器人和微型机器人。

将高科技硬件带到手术室是令人兴奋的，但外科手术的真正革命将来自如何使用软件和数据。未来的平台除了手术视频外，还将捕捉这些互动，生成大量数据（"大数据"）。对这些数据的分析将使机器学习和人工智能成为外科手术的一部分，进行质量改进、实时反馈和早期预警并发症，并最终实现自动化。研究人员已经在"训练"机器人手术系统软件以让它们"理解"和"学习"手术。术中视频的实时处理，将可以与放射影像相结合，使真正的、独立的、自动的机器人手术成为可能。数据共享将使全球外科医生之间的合作成为可能。外科数据的数量也将改变外科训练。复杂的模拟将成为可能，包括不同的手术方法及解剖变异和术中并发症的处理。这些智能模拟器将改变外科医生的训练和评估方式。量子计算和5G无线连接这些新技术也将促进软件的发展。

8.2　眼科手术机器人的研究进展

8.2.1　眼科手术机器人的需求与技术特点

尽管手术机器人系统进展快速，与手术室的集成也已经在许多外科领域普及，但眼科手术中机器人系统的研究与应用却远远落后于其他外科领域。眼内手术机器人从实验室原型机向常规临床实践的发展较为缓慢，主要原因在于眼内手术的特点有别于其他外科手术，如与腹腔镜等其他外科手术领域相比，眼内手术由于清晰的屈光介质和可以扩大的瞳孔光学路径，可以获得相对通畅、高倍率的外科视野。另外，眼内器械的最小侵入性和手动控制手术器械的高机动性及范围，也削弱了机器人系统介入可能带来的手术益处。

眼内显微手术在技术上仍具有挑战性。眼球是一个近似直径约24mm的球体，在如此狭小的工作空间内对眼内组织进行物理操作，需要很高的准确率和精准率，生理范围内的手部颤抖成为了实质性的问题，精确锚定特定的解剖部位或长时间保持手术器械不动是极其困难的。此外，人类对于深度感知的分辨率有限，这使术者在白内障手术中难以感知后囊的确切深度，或在玻璃体视网膜手术中难以感知器械与视网膜解剖结构之间的距离。机器人系统能够实现精确且无颤动的运动，并通过与数字显微镜、光学相干断层扫描（OCT）等多种成像手段相结合来提供更高的深度分辨率，增加了眼内外科手术的安全性和有效性。另外，手术机器人系统在眼科的其他益处还包括特定程序的协作能力（部分或全自动化）及集成的听觉和触觉反馈。

8.2.2　眼科手术机器人系统的类型

根据眼内手术过程中手术医生和机器人对手术的操控程度和控制方式，可以将眼科手术机器人系统分为以下几种类型（图8-1）：

1. 全手动

在传统外科手术中，人类外科医生控制手术器械进行手术操作，并使用光学显微镜和（或）OCT作为视觉反馈。

2. 机器人辅助器械

手术器械本身被改造为一个微型机器人系统。外科医生控制这个器械来执行手术步骤，而机器人则负责消除颤抖和锁定深度。该类型的一个典型例子是"MICRON"手术系统。

3. 主从控制系统

外科医生通过操纵杆向机器人系统发送指令，机器人的运动部件再握持和操纵手术器械进行手术操作。该操纵杆的运动是直接映射的扭转运动，因此可以具备震动过滤、运动缩放、触觉反馈等优势。这种类型的例子包括Preceyes手术系统、眼内机器人介入手术系统（IRISS）、机器人辅助玻璃体视网膜微创手术系统

（RVRMS）和迪视微锋手术系统（MikroElena）。

全手动

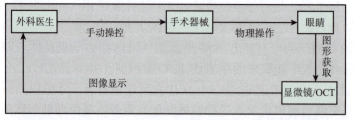

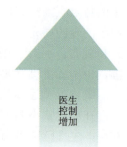

医生控制增加

机器人辅助器械

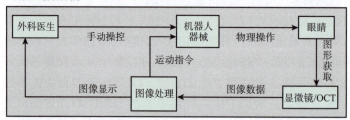

主从控制系统

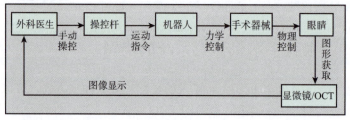

协同操控系统

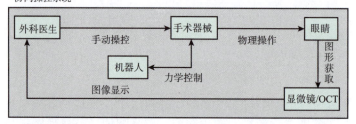

机器人控制增加

部分或全自动系统

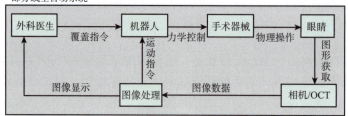

图8-1　眼科手术机器人系统的类型

4. 协同操控系统

外科医生与机器人系统同时握持和控制手术器械，并使用显微镜和（或）OCT作为视觉反馈。外科医生直接手动控制手术器械的运动，而手术机器人则为手部震颤提供辅助补偿，并且可以让手术器械长时间固定。这类系统的一个例子是鲁汶大学系统。

5. 部分或全自动系统

机器人系统与显微镜和（或）OCT紧密集成，后者向机器人系统的运动部件提供反馈和指导。外科医生通过提供的视觉反馈进行监督，特定的程序或步骤则由机器人系统自动执行。这种类型的一个例子是"眼内机器人介入手术系统"。

8.2.3　国内外眼科手术机器人的研究及应用状况

1. MICRON

2010年，卡内基·梅隆大学机器人研究所和约翰斯·霍普金斯大学合作开发了一款主动式手持微操器MICRON（图8-2）。它通过图像引导法减少手部颤抖，使手术过程中的运动更为平稳。据报道，器械尖端的位置错误减少了52%。在体外猪眼的视网膜静脉穿刺术中，与不使用增强工具的情况相比，使用该器械可以使成功率从29%提高到63%。2017年研究人员又将力学传感针头整合到MICRON中，来检测在拉伸的乙烯基膜上穿刺的能力。此外，研究小组还展示了一种自动位置保持功能，可使器械尖端在人造静脉中保持更长的时间，并显著减少了静脉穿刺后器械尖端的运动。然而，迄今为止的所有研究仅针对人工材料或动物眼模型，并未进行临床评估。

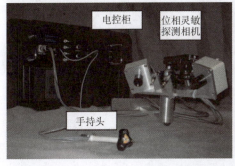
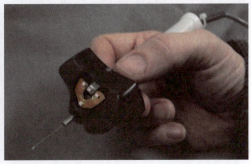

图8-2　主动式手持微操器MICRON

2. 达芬奇系统

2006年，美国学者布尔热运用达芬奇机器人实现了机器人辅助眼前节手术的第一个实例，其用2.7mm的角膜刀片在猪眼角膜上模拟了一长约8.0mm、深度约90%角膜厚度的角膜裂伤，分别通过传统眼科显微操作与达芬奇机器人操作两种方式，用10-0缝线对猪眼角膜裂伤处进行间断缝合3针，将操作结果进行对比，结果表明传统手术相比于机器人手术，时间更短；但是机器人辅助手术操作，使角膜切口缝线缝合的位置和裂口的闭合度更佳。该实验成功证明了机器人辅助眼科手术的可行性与手术效果的优越性。2014年，法国斯特拉斯堡大学用意式薄肉片模拟Tenon囊，用大片牛肉薄片模拟结膜，用8mm×6mm大小的鸭肉模拟翼状胬肉，粘于角膜及角巩膜缘，自制了12例翼状胬肉模型，通过操作达芬奇机器人对翼状胬肉模型进行胬肉分离、切割、结膜移植、缝合等，完成了机器人辅助翼状胬肉手术，该手术证实了机器人辅助眼表手术实现分离、切割、缝合等操作的可靠性与安全性。同年，他们实现了第一例通过达芬奇机器人切除的人翼状胬肉手术。

达芬奇手术机器人不仅能运用于眼表手术，美国学者还将达芬奇机器人应用于眼内手术操作。2008年，丹·伯拉用达芬奇机器人对30只猪眼行眼内操作，医生在主控台操控手杆，机器将医生操作按比例传输给器械臂，实现器械臂夹持的眼科器械在眼内插入、取出、旋转、夹持等操作。该实验分别完成了10只猪眼25G巩膜三通道玻璃体切除术，成功取出10只猪眼前房5.0mm×2.5mm×0.2mm的铜片异物，且完成了环形撕囊术。该研究表明达芬奇机器人拥有较高的自由度和复合铰链式机械臂，使机械臂在眼内操作运转灵活，可以实现眼内操作手术。但达芬奇机器人最初是为腹腔微创设计的，故用其行眼内操作，远程运动控制中心（RCM）点不在巩膜刺入点，在操作时由于杠杆原理，对眼球产生不必要的压力，从而影响手术操作，容易造成眼球压力性损伤。

达芬奇机器人优点甚多，但是目前为止尚未能将其良好地运用到眼内手术中，其原因在于：①达芬奇机器人误差是毫米级别，而眼内手术要求更加精确，需要微米级别；②医生操作过程中，通过内窥镜获得的图像比直接从显微镜获得的图像质量差；③一般情况下，眼内手术的RCM点都在巩膜刺入点上，即眼内器械绕着巩膜刺入点转动，而达芬奇手术机器人最初是为腹腔镜设计的，所以其RCM点并不在眼球刺入点上，这导致在使用达芬奇机器人行眼内手术时，器械会对眼球产生不必要的压力；④达芬奇机器人缺少接触反馈。这些原因都迫使科学家们要发展属于玻璃体视网膜手术独有的机器人系统。

3. 辅助角膜移植手术机器人

2009年，北京航空航天大学联合北京同仁医院和北京市眼科研究所合作开发了辅助角膜移植显微手术机器人，这是我国角膜移植手术机器人的雏形。该机器人包含视觉系统、控制系统、力/位感知系统、机械主系统、末端执行器、自动缝合机构6个子系统。医生根据视觉系统确定的术眼位置等各种操作参数，输入控制系统，操控整体手术机器人，末端执行器按指令完成角膜钻切，自动缝合机构可以完成出针和拔针动作，进而完成角膜缝合。并有一位医生通过显微镜观察手术情况，及时纠正机器人操作错误。辅助角膜移植显微手术机器人成功地在20只活体兔眼进行钻切和缝合试验。但该手术机器人不能进行板层分离和植片、植床对合功能，没有结线和剪线等操作，还未能运用于患者，要实现投入临床使用还需进一步研究。该系统与达芬奇机器人操作眼表手术不同的是，我国的角膜移植机器人系统末端执行器加入了传感器，在角膜钻切过程中可以通过力觉和触觉的反馈来精确地控制钻切力度和深度。

4. Preceyes手术系统

位于荷兰的Preceyes B.V.公司开发了Preceyes手术系统（图8-3），它是一种用于玻璃体视网膜手术的高精度设备。该机器人系统包含一个由外科医生手持的输入操纵杆和一个控制手术器械并对眼内组织进行物理操作的机器人系统。机器人系统通过头枕牢固地固定在手术床上，并由外科医生将其与手术切口对齐。通过移动输入操纵杆，外科医生可以控制器械通过切口，并在整个眼内工作空间内移动。外科医生使用标准手术显微镜作为视觉反馈。该机器人系统足够紧凑，便于在手术室中高效安装。

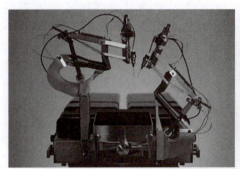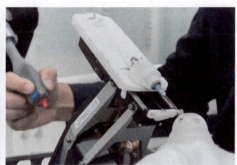

图8-3　Preceyes手术系统

该机器人系统的设计是基于许多早期外科机器人系统采用的平行四边形联接，这种设计具有机械性远程运动控制中心，相比于串行联接，器械尖端定位准确性更高。该系统的安全性和稳定性通过一个可调节的配重得到了提升，该配重可以最大限度地减少所需的关节扭矩，并在断电或系统故障时保持系统的固定配置。据研发人员报道，器械尖端分辨率为10μm。使用该机器人辅助手术符合目前标准外科手术流程，外科医生可以坐在平时的手术位置上。

2018年，对Preceyes手术系统进行了临床试验，比较机器人辅助手术和传统手术。这项研究在需要切除视网膜前膜和需要行视网膜下注射的患者中进行了两组实验。在第一阶段，用Preceyes系统控制斜针将视网膜前膜从黄斑表面剥离。研究共募集了12例黄斑裂孔患者，所有患者接受全身麻醉，维持肌松和机械通气，以确保消除自主呼吸。器械尖端垂直于视网膜方向的运动分辨率被限制在10μm的范围内。定位完成后，外科医生会在控制软件中设置一个虚拟边界，禁止任何额外的深度指令，从而防止医源性视网膜损伤。虽然机器人辅助手术需要更多的时间（295秒比80秒），但医源性视网膜损伤（定义为视网膜意外接触和微小出血）的程度更低。在第二阶段，对3例视网膜下出血致中心视力丧失的患者，用Preceyes系统进行了视网膜下注射重组组织型纤溶酶原激活物（rtPA）。在这项研究中，3名患者均被局部麻醉，机器人系统协助将0.025～0.10ml的rtPA注入视网膜下间隙。其中，1例患者在术中出现了一过性的白内障加重，因此无法清晰地看到器械尖端，需要手动完成，所有患者均顺利完成视网膜下注射。在所有试验中，机器人辅助手术总体上减少了视网膜意外接触和微小出血，具有良好的安全性。试验中没有遇到任何系统故障或技术故障。目前Preceyes系统已经获得CE认证。2021年夏天，该系统被引入美国纽约西奈山眼耳医院，安装在Jorge N. Buxton显微外科教育中心。

5. 鲁汶大学系统

2014年，鲁汶大学的微型和精密工程小组研发了一款遥控机器人系统（图8-4），该系统具有运动缩放、颤抖补偿和缩放力学反馈等功能。该系统是一

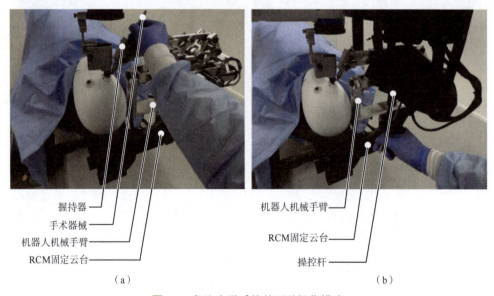

握持器
手术器械
机器人机械手臂
RCM固定云台
（a）

机器人机械手臂
RCM固定云台
操控杆
（b）

图8-4　鲁汶大学系统的两种操作模式
（a）协同操控；（b）主从控制

个协同操控的机器人系统，也可以进行主从控制，旨在帮助外科医生减少手部颤动的幅度，提高稳定性和精确性，使长时间保持固定位置成为可能。该装置包括平行联接的机械臂和由球面运动机械控制的机械遥控运动中心。该系统被用于活体猪眼的视网膜静脉插管，以针尖在静脉内稳定超过3分钟为完全成功。在18只眼中有15只眼被证实完全成功，没有报道机器人装置的技术故障。

在获得这一初步成功后，研究小组于2018年报告了该系统在世界上第一台机器人辅助的视网膜静脉插管的临床评估。在此研究中，4例视网膜静脉阻塞（RVO）患者在鲁汶大学医院通过Ⅰ期临床试验进行治疗。该试验包括将奥克纤溶酶注射到目标视网膜静脉内（估计直径为100～150μm），注射时间长达10分钟。该试验的成功证明了使用立体显微镜和适当的眼内照明，在机器人技术的辅助下进行视网膜静脉插管的技术可行性。该机器人系统目前正由MYNUTIA公司（鲁汶大学的一个分支公司）进行开发和商业化。

6. 眼内机器人介入手术系统（IRISS）

IRISS（图8-5）是由加利福尼亚大学洛杉矶分校机电与控制实验室和斯坦眼科研究所合作开发的，于2013年首次问世。该系统是通过增强现实遥控操作和全自动化相结合的方式远程实施眼前节和眼后节手术的机器人系统。该机器人的另一个特点是有一个快速更换手术器械的机制，能在几秒内安装任何的商用手术器械，并在眼外进行切换。此外，该机器人系统配置了双机械臂，可以允许两个器械通过两个手术切口同时在眼内使用。外科医生通过一对定制的操纵杆远程遥控机器人系统，操纵杆与机器人的运动相对应，并且采用了一系列运动缩放和震颤消除技术，这些有助于增加手术的安全性。该系统通过集成在数字显微镜上的立体摄像机提供三维视觉反馈，并通过平视监视器显示给外科医生。

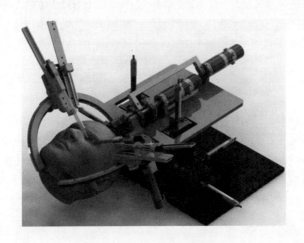

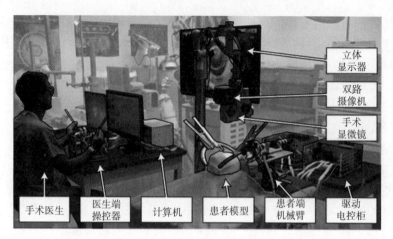

图 8-5　IRISS

研究人员在标准手术室中对 IRISS 进行验证，使用离体猪眼进行了一系列常见的白内障和玻璃体视网膜手术。通过使用 IRISS，外科医生成功地施行了晶状体前囊膜撕除、黏弹剂注射、水分离、晶状体抽吸、视网膜静脉穿刺和玻璃体切除手术。尤其是视网膜静脉穿刺手术证明了 IRISS 执行精确靶向任务的能力。在许多手术操作中，第二只机械臂可用于操纵其他手术器械，表明 IRISS 同时操作两个手术器械的独特能力。

集成了 OCT 的 IRISS，也被用于自动执行白内障摘除术。在离体猪眼手术的研究中，机器人系统模拟了眼睛的解剖结构，规划了摘除方案，并自动从囊袋中取出了晶状体。IRISS 自动将自身与离体猪眼对齐，并引导灌注 / 抽吸器械通过角膜切口。依据一组术前 OCT 图像，使用图像处理算法识别眼前节的解剖结构并建模。该模型被用于规划通过囊袋的刀尖轨迹，从而优化了晶状体的取出，在保证安全性的同时提高了手术效果和效率。IRISS 随后跟踪该轨迹，同时根据尖端至组织的距离来控制灌注和抽吸力。虽然晶状体摘除步骤是完全自动化的，但手术中仍需外科医生的监督和干预。器械尖端部位的术中 OCT 可实时显示给外科医生。

7. 机器人辅助玻璃体视网膜微创手术系统（RVRMS）

2009 年，温州医科大学附属眼视光医院沈丽君和陈亦棋报道完成了第一例活体动物眼内视网膜静脉人工血管旁路手术，用于治疗视网膜分支静脉阻塞，同时发现人手生理性震颤是造成视网膜超显微手术成功率低的主要原因，随后便开始了设计和研发机器人系统以辅助提高手术效果的研究。2014 年该团队与北京航空航天大学杨洋团队合作，成功研制出国内第一台具有自主知识产权的玻璃体视网膜手术机器人系统——RVRMS 的样机（图 8-6）。整个系统分为 4 个部分：

辅控计算机、主刀控制面板、系统控制柜、机器人本体（包括三坐标机器人、回转臂及倾斜机构）。前三个为控制端，辅控计算机、主刀控制面板的指令各经一条控制器局域网（CAN）总线发送至系统控制柜，实现信息交互，系统控制柜对指令进行分析汇总，通过另一条CAN总线传递至机器人本体。机器人本体为执行端，由2只相互独立的机械手臂组成，末端可以握持眼科常用器械（包括玻切头、导光头、激光头、眼内剪、眼内镊等），遵从控制端的指令完成各项玻璃体视网膜手术操作。

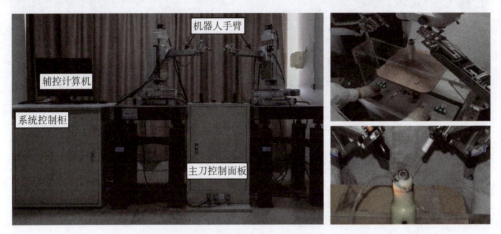

图8-6 国产玻璃体视网膜手术机器人——RVRMS

机器人手臂控制手术器械以巩膜穿刺口为支点，在眼内做杠杆运动，实现手术器械头端在眼内的X/Y运动。RCM采取与巩膜穿刺口重合，所以在手术过程中不会对眼球产生不必要的压力。手术器械头段实现在眼内5个自由度的运动，包括$X/Y/Z$的直线运动、绕Z轴的旋转运动，以及眼内剪刀和镊子头端的开合。同时为了提升手术安全性，RVRMS的操控模式中包括了平行视网膜表面运动，即机械臂握持手术器械进行X/Y方向运动时，系统能自动调控眼内器械沿Z轴轴向的直线运动，以保持眼内器械前段（近视网膜端）与视网膜的固定距离。该系统控制手术器械的近视网膜端运动精度为13μm，绕自身轴的旋转精度＜3°，手术器械末端工作空间为60mm×60mm×60mm。

研发团队应用该系统在离体和活体动物眼内进行玻璃体切割、人造玻璃体后脱离、视网膜异物取出、视网膜光凝、视网膜血管插管等手术操作，验证了机器人系统进行微创玻璃体视网膜手术具有可行性。并且以视网膜静脉人工血管旁路术为手术目标，也证实了对比人手操作，尤其是低年资医生组，机器人系统手术操作具有更好的精确性和稳定性，可以获得更好的手术效果。同时研究者将RVRMS与3D显微手术技术进行结合，探索了"远程"眼科机器人手术的可行性（图8-7）。研发团队还引入了微力传感技术，开展机器人辅助的视网膜组织和视网膜血管组织穿刺注射手术的研究，检测了视网膜损伤的组织力学参数，证实了机器人辅助的视网膜精细手术，可通过降低手术器械震颤力，达到减少手术创伤、提高治疗效果的目的。

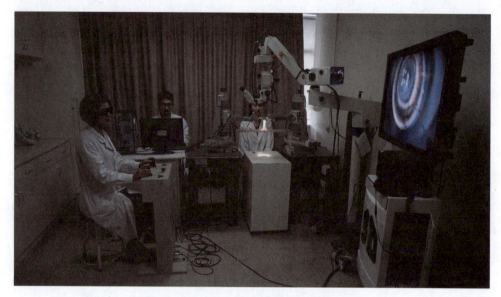

图8-7　RVRMS与3D显微手术技术的结合

8. 迪视微锋手术系统（MikroElena）

2021年，落户于浙江的杭州迪视医疗生物科技有限公司推出了他们的第一代眼科手术机器人系统——迪视微锋手术系统（MikroElena）。该系统具有更小的机器人主体手臂，是专门针对眼底精细操作需求设计的、具有微米级定位性能的显微手术机器人。迪视微锋手术系统主要包括以下6个部分。①手术机械臂：具备5个自由度，并适配视网膜常用的显微手术镊子与剪刀，以及显微穿刺针。应用双平行四边形机构手术机械臂来实现远程中心控制，减少手术机器人在眼球内运动控制过程中对眼球巩膜的拉伤。当手术器械插入到眼球后，RCM控制设计使机器人在眼球内部拥有滑动平移运动、俯仰角运动、偏航角运动和翻滚角运动等4个自由度，实现器械头端360°的移动。末端器械拆换设计为快速插拔式，能够在让医生在10秒内实现快速更换不同的手术器械。当更换的手术器械为显微镊或剪进行眼底膜的处理操作时，机器人会自动适配额外一个自由度来进行显微手术器械口端的开合操作。②主手摇杆：主要包括5个自由度，可以对手术机械臂实现完全的5个自由度的控制映射。摇杆设置有控制按钮，可以完成在视网膜组织穿刺时所需要的10μm级步进操作。③脚踏板：主要用于主手摇杆与手术机械臂的使能控制，另外脚踏板还支持5级速度调节，方便医生在操作过程中对主手摇杆不同速度比例的控制与选择。④固定云台：主要实现手术机械臂与手术床的固定连接，同时可以实现对手术机械臂的快速移动与定位，让机器人器械末端快速移动对齐到巩膜套管处。⑤主控柜：主要是连接控制各个部件。⑥交互界面：提供机器人与操作医生的个性化参数交互设置，显示机器人当前工作状态。

2022～2023年该机器人完成了精度测试与控制性能测试，同时进行了离体猪眼与活体猪的试验。为了测试RCM的精度，医生分别通过徒手与通过机器人控制穿刺针对准视网膜上的一根血管进行穿刺。结果显示由于手部抖动和对RCM控制的位置精度较差，医生徒手操作对眼球产生了较大的牵扯位移，而机器人可以完成更好的RCM控制精度，极大减少了对眼球的牵扯。除此之外，对机器人进行了活体的眼科手术试验，机器人能够完成具有挑战性的视网膜手术操作，医生可以精准地控制机器人完成视网膜血管穿刺与视网膜下注射（图8-8）。

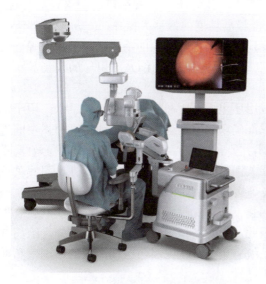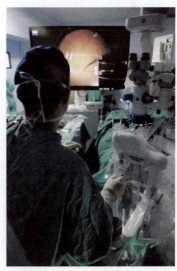

图8-8　迪视微锋手术系统（MikroElena）

8.3　眼科手术机器人的未来发展

8.3.1　眼科手术机器人的未来应用领域

随着飞秒激光技术的发展和引入临床应用，眼前节手术（包括角膜移植手术的植床制作）及白内障手术的具体步骤（如角膜切开、撕囊和破核）都可以在不需要人工操作下很精确地完成。这些基于激光的方法提高了手术的安全性，减少了并发症。白内障超声乳化术的学习曲线较短，绝大部分眼科医生可以通过标准化的短期集中学习，开展标准的白内障超声乳化术，这种手术的并发症发生率与其他眼内手术相比较低。相比于眼后节手术，眼科手术机器人在眼前节手术中的应用所获的手术益处相对有限。

后发性白内障（PCO）是白内障手术最为常见的并发症，约占67%。PCO是晶状体组织从囊袋中取出不完全导致的，对晶状体残留物的感知和观察不充分使得完全取出晶状体变得很困难。因此，机器人系统未来的一大应用是改进对晶状体赤道部的感知，从而能够在瞳孔区以外和赤道部进行囊袋清洁，以完整地取出晶状体，减少PCO的发生。感知力的不足也增加了后囊破裂的风险，后囊破裂是在核乳化、皮质吸除和囊膜抛光过程中最常见的并发症。囊袋（包括后囊）是一种不易观察的脆弱组织，厚度约10μm。当器械靠近囊袋时，如果抽吸力量不适合，或者超声乳化、灌注/抽吸工具操作不当，就很可能会引发后囊破裂。通过结合高分辨率的眼内OCT成像和高精度的机器人操作，对从后极部到赤道部的整个后囊进行定位，可以安全地指引白内障摘除的手术器械，从而降低后囊破裂的风险。此外，OCT反馈和准确的眼内操作也使OCT引导的人工晶状体植入成为可能。

眼内手术机器人未来的潜在应用还包括基因和干细胞疗法的手术，用于治疗严重的视网膜疾病。这些手术要求准确和长时间地在玻璃体或视网膜下空间进行注射，而传统的玻璃体内给药技术并不理想。已有一些学者研究了无须机器人辅助的视网膜下注射，其在年龄相关性黄斑变性、视网膜色素变性、眼底黄色斑点症（Stargardt病）、脉络膜缺失等疾病的治疗中展现出应用前景。然而，与传统的玻璃体内给药技术相比，视网膜下注射更易引发玻璃体积血、视网膜脱离和术后脉络膜新生血管等并发症。因此，为了获得安全有效的治疗选择，给药方式仍需要进一步研究。外科机器人系统有望具备视网膜下给药所需的精确率和准确率，因此可以用手持工具代替人工操作。

眼内手术机器人系统的另一个潜在应用涉及视网膜血管阻塞性疾病的治疗。视网膜静脉阻塞是由于视网膜静脉硬化、血栓形成，可引起黄斑水肿、青光眼、玻璃体积血，导致视力丧失，影响了约2%的人口。而视网膜动脉阻塞可对视功能造成更严重且急剧的损害。视网膜动静脉阻塞的一种潜在治疗方法是视网膜血管穿刺注射溶栓术。例如，在视网膜静脉阻塞的治疗中，需要在阻塞远端的静脉中插入一条微管，管腔内注入抗凝剂以溶解血栓，抗凝剂需要较长时间的注射，在此期间手术工具必须在静脉内保持稳定。然而，第一和第二级视网膜静脉内径为80～150μm，周边的静脉血管更细，而人类手部震颤的幅度约为120μm。因此, 对于外科医生来说, 该技术所要求的运动稳定性和定位准确性是非常难达到的, 而机器人系统则可以做到。到目前为止, 机器人辅助的静脉穿刺已在动物模型和人类患者中取得成功, 但还没有作为一种安全有效的治疗方法得到广泛的验证。

8.3.2　眼科手术机器人的技术发展方向

可以设想, 外科手术系统具有沉浸式的增强现实操作室, 具备多感官反馈功能。这种集成的增强现实显示能提升眼内手术的安全性和效率, 在复杂的视网膜外科手术 (如剥离严重的视网膜前膜组织) 中尤其有益, 这种手术需要精确的双手操作, 但又受到感觉能力和双手操作难度的限制。因此, 对于眼内手术机器人系统的配备, 除了基础的手术操作系统以外, 还需配置另外两个重要的辅助系统: 视觉反馈系统和力学反馈系统。

高分辨率OCT技术可以用于检测视网膜精细手术操作, 增强视觉反馈, 如通过检测穿刺操作的穿刺针头在水平和垂直上的位置, 反馈到达精准视网膜穿刺部位, 检测并反馈器械所致视网膜组织损伤的精确深度。而目前的多种术中OCT可以实现术中卧位高分辨率的视网膜扫描, 但是由于眼内器械多数为金属制成, 对光有较强烈的反射, 因而在现有垂直的术中OCT下, 器械头端下方的视网膜因为器械的遮蔽而无法显示具体细节状况, 从而无法精确判断其进入视网膜的深度。未来, 进行穿刺针头端材质的改良, 如改为光穿透性良好的半透明材料, 以及进一步改进采用侧方扫描的内窥镜OCT技术, 将能够真正发挥OCT在视网膜精细手术操作中的引导作用, 从而在光学反馈上进一步提升手术的精准性。

对目前已有的一些手术机器人系统配备力学反馈系统, 将有助于手术医生对于手术情况的掌控及操作的精确性评估。而精细率和准确率要求更高的眼科手术对于手术视野的可视度及手术操作可控性的需求更高。用于眼科手术的微力传感器经历了从最开始的依赖光束偏转的传感器到压敏电阻式传感器再到集成了4个光栅的光纤传感器, 从单轴单自由度到三轴二自由度再到多轴多自由度, 从单一手持式传感器到结合显微手机器人再到应用于稳定手机器人的过程, 可以说, 微力传感器在眼科的研究已经日益成熟。但是, 即使有了微力传感器的辅助, 目前用于眼科手术的机器人由于操作精度、维护成本等问题依然没有在临床普及。而且在一些领域, 如手术过程中视网膜遭受到的外力与视网膜损伤之间的关系至今还没有相关的报道, 因此未来可以借助微力传感器来探究这个问题。基于眼科手术的特殊性, 未来眼科的发展方向必定是机器人辅助下的更安全和更高效的手术模式, 而微力传感器必将在其中发挥不可替代的作用。

2001年，"宙斯"系统首次实现了跨洋远程机器人操作胆囊切除手术，而目前特定类型的眼科远程机器人操作是控制台与器械臂有一定距离，但仍在一个实验室内的狭义远程，这提醒我们，发展真正意义上的眼科远程手术也是今后的一个方向，可以使战争区、偏远地区等缺少优秀手术医生地区的患者及时得到治疗。

在不久的将来，眼内手术机器人的手术任务将会部分或完全地自动化，并可以独立完成，而无须人类操作员或外科医生，这只能通过改进OCT、广域眼底彩色成像、B超和磁共振成像（MRI）等技术，并将它们紧密集成并准确整合到机器人系统中来增强反馈才能实现。而在遥远的未来，可以想象人工智能引导的眼内机器人系统甚至在外科医生没有任何输入的情况下拥有作出手术决定的能力。

第9章　人工智能在近视防控领域中的应用

随着计算机技术、大数据采集和成像方法的不断发展，人工智能（AI）在医疗领域的应用不断扩大，机器学习和深度学习在眼科疾病诊断和治疗中的应用越来越广泛。近视是导致视力损害的主要原因之一，在全球范围内患病率较高。近视的早期筛查或诊断，结合其他有效的治疗干预措施，对维持患者的视觉功能和生活质量非常重要。AI通过眼底照相、光学相干断层扫描（OCT）、裂隙灯图像训练，在近视的筛查、诊断、发展预测和治疗方面表现出巨大的应用潜力。此外，基于其他形式数据的AI模型和可穿戴设备在近视患者的行为干预中也表现良好。不可否认，AI在近视领域的实际应用仍存在一些挑战。本章对AI在近视防控领域中的应用现状、潜在挑战和未来发展方向进行分析，提出建立AI集成远程医疗平台将是后疫情时代近视防控的新方向。

9.1　概　　述

近年来，在眼科学、放射学、心血管学、肿瘤学等多个学科开展了大量与AI相关的研究。由于多模态成像技术的发展，眼底摄影和OCT为AI模型的发展提供了丰富的数据集，使AI在眼科领域蓬勃发展。疾病的研究已经从最初的糖尿病视网膜病变、年龄相关性黄斑变性和青光眼扩展到眼前段疾病，如屈光不正。

以近视为代表的屈光不正已成为重要的公共卫生问题。由于任何程度的近视都会增加眼疾病风险，高度近视和病理性近视（PM）会显著增加不可逆视力损害［如青光眼、视网膜脱离、近视性黄斑变性（MMD）和黄斑脉络膜新生血管］或失明的风险。早期识别近视高危人群，定期随访并记录近视进展和并发症对眼保健提供者制定干预措施至关重要。然而，目前的医疗保健系统可能无法应对日益增长的近视经济负担。特别是在新冠大流行期间，远程医疗在疾病筛查和监测中的应用有了巨大的进展。迄今为止，AI已被整合到近视临床实践的各个阶段，并取得了积极的应用效果。本章介绍AI的概念，总结AI在近视防控领域的应用现状，探讨AI在近视防控领域的潜在挑战和未来发展方向，提出建立AI集成的远程医疗平台，为后疫情时代近视患者提供全程个性化管理，将是近视防控的新方向。

9.2　人工智能在近视领域的应用

　　随着数字卫生技术发展的步伐加快，远程医疗、AI和大数据预测分析的应用日益成熟，为医疗保健提供实际解决方案。AI因其独特的大数据处理能力引起了社会的关注。与传统的统计方法相比，AI具有几个显著的功能优势，包括为分析和预测模型填充缺失数据的能力，从而可能提供更准确的结果。此外，AI具有分析大量参数的能力。

　　AI的概念最早是由John McCarthy在1956年提出的，是通过机器模拟人类智能。机器学习（ML）是AI的一个分支，主要使用计算机系统编程来执行任务或预测结果，ML在临床实践中有很大的潜力。传统的ML算法输入专家选择的变量，通常不涉及神经网络。它们包括线性回归、逻辑回归、决策树和随机森林算法等算法（图9-1）。深度学习（DL）是ML的一个子集，无须专门编程，即可自动从已知数据中提取规则，用于对未知数据的判断。深度学习通过使用更多的隐藏层来处理数据中更复杂的非线性模式，因此DL可以处理更复杂的数据。DL算法通常涉及大规模神经网络，如人工神经网络（ANN）、卷积神经网络（CNN）和循环神经网络（RNN）（图9-1）。自2012年以来，CNN的引入使得深度学习在基于图像的应用（如物体识别、图像分类和疾病分级）方面取得了重大突破。深度CNN可以从数据中学习特征表达，并且具有处理高维大型训练数据的能力。研究表明，基于深度学习的医学图像分析系统在疾病监测中的准确性与临床医生相当甚至更好。此外，其他研究也证明了将深度学习算法应用于疾病筛

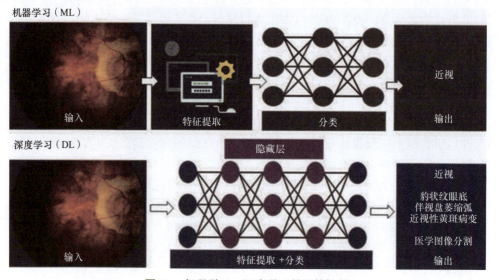

图9-1　机器学习、深度学习的运算机制

查和监测的潜力和可行性。许多眼科疾病的诊断不仅需要评估症状，还需要影像学信息。这一特点促使以深度学习为代表的 AI 技术在临床眼科得到广泛应用。

近视是世界上最常见的眼科疾病之一。它主要发生在儿童和成年早期。研究发现，全球近视患病率为 28.3%，近视人群达 20 亿，其中 4.0% 人群患有高度近视，到 2050 年，全球将有 49.8% 的人群患有近视，其中 9.8% 人群患有高度近视。近视造成的不可逆视力损害，不仅增加了医疗费用，还降低了患者的生活质量，造成了全球性的医疗和经济负担。

近视的经济负担是指因诊治近视所产生的医疗成本、康复成本及社会经济参与损失。其中，医疗成本是指为了达到良好远视力而进行的医疗诊治的费用，包括医院内直接治疗近视的诊疗费用、治疗由近视而引发的其他症状的额外成本和在医院外的眼镜商店的配镜费用等。康复成本主要是指近视患者为了恢复由近视所导致的行为能力缺陷而在辅助器具、教育和设施等方面的投入。社会经济参与损失是指近视对个人行为能力及社会经济参与情况的影响，包括劳动参与损失和生命质量损失。劳动参与损失主要是用近视人群与正常人群的劳动收入差异来度量。至今，近视的诊疗费用尚未纳入我国医疗保险报销范畴，近视患者的每一笔近视相关开销都得全额自负，其中包括检查、配镜、药物、手术及并发症的治疗等。

近视所造成的直接经济负担，从患者角度来看，主要是检查、买药、框架眼镜、OK 镜、硬性透氧性角膜接触镜（RGP）、普通隐形眼镜、屈光矫正手术及并发症治疗的费用；从社会的角度来看，主要是国家财政和社会对医疗机构、防保机构和康复机构等的投入。近视的间接经济负担主要包括因近视所损失的工作时间、陪护人员损失的工作时间、个人工作能力降低而造成的损失，以及对患者本人及其家属所造成的沉重的精神负担等。据统计，新加坡 12～17 岁学生每年近视直接花费为 1.8 亿元，人均 584.1 元。美国的一项横断面研究显示，美国约有 1.1 亿人通过屈光矫正可恢复正常视力，估计费用为 38 亿美元，人均年花费为266.4 元。一项关于全球近视经济负担的研究表明，2015 年全球由近视导致的潜在生产力损失约 2440 亿美元；世界人口统计结果显示，2015 年全球约 73.4 亿人，则 2015 年全球人均近视经济负担约为 233.0 元。有文献显示，预计到 2030 年中国大陆 7～18 岁儿童中约有 1.8 亿患有近视，由此导致的经济负担会随之增加。

9.3　人工智能在近视筛查和诊断中的应用

9.3.1　屈光不正评估

传统的视力检查不仅费时费力，还依赖昂贵的仪器与经验丰富的医生和技术人员。有表达障碍的人（如幼儿、老人和有语言交流障碍的患者）在检查时合作尤其困难。在发展中国家或贫困地区，由于缺乏医生和医疗设备，很难准确评估屈光不正，患者很可能错过最佳治疗时期，导致不可逆转的视力丧失。因此，提供及时、高质量、为大众所接受的屈光筛查是非常必要的。

虽然眼科医生通常很难通过视网膜眼底照相评估屈光不正，但深度学习技术能够相当准确地预测。Varadarajan等开发了一种深度学习算法来预测视网膜眼底照相中的屈光不正。Tan等研究发现，通过使用彩色眼底照相，一个由预先训练的CNN组成的系统能够以很高的精度评估屈光不正。Yang等训练深度学习系统从眼部外观图像中自动检测近视，该系统AUC为0.927，这项研究证明了在偏远地区筛查和监测近视儿童屈光状态的可能性。

目前我国近视筛查的最主要手段为在每年中小学的体检中，由受过专业训练的护士或技术人员进入学校进行裸眼视力检查，再将视力异常的儿童转诊至医院进一步验光以明确诊断。最新研究显示：裸眼视力筛查的平均敏感度为59.71%，平均特异度为89.74%。校园筛查存在漏诊率高、检查结果反馈不及时、人力成本高、偏远地区覆盖率较低等问题，使许多近视患儿的病情延误，屈光不正没有得到及时的诊断和治疗。Yang等利用2350幅用通常照相机拍摄的6～18岁患儿的眼球外观图像，训练深度学习系统通过眼球外观识别图像中异常屈光状态，结果显示敏感度为81.3%，特异度为86.42%，AUC为0.927，敏感度远高于学校传统裸眼视力检测手段。此外，新的近视筛查技术也在逐步诞生，为未来AI在相关领域的落地应用提供了基础，如Jaeb Visual Acuity Screener是一种公开免费的近视筛查软件，家长可在家中用家用电脑对儿童进行近视筛查；SVone是一种可与市面上通用的智能手机连接的外接设备，可随时进行屈光异常筛查。这些技术可以通过移动智能设备，远程实时监测青少年的屈光状态，有利于大规模推广与普及近视筛查，有效降低时间成本和人力成本，对近视的公共卫生防控具有重要意义。

9.3.2　病理性近视的诊断

病理性近视目前比较公认的定义为高度近视同时伴有巩膜、脉络膜、视网膜色素上皮（RPE）病理性改变和视力损伤。2015年，Ohno-Matsui等将病理性近视黄斑病变分为5级：无视网膜退行性病变为0级，豹纹状眼底为1级，弥漫性脉络膜视网膜萎缩为2级，斑块状脉络膜视网膜萎缩为3级，黄斑萎缩为4级，以及另外3个附加病变：漆裂纹、脉络膜新生血管和Fuchs斑。在此标准中，2级以上或具有至少1个附加病变即可诊断为病理性近视。各种眼底病变如黄斑劈裂、视网膜脱离、脉络膜新生血管等是高度近视的常见并发症。目前，病理性近视的标准分级、发病机制、预防策略和治疗方法等都还有待研究。缺乏标准分级使得在不同流行病学调查和临床试验的结果之间难以进行比较，缺乏统一的标准也给基于大数据机器学习的AI进行病理性近视眼底病变诊疗造成了困难。

　　病理性近视伴有视网膜退行性改变，如果不及时治疗，可能导致不可恢复的视力丧失。考虑到许多病理性近视患者是年轻人或中年人，使用一种方法来监测病理性近视以减少致盲并发症对于眼科医生来说是至关重要的。然而，病理性近视的诊断，通常需要一个完整的检查，包括评估视力和彩色眼底照相采集，才能界定为视盘周围萎缩和近视性黄斑病变。

　　Tan 等介绍了一种基于眼底照相通过视盘周围萎缩特征自动检测病理性近视的方法。为了提高预测精度，Zhang 等提出了一种基于机器学习算法的病理性近视检测计算机辅助框架。通过分析 2258 名受试者的人口统计学和临床信息、视网膜眼底照相数据和基因分型数据，该方法的 AUC 为 0.888，优于单独使用人口统计学和临床信息（AUC=0.607）、影像学数据（AUC=0.852）或基因分型数据（AUC=0.774）的检测结果。Hemelings 等成功开发了一种基于深度学习算法的同步检测病理性近视的方法，AUC 为 0.9867，并细分近视引起的病变。其他类似的研究也有报道，如通过深度学习模型的眼底照相自动识别近视黄斑病变的不同类型。此外，利用 OCT 黄斑图像开发 CNN 模型，用于识别高度近视成人视网膜劈裂、黄斑裂孔和视网膜脱离等视力威胁情况，模型获得了良好的敏感度和 AUC 评分。

9.4　人工智能在近视进展预测方面的应用

　　成年人可能会存在不可逆的眼损伤，家长、临床医生和政策制定者担心儿童近视发展为高度近视甚至病理性近视。因此，预测近视进展可以为临床实践、卫生政策制定和精准的个体化干预提供证据，以便控制学龄儿童近视。

　　Lin 等利用随机森林机器学习对 68 万份电子病历数据进行分析，探索了近视发展规律，并根据临床测量数据预测儿童青少年近视的发生发展，该模型在未来 8 年内具有良好的预测性能（AUC：0.801～0.837）。Yang 等利用机器学习方法基于小学生的测量数据和行为数据建立了近视预测模型，该模型取得了良好的预测性能和准确性。为了使这些模型得到推广，还需要进一步在不同人群中进行验证。

9.5　人工智能在近视屈光手术中的应用

　　屈光手术的目的是矫正成人稳定性近视的屈光不正。角膜屈光手术和眼内手术是屈光手术的两种主要形式。目前，角膜屈光手术包括准分子激光上皮性角膜磨镶术（LASEK）、准分子激光原位角膜磨镶术（LASIK）和飞秒激光小切口角膜基质晶状体摘除（SMILE）。眼内手术包括人工晶状体植入术和白内障手术。为了达到最佳的视力和屈光效果，最大限度地降低术后并发症的风险，研究人员将 AI 应用于屈光手术的各个阶段，并取得了理想的结果，特别是在 LASIK 术后扩张风险的术前筛查，指导手术计划的制订和人工晶状体（IOL）度数的计算等方面表现优异。

9.5.1   术前筛查

1998 年，Seiler 等首次报道了 LASIK 术后医源性进行性扩张，也称为医源性扩张。该并发症可引起术后屈光消退，严重影响手术效果。角膜扩张的发生是由于角膜基质的生物力学失代偿，这可能与先前存在的生物力学弱化（如圆锥角膜、亚临床圆锥角膜和结痂性圆锥角膜）或对角膜结构的严重影响有关。屈光手术前的筛查对于鉴别医源性扩张的高风险患者是极其重要的。Xie 等将深度学习算法与角膜断层扫描相结合，开发了筛选系统，以筛选屈光手术的潜在候选人，研究显示其识别医源性扩张的敏感度为 80%，诊断早期圆锥角膜的敏感度为 90%，总体诊断准确率为 95%，AUC 为 0.99。为了训练和开发更准确的基于 AI 的算法来识别医源性扩张的高风险人群，有必要进行纵向随访并收集更多的临床数据来训练和验证 AI 模型。

9.5.2   指导手术计划的制订

AI 技术可以指导外科医生为特定患者选择最佳的角膜屈光手术方法。Yoo 等开发了一个多类别机器学习模型，用于为患者选择屈光手术方案。研究利用 18 480 名拟接受屈光手术的患者数据，对该模型进行训练，为患者选择最佳的屈光手术类型，在内部和外部验证数据集的准确率分别为 81.0% 和 78.9%。Cui 等开发了一种基于机器学习模型的全飞秒近视手术列线图，以达到最佳的术后视觉效果。对于打算接受人工晶状体植入术的高度近视患者，需要在前段插入一个额外的晶状体，必须有正确的前房深度（ACD）值。ACD 值通常通过常规的 A 超获得。然而，这些机器既昂贵又笨重，在偏远地区可能无法使用。Chen 等开发了一种使用机器学习辅助的便携式智能手机裂隙灯装置预测中央 ACD 的新方法，这种新方法可能为增加 ACD 测量的便利性提供了新的方向。

9.5.3   与近视相关的人工晶状体度数计算

对于计划通过人工晶状体植入术或白内障手术矫正屈光不正的患者，准确的人工晶状体度数是改善其术后视力质量的关键。通过结合新技术进行人工晶状体度数计算来提高人工晶状体选择的准确性。与第二代和第三代公式相比，第四代公式，如 Olsen 公式（基于光线追踪）和 Barrett Universal Ⅱ（BU Ⅱ），具有较好的计算准确性。有研究开发了一种新的基于机器学习的高度近视计算器，该计算器结合了 BU Ⅱ 公式结果，与单独使用 BU Ⅱ 公式相比，可以实现 ±0.25 D 预测误差。对于高度轴性近视，基于 AI 的人工晶状体公式似乎显示出更高的准确性，包括 Hill-RBF（Hill-radial basis function）计算器和 Kane 公式。Hill-RBF 计算器使用 AI、回归分析及一个真实术后屈光结果来预测人工晶状体度数。Hill-RBF 主要基于经验数据，因此准确性受到数据类型和眼部特征的限制。为了克服这一限制，Hill-RBF 2.0 扩展了数据库，通过收集各种眼部特征和手术结果，对更多的眼部特征（如高度轴性近视）进行了人工晶状体度数预测。2020 年 9 月，Hill-RBF 3.0 发布。随着 Hill-RBF 数据库的扩展，计算器在人工晶状体度数预测中获得了更好的准确性。另一种前景巨大的人工晶状体计算方法是 Kane 公式，它将 AI 与理论光学结合起来预测人工晶状体度数。研究表明，Kane 公式的绝对误差小于 BU Ⅱ、Olsen 和 Hill-RBF 2.0 公式。在英国对 10 930 只眼睛的研究中，Kane 公式在所有眼轴范围内的平均绝对预测误差最低，对于长眼轴（AL ＞ 26.0mm）的绝对误差最小。

9.6　人工智能在近视行为干预中的应用

有效的行为干预对于预防近视或控制近视进展具有重要意义。为了了解与近视发生和发展相关的行为，研究者研发了一种名为 Vivimonitor 的可穿戴设备，用于调查 6～16 岁近视儿童的视觉行为。使用机器学习算法，Vivimonitor 确定了视觉活动的类型，如观看电子产品、桌面工作和计算机工作等。这项研究称，孩子的年龄越大，花在远距离观察物体上的时间更少，花在使用电脑上的时间更多，花在身体运动上的时间更少。毫无疑问，户外活动是预防近视的主要保护因素。现在正在开发可穿戴设备，结合互联网或社交网络应用程序，旨在鼓励孩子们花更多的时间在户外。新加坡眼科研究所开发了一种新型可穿戴健身追踪器（FitSight），其中包括一个光传感器和一个配套的智能手机应用程序的智能手表，可以记录户外活动的时间，并向父母和孩子发送反馈信息。此外，过度近距离用眼行为是最常见的与近视相关的危险视觉行为之一，许多研究表明，它可以加速近视的发生和发展。云夹（Clouclip）是一种安装在眼镜两侧的基于云的传感器设备，可以客观、动态地监测佩戴者的用眼距离和持续时间。当检测到近距离用眼行为，如特别短的观察距离或长时间的连续近距离用眼行为时，该设备可以提供振动警报。Cao 等收集了 67 名受试者的数据，这些受试者在实验期间整天（除了洗澡和睡觉）佩戴云夹，研究发现该设备可以显著改变学龄儿童的学习行为，而且这种影响可以持续一段时间。He 等研发腕表采集学生户外活动时间，采用随机整群抽样方法对 6295 名学生开展研究，结果显示增加户外活动可以降低近视率。

9.7　人工智能与近视遗传学

近视既表现出基因的遗传易感性，也表现出对环境因素的遗传易感性。虽然有超过200个与近视相关的基因，但遗传对表型的贡献似乎不大。近年来，利用大数据进行的遗传和表型相关分析在各个医学领域取得了重大进展，这对于多因素疾病（如近视）尤其重要（基于基因精准医疗的潜在应用前景）。

近年来，连锁分析、候选基因鉴定、全基因组关联分析（GWAS）和二代测序（NGS）等分子技术已经能够在近视患者中识别新的风险相关位点。已确定的一些基因组包括那些参与多巴胺和光处理的基因组，以及近视发展中光暴露和离焦支持机制有关的基因组。然而，在近视中对GWAS和NGS结果的解释既具有挑战性又令人费解，屈光不正的变异中只有不到5%是由遗传变异引起的。近视是多种遗传和环境因素复杂相互作用的结果。混杂环境风险因素包括工作时间过近、户外时间有限及基因-环境相互作用。近视患者中风险等位基因的低报道频率进一步加剧了这种情况。

目前，AI在临床基因组学中的应用尚处于早期阶段。一些研究已经证明了AI从电子健康记录、临床图像和医疗设备中提取深层表型信息的能力，以支持遗传分析。此外，卷积神经网络和递归神经网络架构在各种临床基因组学应用中都显示出早期前景，包括变异调用、基因组注释和功能影响预测。这样的实验可以促进开展更多的转化研究，特别是与具有复杂表型的疾病相关的研究。

9.8　近视防控的新模式：远程医疗

远程医疗是医疗领域的一种新的服务模式，旨在通过提供远程医疗服务来解决偏远和欠发达地区人群的医疗服务问题。全球新冠大流行将远程医疗带到了眼科医疗服务的最前沿。随着AI技术的发展和5G通信网络覆盖范围的扩大，AI集成远程医疗平台将逐渐成为后疫情时代眼科诊疗的新常态。在近视防控应用中，AI融合的远程医疗平台应主要关注以下几个方面：降低眼科诊所的人力需求，降低患者与医生直接身体接触的风险，实现全程个性化管理。

基于AI的设备使非眼科医护人员（如验光师、护士和技术人员）能够单独执行多项任务，此外，远程医疗可以减少患者与医生之间的直接身体接触。这些变化不仅可以满足定期和重复随访的需要，有效监测和记录近视屈光状态，而且可以降低暴露风险。

为近视患者提供全程个性化管理，首先要实现医院-社区-家庭一体化健康管理。Wu等提出了一种AI集成的远程医疗平台，用于筛查和转诊白内障患者。

这个远程医疗平台包括家庭自我监测、初级保健和专科医院服务。考虑到近视主要发生在儿童和成年早期，利用基于 AI 的便携式设备定期对目标人群进行大规模筛查，并将检查数据存储在远程医疗平台上。该平台对收集到的临床数据、图像和潜在的基因组数据进行 AI 分析，对识别的个体近视进展风险进行分类，制订个性化的管理计划，包括对可穿戴设备患者进行视觉行为干预。对于没有近视相关并发症的患者，可以实施家庭监测。对于具有非致盲性近视并发症的近视患者可以实施家庭监测和社区卫生服务机构监测（在这些机构可以进行视网膜眼底照相或 OCT）。如果上述患者发生病理性近视或近视伴致盲并发症，可通过快速通道转诊至眼专科医院。初步诊断为病理性近视或致盲并发症的患者应直接转诊至眼专科医院。治疗后，患者返回家中并继续进行家庭监测。对于需要手术治疗的患者，可将 AI 集成远程医疗应用于术前筛查，确定 LASIK 术后扩张的风险，指导手术方案的制订和人工晶状体度数的计算。

9.9　当前的挑战和未来的方向

尽管 AI 在近视中的临床应用取得了成功，但挑战和障碍仍然存在。在广泛应用 AI 防治近视之前，必须克服关键的技术和临床限制。

9.9.1　可重复性和可比性较低

目前几乎所有 AI 和机器学习的研究，都是基于不同数据集的分析和训练，然而不同数据集的影像资料分辨率、成色等有一定的差异，很多团队的数据库和源代码都没有公开，使得实验可重复性和不同算法之间的对比研究变得十分困难。也正因如此，AI 算法和系统的研究与实际临床应用落地之间还存在着较大的距离。为解决这一问题，在严格遵守患者隐私保护的前提下，可鼓励研究团队公开发表数据集，并由专业机构集中管理，将数据集储存于广泛应用的机器学习数据库中，供研究团队使用，以增加后续研究的可重复性和可比性。同时也可以选择添加扩展程序，Wang 等为解决 AI 在分析不同机构、不同扫描程序提供的眼底影像时存在障碍的问题，提出了一种新颖的基于补丁的输出空间对抗学习框架，使 AI 经过训练对新数据集产生适应，逐步兼容。

9.9.2　影像资料质量要求高

AI 的应用往往高度依赖眼部的影像资料，因而对影像资料的质量要求较高。对比度及像素较低的影像资料会使 AI 的判读能力降低，出现高特异度、低敏感度的结果，典型的病例依然可以被正确判读，但会出现一定数量的假阳性结果。为解决这一问题，Zhang 等研发的超广角眼底筛查系统 DeepUWF，创新性地引入了6种眼底图像预处理技术：直方图均衡、自适应直方图均衡（adaptive histogram equalization，AHE）、强度缩放、伽马校正、S形调整和有限对比度 AHE，有效提高了AI神经网络的学习能力，显著增加了实验结果的敏感性。

9.9.3　可解释性较低

尽管AI具有极其强大的分析、学习、预测的能力，但目前大多数机器学习算法都对其诊断过程缺乏解释能力，其学习过程及决策过程的具体步骤是未知的（即"黑箱"）。AI的训练过程依赖于建立输入和输出结果间的联系。因此，部分算法并不依据影像资料中的病理信息进行诊断，而是综合了图片上其他混杂的特征，使其专业信服度低。对"黑箱"进行拆解，决策步骤进一步细分，有助于提高机器学习算法的可解释性，也有助于临床医生通过AI学习新的临床思维，进一步提高临床诊断能力。

9.9.4　数据监管与隐私保护尚不成熟

尽管AI在近视防控与治疗领域，乃至整个医疗领域都有着相当广阔的应用前景，AI方便、高效、快捷、成本效益比极佳，但这一切效率的前提来自对众多患者真实临床数据的收集，由此不可避免地带来患者隐私泄露、数据滥用、决策公平等问题，目前我国在AI相关隐私问题的法律法规尚不够完善，不同机构的患者数据保密工作水平参差不齐，有关部门可加强相关领域的监管，研究机构应切实履行保护患者隐私的义务，以减少相关的伦理与法律问题，促进AI研究领域的发展。

9.9.5　研究范围较为局限，交叉研究较少

目前，AI在近视问题的研究多局限在对影像资料的处理，具体表现为疾病的筛查与预测、病理性近视的诊断与分类，以及近视矫正与屈光手术治疗等领域，但AI联合基因组学、蛋白质组学、环境科学及人文社会科学等综合学科进行近视防控的研究还相对较少，一方面AI技术近年来发展过于迅猛，交叉领域研究需要时间；另一方面，跨学科的综合研究需要有关部门牵头合作，整合资源。不可否认的是，要实现AI对青少年近视的精准防控，需要进一步拓展目前AI的研究领域，注重AI结合其他领域的跨学科探索。

9.9.6　伦理、法律和监管问题

随着AI应用范围越来越广，安全和隐私已成为人们关注的问题，并涉及伦理、法律和监管等方面，如由AI算法的错误判断导致的不良后果的法律后果由谁来承担，是开发算法的公司，是使用这个算法的医生个人，还是医生所在的医疗机构。此外，还需要不断建立和完善旨在保障AI训练数据和测试数据安全的

协议与法律。

9.10　结　　语

　　由于眼科学学科特点，临床诊断依赖于影像资料，AI强大的图像分析能力使其在眼科领域具有较大的应用前景。目前，有关AI在近视防控中的应用大多还处于起步阶段，随着临床研究逐步展开，未来AI在临床场景中诊治的准确性与稳定性将逐步提高。伴随着大数据、5G技术与物联网技术的快速发展，更多的可穿戴智能设备和APP能精准监测儿童青少年的用眼习惯，发现屈光异常，监控近视进展，为近视的早期干预与预防提供条件。智能设备所收集的海量数据，可在云端储存，建立数据库，为今后的AI训练提供新的素材；也可进行大数据分析，帮助研究人员进一步了解近视的流行病学及发病机制，为今后AI近视精准防控打下基础。同时，伴随着基因检测和各地电子病历系统的逐步普及，可使未来AI逐步整合患者的综合信息，为近视的个体化防控提供可能。此外，相关法律法规需要不断完善，实现AI在近视防控领域应用的全面监管。利用AI可大幅度降低近视筛查的时间成本及人力物力成本，可有效减缓高度近视、病理性近视进展，减少眼底病变发生，降低近视致盲率，减少由近视带来的社会经济负担。

第10章 眼科智能装备创新研究和应用

传统眼科装备的发展历程可以追溯到古代，当时医生使用简单的放大镜来观察眼部病变。随着时间的推移，裂隙灯生物显微镜和眼底照相机等眼科装备陆续出现，这些装备可以帮助医生更好地观察眼部结构和病变，提高诊断和治疗的准确性。然而，这些传统的眼科装备存在许多局限性，如分辨率不高、视野狭窄等，不能满足眼科医生对眼部结构和功能信息更全面和准确获得的需求。

随着科技的不断进步，眼科专科设备逐渐涌现，如角膜地形图、眼表综合分析仪、激光扫描检眼镜等。这些设备可以提供更全面、更准确的眼部图像和数据，从而帮助医生更好地诊断和治疗眼部疾病。例如，激光扫描检眼镜可以提供更广泛的视野和更全面的视网膜图像信息等。这些信息的联合使用可以更全面地评估眼部健康状况，如黄斑病变、青光眼和视网膜脱离等眼部疾病。同时，这些新型设备通常无须接触眼部，即可提供高质量的眼部图像和数据，从而减少了患者的不适感和感染风险。

随着医学技术的进步及精准医疗、个性化医疗的需求不断提高，研究者开发了多种新型眼科成像技术，如功能性裂隙灯生物显微镜、全视场光学相干断层扫描成像等，且已被证实在眼科临床拥有巨大的应用潜力，将会在不久的未来投入眼科装备市场，成为下一代眼科成像装备。

总之，眼科装备的发展经历了漫长的过程，从传统的简单放大镜到现代的多模态成像装备，不断为眼科医生提供更多的眼部结构和功能信息，从而帮助医生更好地诊断和治疗眼部疾病。未来，随着科技的不断进步和医疗需求的不断增加，下一代眼科成像装备的应用将会更加广泛。

10.1 传统眼科成像装备的发展简史

在众多眼科成像装备中，裂隙灯生物显微镜由于发展时间长、操作简便等原因成为目前眼科临床应用最广泛的成像设备，被誉为"眼科医生的听诊器"，经验丰富的眼科医生甚至可以利用裂隙灯生物显微镜完成从眼前段到眼底的几乎全部检查。尽管如此，受限于成像原理等原因，裂隙灯生物显微镜在进行眼底检查时的成像视野相对局限，在眼底检查中眼科临床目前更多依赖眼底照相技术进行成像。经过近100年的发展，眼底照相技术的成像视野从20°逐渐发展到了50°，新一代眼底成像技术的视野甚至可以超过100°，在众多眼底疾病的筛查与诊断中发挥着重要作用。然而，无论是裂隙灯生物显微镜还是眼底照相技术，都只能提供二维的检查结果，对于病灶的准确定位性能较差且无法对深层组织进行成像。光学相干断层扫描技术诞生于20世纪90年代初，可以提供活体组织的三维影像结构，相关技术诞生后不久便迅速应用到了眼科成像中，被誉为眼科诊断领域的"金标准"。

10.1.1　裂隙灯生物显微镜

眼睛的低倍临床生物显微镜是诊断眼部疾病的重要工具，眼科医生通常使用裂隙灯生物显微镜（slit lamp biomicroscopy，SLB）来检查几乎所有患者。从根本上讲，可调节狭缝只是一种允许可变照明角度的方法。然而，这个令人惊讶的简单概念使裂隙灯显微镜成为每个眼科医生不可或缺的仪器，裂隙灯生物显微镜也被称为"眼科医生的听诊器"。自20世纪初出现以来，裂隙灯已经得到了显著的发展。

浦肯野（Purkinje）是最早将显微镜应用于活体人眼的人之一，他在19世纪20年代用可调显微镜通过照亮视野来研究虹膜。几年后，路易斯·德·韦克（Louis de Wecker）将目镜、物镜和可调节聚光镜组合在一个镜筒内，单目裂隙灯诞生了。西格弗里德·恰普斯基（Siegfried Czapski）对Wecker的发明进行了改进，为显微镜添加了双目功能。然而，这些人制造的装置都没有足够的、可调节的照明，无法产生很大的临床效益。眼科医生、1911 年诺贝尔奖获得者阿尔瓦·吉尔斯特兰德（Allvar Gullstrand）发明了第一台真正的裂隙灯。然后，Henker和Vogt在20世纪初改进了Gullstrand的设备，创造出可调节裂隙灯，并将Czapski的显微镜与Gullstrand的裂隙灯照明相结合，于是现代裂隙灯生物显微镜诞生了，这是一种强大的诊断工具，能够对眼前节的光学切片进行详细的立体检查。该仪器不仅是临床上必不可少的诊断工具，还极大地促进了眼科科学知识的发展。阿尔弗雷德·沃格特（Alfred Vogt）通过创新和细致地使用裂隙灯，在推动这一知识库方面发挥了重要作用。Vogt使用裂隙灯生物显微镜来研究多种疾病，因此，裂隙灯显微镜被眼科界视为一种重要的诊断工具，随着时间的推移，眼科医生发明了超越角膜和眼前节的新检查方法。例如，裂隙灯与某些隐形眼镜结合使用，可以更详细地检查前房角。

如今，现代裂隙灯显微镜的两个主要组成部分是照明系统和观察系统。大多数裂隙灯的照明系统由两种不同的设计组成。第一种设计是Haag-Streit型照明，允许在垂直子午线上解耦。当进行前房角镜检查以最大限度地减少反射及进行间接检眼镜检查以增加周边视野时，这种垂直解耦特别有用。第二种设计是蔡司型照明系统，不允许在垂直子午线中解耦。许多眼科医生认为，蔡司照明的优点是它赋予裂隙灯轻盈和紧凑的特点，使其更易于使用。无论哪种情况，当今的照明系统都能够产生均匀、无像差的白光束。大多数裂隙灯使用卤素灯泡来产生较短波长的光，与较长波长的光（即钨丝灯泡）相比，可以更好地观察较小的结构。

　　裂隙灯的第二个主要组成部分是观察系统。现代裂隙灯显微镜可以将图像放大5～25倍，有些显微镜可以放大40倍甚至100倍。放大倍率一般通过三种方式实现，即翻转式变倍系统、伽利略旋转镜筒和连续变焦系统。然而，裂隙灯的放大倍数不如其分辨率重要。裂隙灯的分辨率取决于所用光的波长、眼睛和物镜之间的折射率、工作距离及物镜的直径。实际上，前三个因素不容易改变，但可以改变物镜直径以提高分辨率。然而，直径非常大的镜头也会使光学像差。观察系统还受到患者眼睛与检查者眼睛之间距离的影响。这就需要一个用于双目观察的会聚系统，大多数现代裂隙灯生物显微镜都设计有10°～15°的会聚度，以最大限度地减缓检查者的眼睛疲劳。在决定适合特定诊所的最佳裂隙灯时，必须考虑照明和观察系统中的这些功能。

　　由于操作简便、成本低廉等原因，裂隙灯生物显微镜是目前眼科临床使用最频繁的一种重要的必备光学检查成像设备，其成像检查如图10-1所示。然而，目前传统裂隙灯生物显微镜只能进行结构成像，无法对眼表功能进行评估，同时对于结膜微血管等眼表精细结构的成像分辨率仍然不够高，越来越无法满足眼科临床日益增长的诊疗需求，亟待更高分辨率、更多成像功能的裂隙灯生物显微镜。

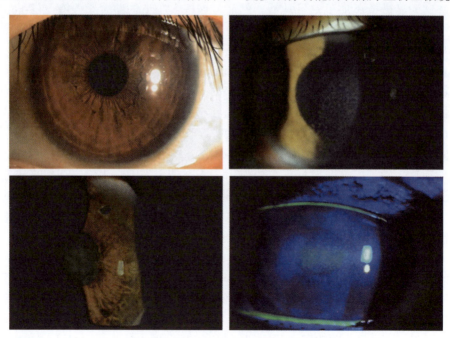

图10-1　裂隙灯生物显微镜成像检查图

10.1.2 眼底照相技术

眼底照相技术的概念最早于19世纪中叶被提出，继1839年摄影术问世后。1851年Hermann von Helmholtz设计了检眼镜，首次实现了对眼底的观察。19世纪60年代初期，Henry Noyes和Abner Mulholland Rosebrugh都参照检眼镜的原理组装了眼底相机并尝试对动物进行眼底摄影。早期的眼底照相受到光线不足、长时间曝光、眼球运动和突出的角膜反射的限制，细节清晰度低。这些问题自眼底照相技术诞生几十年后才得以解决。

关于首张成功的人眼底照相存在一些争议。大多数说法是William Thomas Jackman和J. D. Webster于1886年在两本摄影期刊上发表了其技术及眼底图像的复制品。根据一些历史记载，眼科界的知名人士Lucien Howe及其助手Elmer Starr在1886～1888年合作开展了眼底摄影项目，他们可能是首先拍摄人类视网膜的人。Lucien Howe将Jackman和Webster的结果描述为第一张"可识别的"眼底照相，显然是对Jackman和Webster第一个"发布"眼底照相的认可。根据文献记录，Howe和Starr的图像作为眼底照相更"容易辨认"。

眼底照相技术诞生之后近80年的时间里，人们一直在努力拍摄清晰的眼底照相。数百名专家共同努力攻克了这一难题，最终由Friedrich Dimmer于20世纪初实现，他于1921年发表了拍摄的照片。1926年，卡尔蔡司公司推出了第一台商用眼底相机，它提供了10°的视网膜视野，需要使用闪光粉和彩色胶片进行手动曝光。从那时起，眼底相机的功能得到了极大的改进，包括免散瞳成像、电子照明控制、自动眼睛对准和高分辨率数字图像捕获。这些改进帮助现代眼底摄影成为记录视网膜疾病的标准眼科实践。

随着眼底照相技术的发展，目前临床常用的眼底相机的成像视野多为45°或50°，大部分的眼底疾病可以通过眼底照相机进行诊断或辅助诊断，如图10-2所示。为了观察更大范围的眼底影像，目前眼科临床上多采用改变固视的方法拍摄不同角度的眼底彩照并进行拼接，其中应用较为广泛的拼接方法是由糖尿病视网膜病变早期治疗研究组（Early Treatment of Diabetic Retiopathy Study，

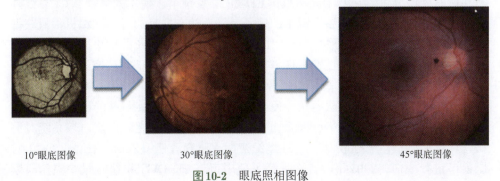

10°眼底图像　　　　　　30°眼底图像　　　　　　45°眼底图像

图10-2 眼底照相图像

ETDRS）提出的标准化七视野眼底彩照，包括视盘视野、黄斑视野、黄斑颞侧视野、颞上视野、颞下视野、鼻上视野和鼻下视野等，七张眼底彩照拼接后大概可以覆盖约34%的视网膜面积。然而这种拍摄方法对于图像采集人员的技术水平和受试者的配合程度要求均较高，需要开发操作更加便捷、成像范围更广泛的智能眼底照相设备。

10.1.3　光学相干断层扫描

光学相干断层扫描（OCT）是一种使用低相干干涉测量技术对眼部结构进行非接触式活体成像的方法。自推出以来，OCT成像已成为眼科临床与科学研究的关键部分。随着技术的改进，如捕获图像的速度和分辨率的提高，OCT成像对临床实践的影响迅速增加。此外，OCT图像处理软件现已允许结合多次扫描、三维重建和精确测量。这使得在直接可视化可能困难的情况下进行术前诊断、可能影响手术决策的术中实时成像及术后对疾病进展和手术结果的评估成为可能。

OCT通过测量从组织结构反向散射的光的回波时间延迟来生成二维或三维断层扫描图像，如图10-3所示。为此，来自低相干光源的光被分束器分成两条路径，被引导到干涉仪的两个臂中。在参考臂中，镜子反射光，而在样本臂中，光被组织向后散射。样品臂中的光学组件定义了照明属性，如光束的形状、焦深和强度分布。在组织中，不同的结构具有不同的折射率。因此，光在不同折射率的层之间的界面处被反向散射。从参考臂和样品臂返回的光在分束器处重新组合并被引导至检测器。仅当两光束之间的路径位于光源的相干长度内时才会发生干涉。为了获得深度分辨率，时域（TD）或频域（FD）解决方案被提供。在TD-OCT中，在平移参考臂中的反射镜时使用扫描参考延迟。用点探测器收集光线，当参考镜以恒定速度移动时，即可实现深度分辨率。在参考镜的不同位置，样品内的不同结构会导致干扰。参考镜的完整行程称为A扫描，类似于超声波技术。而在FD-OCT中，则按顺序检测光回波，FD-OCT收集源光谱中的调制，同时捕获所有光谱分量。在基于光谱仪的FD-OCT系统中，使用光谱仪和CCD线阵相机对光进行光谱分析。参考臂中的镜子是静态的，并且通过一次相机拍摄获得A扫描，从而实现更高的采集率。因此，基于光谱仪的系统的采集速度受到线传感器读出速率的限制。通过使用逆傅里叶变换将波数相关信号转换为轴向扫描信息。另一种FD-OCT技术基于扫描源（swept-source，SS）技术，即使用该光源激光在波长内快速扫描，从而允许使用点探测器和高达数兆赫兹的高采集速率。

OCT提出后不久就被应用于眼前节成像，早期OCT普遍使用时域系统对前房、房角和晶状体进行成像。在21世纪初期，研究者使用Zeiss Stratus OCT对眼前节进行成像。2001年，首次报道了使用市售TD-OCT系统测量中央角膜厚

度。同年，Radhakrishnan及其同事提出了一种专为眼前节成像设计的FD-OCT
系统，在1310nm波长下进行500次A扫描，帧率为8Hz。该系统采用远心扫描
几何结构，扫描宽度可达15mm，扫描深度可达6mm，从而实现宽视场成像。由
于速度的提高，响应光刺激的生理瞳孔收缩的实时成像成为可能。与视网膜成像
相比，1300nm左右波长的光源可用于眼前节成像，因为不需要考虑玻璃体等对
该波长的吸收。由于散射损耗较低，较长波长的优点是可以更深地穿透组织。此
外，在此波长范围内可以使用更高的光功率，因为大部分光被玻璃体吸收而不
会到达视网膜。前两个专为眼前节成像设计的商用OCT系统是蔡司的Visante
OCT和海德堡的SL-OCT，分别于2005年和2006年获得美国FDA批准上市。两
个系统均采用TD-OCT技术，并提供18～25μm的轴向分辨率。其采用中心波
长为1310nm的激光，穿透深度相对较高，具有对巩膜等更深结构进行成像的优
点。然而，TD-OCT的一个主要缺点是A扫描速率和灵敏度较低。

　　在推出这些系统后不久，专为眼底成像设计的FD-OCT扫描仪成像被推向
市场，并同时提供用于眼前节成像的附加镜片系统。尽管FD-OCT系统提供了
比TD-OCT系统更高的速度（＞25 000次A扫描/秒），但是成像视野要小得
多。以RTVue FD OCT（Optovue，美国）为例，其眼表成像模块（CAM）提
供两种放大倍率和成像范围2mm×2mm的区域，而CAM-L可以扫描6mm×
2mm的区域，但分辨率较低。蔡司Cirrus HD-OCT具有内置的眼前节成像模块，
该模块使用60D的镜头，可以扫描3mm×1mm的区域。两个系统均使用波长
为840nm的超发光二极管，因此与之前推出的时域系统相比，穿透深度明显较
低。最近，Cirrus HD-OCT 8.0采用15.5mm×5.8mm逐角扫描，通过源图像和
镜像图像的重叠，实现了5.8mm的高分辨率扫描深度。海德堡的Spectralis OCT
还利用眼前节模块进行高清逐角扫描，但为了实现这一目标，它牺牲了部分角
膜图像。近年来，其他基于光谱仪的OCT系统，如允许眼前节成像的Envisu
（Bioptigen Inc.，美国）和Copernicus HR（Optopol Technologies SA，波兰）
也被引入市场。

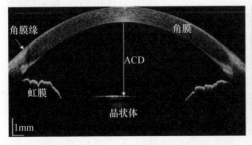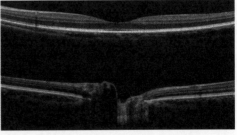

图10-3　眼前节OCT及视网膜OCT图像

2008年，第一台扫频（SS）FD-OCT推向市场。Casia SS OCT（Tomey，日本）使用1310 nm扫频激光作为光源，专为扫描眼前节而设计。扫描区域达16mm×16mm，深度为6mm。扫描速度30 000次A扫描/秒，可以基于128次径向扫描对整个眼前节进行三维表示。Casia SS OCT 2.0可以对整个晶状体进行成像，并对房角和其他参数进行自动定量分析。Triton SS-OCT是专为后段成像而设计的SS-OCT，可以提供100kHz的A扫描速率，但扫描深度仅为3mm。

OCT目前在眼科领域的许多研究和临床应用中发挥着重要作用，以眼前节OCT为例，目前的眼前节OCT在详细的眼表评估、影响手术结果的角膜评估、青光眼诊断的房角评估、房水流出评估及眼前节的血管供应等方面都发挥着重要作用。甚至有研究将眼前节OCT成像应用扩展到巩膜、角膜缘和眼外肌成像。OCT的主要优点包括快速、无创、对眼睛内的结构进行成像，同时提供定量测量，分辨率和采集速度的改进提高了图像质量和成像的可重复性，具有更多细节。OCT技术的进步已经从提供包括眼前节及眼底结构的简单轴向影像发展到几乎具有组织学分辨率的成像细节。

10.2　传统光学成像装备的专业化

随着医疗技术水平的不断发展，仅仅依靠裂隙灯生物显微镜等传统眼科成像设备已经无法满足日益增长的眼科临床需求，更多针对眼科亚专科特点设计的眼科成像装备逐渐走向眼科临床，为各种眼科疾病的精准诊断提供了全新的辅助工具。与此同时，眼科临床在使用眼科成像装备时对各类成像装备提出了更高的需求，眼科成像装备也在此过程中不断提升相关成像性能并拓展成像功能。本部分内容围绕目前眼科临床使用的专科检查设备进行阐述，简要介绍其成像原理及临床应用场景。

10.2.1　角膜地形分析系统

在角膜地形分析系统面世之前，眼科研究人员通常使用角膜摄影仪对角膜形态进行粗略评估，其原理是将照相机连接到一个平面的Placido盘上，对光标像进行拍摄并测量光标像的大小和形状。其局限性在于光标平板上的环的像无法全部聚焦到照相机上，患者角膜与角膜摄像仪难以对准，同时也缺乏针对采集图像的精准分析方法。为解决传统角膜摄影仪存在的上述局限性，研究人员将仪器的光标设置在一个椭圆碗形结构的内面，并开发了配套的角膜形态分析方法。之后由于对角膜形态的深入研究及角膜屈光手术的诞生和普及，研究人员对于更加智能、精准的角膜地形分析系统的需求日渐发展，智能化角膜地形分析系统得到了迅速发展。

目前眼科临床使用的角膜地形分析系统根据成像原理的不同主要分为三大类型，包括 Placido 盘投射原理、Scheimpflug 成像原理和 OCT 的角膜地形分析系统。尽管成像原理不同，但是智能化角膜地形分析系统主要都由智能光学成像部分、图像监视系统和图像处理系统三大部分组成。利用智能光学成像部分采集角膜形态信息，图像监视系统对采集到的信息进行实时观察、检测和调整，并利用图像处理系统对角膜 "地形" 进行三维重建。目前眼科临床应用较为广泛的角膜地形分析系统主要基于 Placido 盘投射原理，在获取到角膜上每一点的三维坐标后，通过三维重建算法计算分析角膜屈光力（包括全角膜屈光力和角膜前后表面屈光力）、角膜厚度并构建角膜屈光力 / 厚度分布图，同时输出主子午线、次子午线的方向和数值与平均屈光力，表面规则指数，表面非对称性指数，模拟角膜镜读数及潜视力等多种角膜形态相关参数。在角膜屈光力 / 厚度分布图中通常使用暖色代表屈光力较高 / 厚度较薄的区域，冷色代表屈光力较弱 / 厚度较厚的区域。角膜地形图的优势在于获取信息量大、精确度高、受角膜病变影响较小等，可以直观展示角膜屈光力及厚度的分布特点，目前广泛应用于角膜屈光手术的术前检查和术后疗效评价、白内障手术切口设计指导、角膜移植术后角膜散光检测和角膜接触镜的验配中。

10.2.2　眼表综合分析仪

干眼症是由泪膜稳态及眼表微环境失衡造成眼部不适及视功能障碍的高发慢性眼表疾病。据统计，我国干眼症发病率为 21%～30%，患病人数为 2.9 亿～4.2 亿，居全球首位，严重影响人民群众的视觉、心理健康和生活质量，是继近视后的又一重大全民眼健康问题。干眼症致病因素复杂，涉及独立或相互关联的多种机制，一些用于评估干眼症的措施如问卷收集症状，角膜缘和球结膜充血的评估，泪河高度、脂质层厚度评估，非侵入性泪膜破裂时间等检查可能会受到检查者主观性的影响。

为了实现干眼症临床症状的客观性评估，目前研究人员开发了多种商业化的眼表综合分析仪用于干眼症状智能检测，包括 Keratograph 5M（Oculus，美国）、LipiView 眼表干涉仪（TearScience Inc，美国）、Tearscope Plus（Keeler，英国）、Polaris（bon Optic，德国）、EasyTear Viewplus®（EasyTear，意大利）、IDRA 眼表分析仪（Orbassano，意大利）、OSA（Orbassano，意大利）等。表 10-1 总结了以上眼表综合分析仪所具备的相关功能。以目前眼科临床使用较为广泛的 Oculus Keratograph 5M（K5M）眼表综合分析仪为例介绍其主要功能及应用，Keratograph 5M 眼表综合分析仪将角膜前表面分析程序与角膜地形图结合在一起，通过将 Placido 盘的像反射到受试者角膜上，并由一个高分辨率彩色相机采集眼睛的虚像，配合定制软件对眼表情况进行综合分析，可以定量提取分析泪膜破裂时间、泪河高度、脂质层厚度、睑板腺拍摄、眼红指数分级、角膜点染观察及分级等与干眼症密切相关的临床指征。与传统的干眼症检测方法相比，Keratograph 5M眼表综合分析仪在测量泪膜破裂时间时无须使用荧光素进行染色，可以自动测算首次及平均泪膜破裂时间，避免了荧光素对眼表的刺激，同时降低了检查者主观判断计时的影响；此外，其睑板腺拍摄功能是通过红外光透射睑板腺拍摄的，具有增强对比模式，重点突出腺体，更易于辨认，同时Keratograph 5M还配套了相应的睑板腺功能分析软件，可以针对睑板腺的形态与功能参数如腺体长度、直径、面积、形变系数、显影值和中央腺体的腺体百分比等进行测量与评估，为干眼症的精准诊断及治理评估提供全面的循证参考。

表10-1　商业化眼表综合分析仪及配套功能

眼表分析仪 ＼ 指标	泪膜破裂时间	脂质层厚度	睑板腺成像	泪河高度	眼红指数分级	眼表综合评分
Keratograph 5M	+	+	+	+	+	+
LipiView	+	+	+	+	−	−
Tearscope Plus	+	−	+	+	−	−
Polaris	+	+	−	−	−	−
EasyTear Viewplus	+	−	+	+	−	−
IDRA	+	+	+	+	+	+
OSA	+	+	+	+	+	+

10.2.3　角膜内皮镜

　　角膜内皮镜是一种对角膜内皮进行成像的非侵入性诊断方式。它可以对健康和患病眼睛的角膜内皮进行详细的体内分析。角膜内皮镜有助于诊断和治疗多种内皮病变，如Fuchs内皮细胞营养不良、先天性遗传性内皮营养不良、虹膜角膜内皮综合征、病毒性内皮炎、葡萄膜炎，以及药物和创伤可能会改变内皮细胞形态和功能状态，并可能导致角膜水肿和视力丧失。过度使用隐形眼镜和眼内手术也可能损伤内皮。该技术可以是接触式或非接触式、自动式或手动式，两者兼而有之。角膜内皮镜利用计算机辅助形态测定法，可分析内皮细胞的大小、形状、数量和密度。它是临床实践中一个有价值的工具，可在内皮受损病例中计划手术之前检查角膜内皮的健康状况并向患者解释预后。

　　目前临床使用的角膜内皮镜都是在Maurice引进的实验室用镜面显微镜的基础上设计的。镜面显微镜是一种光学反射显微镜，其中一束光聚焦在角膜内皮表面，镜面（类似镜子）反射的光线聚焦在胶片平面上，以便在实时监视器上观察。由于其设计，镜面显微镜不允许观察非镜面光线。从内皮表面反射的光被同一物镜收集并聚焦到胶片平面或视频监视器屏幕上进行检查。

角膜内皮图像的表面积取决于反射面的曲率。镜面反射显微镜有多种类型，可分为卧式（临床使用）和立式（用于眼库）。目前临床上使用的仪器有三种类型。①接触式角膜内皮镜：在此类角膜内皮镜中，使用带有耦合液的接触镜。它具有与角膜相似的折射率，从而消除了角膜镜面反射。在该方法中，角膜厚度还包括了接触镜的厚度。接触镜表面的反射取代了角膜表面的反射。接触装置提供良好的分辨率和放大倍率。由于存在接触过程，如果不采取无菌预防措施，就有感染的风险，而且多数时候患者会感到不适。使用这种技术进行操作可能会产生伪影，特别是在患病的角膜中。②非接触式角膜内皮镜：在非接触式镜角膜内皮镜中，通常通过增加入射角来消除前表面的反射。通过修改入射角，将前视移至侧面，镜面反射较少。非接触的操作更容易被患者耐受和接受，且感染风险较小。③广角膜内皮镜：是对先前版本的修改，增加了扫描镜。可获得800μm的视场，且对比度没有损失。由于镜子的振荡速率较高，该技术可以连续观察800μm直径的区域。宽视场可提供10～15倍放大的画面，分辨率更高，并且图像质量受眼球运动的影响更小。广阔的视野提供了更准确的细胞计数，容易评估地形，并且容易重新定位内皮的特定部分。

10.2.4　荧光素血管造影

荧光素血管造影（fluorescein angiography，FA）的基本原理是荧光素钠吸收波长在465～490nm（蓝色）的激发光并自发发射波长为520～530nm（黄色）的光。这种发出的荧光被装有绿黄色滤光片的专用相机拾取，可以对视网膜进行评估（图10-4），并在较小程度上评估脉络膜脉管系统。

FA可作为视网膜和脉络膜疾病诊断的辅助手段。荧光素钠染料主要通过手臂静脉注射，一些中心可能口服，特别是在儿科人群中。当染料到达视网膜和脉络膜循环时，使用专门的相机捕获眼底发出的荧光，同时滤除反射的蓝色激发光。在正常的血管造影中，荧光素钠染料通常在注射到手臂后10～15秒到达眼睛。荧光首先出现在脉络膜（脉络膜期）中，并且最初以斑片状、不规则的方式填充。视网膜中央动脉和小动脉（动脉期）在脉络膜期后1～2秒开始充盈。从将

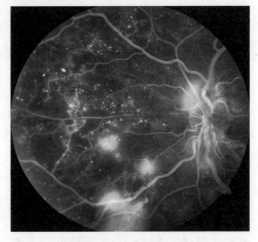

图10-4　荧光素血管造影图像（糖尿病视网膜病变）

染料注射到手臂中到染料首次出现在视网膜动脉系统中所花费的时间被描述为手臂-视网膜时间。动脉期后1～2秒，视网膜静脉开始充盈，在较大的视网膜静脉（动静脉期）中可见层状血流。静脉在接下来的5～10秒完全充盈（静脉期）。注射染料后约2分钟，由于染料通过肾脏的首过效应，眼底的血管荧光在再循环阶段开始减少。在后期（10分钟），染料逐渐从视网膜和脉络膜循环中去除，并且对视盘进行后期染色。因此，所得图像是由亮（强荧光）和暗（弱荧光）区域组成的眼底解剖图。目前FA广泛应用于年龄相关性黄斑变性、糖尿病视网膜病变、视网膜血管闭塞性疾病，以及视网膜和脉络膜炎症与感染性疾病等疾病的评估。

10.2.5　光学相干断层扫描血管造影

　　光学相干断层扫描血管造影（OCTA）可以以快速、非侵入性的方式生成具有前所未有的高分辨率的视网膜所有血管层血流图像。如前文所述，FA也可实现血流成像，并已在临床实践中使用50多年。但是，FA无法对眼睛的几个重要的血管层进行成像：基本上只能看到浅表血管丛。OCTA提供了对径向视盘周围毛细血管网络及中层和深层毛细血管丛进行成像的可能性。这种能力为疾病描述和量化、疾病发病机制研究及新疗法的开发和评估提供了丰富的可能性。OCTA技术由Makita等在2006年提出。在对眼球运动进行补偿后，以每秒18 700次A扫描的速度测量了多普勒相位及连续A扫描之间的相位差或功率。这项研究展示了当前眼科OCTA中使用的几项重要进展；获得了体积数据；对视网膜层进行了分割，并在平面图像中显示了视网膜和绒毛膜的血管结构。

　　2008年，Mariampillai等通过比较重复的B扫描而不是A扫描证明了散点方差检测方法，Mariampillai使用每秒43 000～67 000次A扫描的扫频光源，通过计算3次重复B扫描之间的散点方差（振幅变化的量度），对大鼠背部皮瓣模型中的微血管成像进行了演示。Fingler等使用每秒25 000次A扫描的SD-OCT，利用光栅扫描过程中轻微位移的多个B扫描之间的相位差，对视网膜微血管进行成像。这项研究描述了对连续B扫描进行运动校正及确定相位差数据阈值的必要性，以便去除眼球大量运动产生的不需要的信号。

　　随着SD-OCT成像速度的提高，Kim等提出的OCTA视网膜微血管的相位差OCT成像已达到每秒125 000次A扫描。速度的提升非常重要，可以对更大的区域进行成像，同时减少产生不需要的OCTA信号对眼球运动的影响。这项研究展示了3mm×3mm区域的成像，以及多个区域的拼接，以增加视野。Kim的研究除了成像视野较小外其成像速度已与目前商业化OCTA设备相当。

　　基于对数强度和散斑对比度，Motaghiannezam等研究了多种算法和扫描协议，用于使用SS-OCT在1050nm波长和每秒50 000次A扫描下对视网膜微血管进行成像。2012年，Jia等证明SSADA方法可以提高信噪比并降低对大量眼动的敏感度。该算法利用信号处理方法将OCT光谱划分为多个窄带光谱，降低了轴向图像分辨率，以降低对眼动的敏感度并匹配横向OCT图像分辨率。散斑去相关是在分割光谱数据之间的B扫描到B扫描的基础上计算的，然后组合起来生成具有更高信噪比的单个数据集。近年来OCTA商业化发展迅速。Optovue推出了第一款基于SD-OCTD的商用OCTA产品AngioVue，并于2014年发布。第一款商用SS-OCT仪器由Topcon推出，作为Atlantis和Triton产品线，在1050nm波长下成像每秒100 000次A扫描。蔡司推出了使用SD-OCT平台的AngioVue OCTA，最近又推出了使用SS-OCT的AngioPlex OCTA。OCTA的商业化是一个重要的里程碑，因为它使该技术广泛应用于临床研究界并极大地加速了其进展。

　　OCTA的优点是可以以深度分辨率可视化微血管，类似于结构OCT。与FA或吲哚菁绿血管造影（ICGA）相比，OCTA图像不会因染料渗漏产生的超荧光而模糊，因此OCTA可以生成高对比度、清晰的微血管系统图像（图10-5）。这种高质量的图像数据适合基于软件的图像处理，可以为血管病理学提供定量标记，可以对体积数据进行分段，并且可以投影来自不同视网膜层的OCTA，以实现视网膜毛细血管丛和脉络膜毛细血管的单独可视化，包括新生血管形成和视网膜毛细血管及脉络膜毛细血管结构的改变。此外，可以在轴向位置中查看OCTA图像，以确认血管病理的深度位置。结构OCT数据与OCTA数据同时采集，可以显示与OCTA数据共同配准的正面和横截面结构OCT图像。由于OCTA不需要施用外源造影剂，因此可以在任何时间进行。OCTA还可以在单次成像过程中重复执行，以获得有关微血管系统的全面、宽视野信息或评估微血管对功能刺激的反应。同时OCTA的执行速度比FA或ICGA快得多，从而简化了临床工作流程。

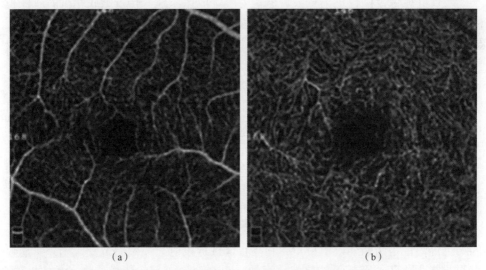

（a）　　　　　　　　　　　　　　　　（b）

图10-5　OCTA图像：不同成像深度的黄斑中心影像

OCTA 也具有一定的局限性。由于它使用运动对比度来可视化微脉管系统，成像协议需要多次重新扫描相同的视网膜位置。因此，与结构 OCT 相比，OCTA 需要更高的成像速度（A 扫描速率）或更长的成像时间。对更大视场进行成像尤其具有挑战性，因为 A 扫描的面积和数量与尺寸的平方成正比。OCTA 无法评估血管通透性或渗漏的变化，这些变化通常使用 FA 或 ICGA 进行可视化。此外，OCTA 信号的动态范围有限。目前 OCTA 主要用于可视化血管网络结构信息，无法量化评估血流动力学等动态信息。OCTA 图像数据的外观高度依赖于 OCT 仪器、扫描协议、信号处理，以及用于从结构 OCT 数据生成 OCTA 信息的方法的细节。不同仪器制造商之间的算法和显示方法可能有很大差异，并且通常是专有的。因此，在比较不同仪器之间的结果时需要特别小心。最后，OCTA 图像可表现出比结构图像更多类型的伪影，因此容易被误解。尽管如此，OCTA 可以提供对疾病发病机制的深入了解，以及用于诊断、评估疾病进展和治疗反应的新替代标记。

10.2.6　广域眼底成像技术

传统眼底相机是基于 Gullstrand 成像原理设计的，即照明系统的出瞳和观察系统的入瞳均成像在患者瞳孔区，这就导致了其成像视野受到瞳孔大小的限制，所以为了获得更大成像视野，通常需要对受试者进行散瞳。第一台商业化的眼底相机是德国的蔡司公司推出的，彼时只能提供 20° 的视场角，在后续眼底相机的发展过程中，蔡司将 30° 视场角标准化为眼底相机的"正常"视野，大于这个标准参考的成像角度的系统被称为"广域"或"广角"眼底相机。随着眼底相机的不断发展其成像范围也逐渐扩大，但是受限于成像原理，传统眼底相机的成像视野始终难以突破 50°。为了实现广域眼底成像，研究人员对眼底成像系统进行了全新的智能化光学系统设计，其中较为典型的两种智能光学成像系统是接触镜成像及激光扫描检眼镜成像。

20 世纪 70 年代初，Pomerantzeff 报告了一种基于接触镜的眼底照相系统，该系统需要在散瞳的情况下使用，并使用光纤经瞳孔照明和巩膜透照来提供眼内照明。该装置将照明源与摄像机观察孔分开，使得眼底成像范围得到了显著的提升。然而由于相关技术的不成熟，该系统需要至少 8mm 直径的瞳孔且成像分辨率有限，在当时并未得到广泛的使用。20 世纪末同样基于接触镜成像原理的眼底照相系统 Retcam 实现商业化，使用带有连接到计算机显示器的光纤电缆光源的接触镜使以数字格式成像外围视网膜的成像范围达到约为 130°［图 10-6（a）］，在儿科患者特别是新生儿的眼底成像研究方面进行了广泛的应用。这种成像系统的一个局限性是照明通过中央角膜和晶状体进行投射，成像质量受屈光介质清晰度影响较大，即使有轻微的晶状体混浊，也会产生较差的图像质量。具体地说，

Retcam很难对成年人的视网膜进行成像，因为它需要清晰的屈光介质和足够的瞳孔扩张。即便如此，Retcam在新生儿特别是早产儿的眼底筛查中仍然发挥着重要的作用。

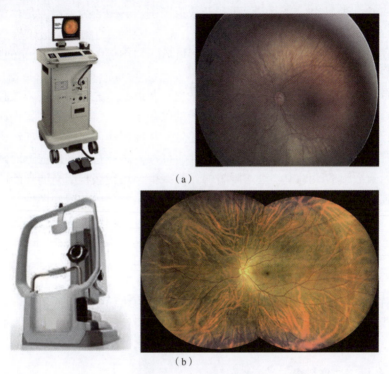

图10-6　广域眼底影像

（a）Retcam，130°；（b）蔡司Clarus，133°×200°

激光扫描检眼镜（SLO）工作原理和传统眼底相机完全不同。其照明系统采用激光束对视网膜进行扫描，穿透力强，散射少，从视网膜反射的光线可由光束分离器收集并通过镜头聚焦在图像探测器上，进而同步解码到显示屏上形成图像。第一个广泛使用的 SLO 仪器是海德堡视网膜血管造影仪（Heidelberg retina angiograph，HRA），它使用高功率激光器和高灵敏度探测器，其共焦孔径比传统SLO更小。这使得在 FA 期间记录清晰的图像成为可能。因此，HRA 仍在广泛使用中。欧堡超广角眼底相机（Optos，英国）于2011年发布，是一款可以用红色和绿色波长的激光记录伪彩色眼底图像的SLO，至今欧堡超广角眼底相机仍然是眼科临床使用较为广泛的SLO。尽管欧堡超广角眼底相机的成像视野比传统眼底相机大得多，但是其呈现的眼底图像的颜色并不是真实的，属于"伪彩"图像，且其边缘畸变较为严重。2013年海德堡工程公司推出了SPECTRALIS

MultiColor SLO。该设备的优点之一是图像质量得到了显著的提升，这一点在眼底血管造影中得到了证明。此外，它可以与HRA一起安装，并引入了一种将三种不同波长激光源获得的图像组合成彩色图像的新方法。随后，不同的公司推出了新的SLO，进一步提升了成像质量及成像范围，其中较为突出的是蔡司公司推出的Clarus系列SLO成像系统［图10-6（b）］，其生成的图像与临床检查期间看到的眼底颜色非常相似，且成像分辨率接近7μm，图像边缘畸变等问题也得到了有效的解决。

SLO设备的几个特点使其对眼科医生更有帮助。首先，即使在未散瞳的情况下，SLO也能比传统眼底相机获得更清晰的眼底图像。传统的眼底相机通过包含不同波长的闪光灯源来记录眼底图像，并且胶片或检测器接收从眼部结构反射的光。传统眼底相机拍摄的图像质量会因介质混浊、瞳孔直径和白内障而降低。在正常的、未散瞳的眼睛中，进入眼睛的光量减少，这使获得明亮清晰的图像变得更加困难。其次，SLO可以获得比传统眼底相机质量更好的眼底图像。与使用包含不同波长光源的传统眼底相机不同，最近推出的彩色SLO使用两种或三种不同波长的激光来获取眼底图像。每个波长到达视网膜的不同层。短波长（蓝色）产生视网膜浅层的图像，中间波长（绿色）产生中间层的图像，长波长（红色）产生视网膜深层的图像。重要的是，每个波长都会产生视网膜不同层的独特图像。最后，与传统眼底相机相比，SLO可以获得更大面积的眼底图像，对患者的配合度要求相对较低，也不需要额外的软件进行拼接，大大节省了检查的人力和时间。

10.2.7 多模态成像装备

眼科多模态成像装备的发展是现代眼科医学的一个重要方向。这些设备结合了多种成像技术，如OCT、视网膜成像、角膜地形图、荧光素眼底血管造影等，可以提供全面的眼部结构和功能信息，从而准确地诊断和治疗多种眼部疾病。眼科多模态成像装备的优点在于可以同时获得多种图像和数据，从而全面地评估眼部健康状况，并提高诊断和治疗的准确性和效率。同时，这些装备通常无须接触眼部，即可提供高质量的眼部图像和数据，从而减少了患者的不适感和感染风险，提供更好的医疗体验。常见的眼科多模态成像装备多是基于OCT进行的，如OCT联合视眼底彩照或SLO、OCT联合角膜地形图、OCT联合荧光素眼底血管造影等。除了提高诊断和治疗的准确性和效率，眼科多模态成像装备还可以为眼科研究提供更全面的数据和信息，从而推动科学研究的进展。此外，它们还可以作为医学教育的教学工具，帮助培养更多专业的眼科医生和技术人员。尽管眼科多模态成像装备的成本和复杂性较高，但随着技术的不断进步和成本的不断降低，其应用前景将会更加广泛，为更多的患者提供更好的医疗服务。

10.3　下一代眼科智能成像装备

现代眼科成像装备的发展已经极大地改变了眼科医学的诊断和治疗方式。这些成像技术不仅可以提供高质量的图像和数据，在许多情况下还能够提高诊断和治疗的效率和准确性，从而为患者提供更好的医疗服务。除了前文常见眼科成像装备外，还有许多其他新型的成像技术正在不断涌现，如功能性裂隙灯生物显微镜、全视场光学相干断层扫描成像等。这些成像技术不断推动着眼科医学的发展，为更好地保护人类视力健康提供了新的可能性。然而，这些新一代眼科成像装备仍然面临一些挑战和限制，如成本高昂、需要专业的技术人员进行操作和解读，以及一些患者可能无法承受某些成像检查等。未来，随着技术的发展和改进，这些问题可能会得到进一步解决，从而使眼科成像技术更加广泛地应用于临床实践中，为更多的患者带来更好的医疗体验和治疗效果。

10.3.1　功能性裂隙灯生物显微镜

眼表微血管功能是反映眼表炎症和全身微血管病变的潜在指标，可为研究脑血管、心血管疾病及糖尿病等疾病的发病机制、病情进展及判断治疗效果提供重要依据。但是目前临床检查设备缺乏非侵入性的微血管功能评估和分析的方法，制约着眼表微血管研究进展。功能性裂隙灯生物显微镜（functional slit lamp biomicroscopy，FSLB）是一种由传统裂隙灯和数码相机组成的新型设备，其通过系统的适应性设计，将高速摄像机等数字图像采集装置集成到标准裂隙灯平台，并结合图像分析软件进行时差影像解析和图像分形分析，可以定量评估结膜血管直径、血流速度和血流速率，并通过创建无创微血管灌注图实现结膜血管形态参数特征分析，其成像示例如图10-7所示。FSLB内置的光学系统放大倍数为25倍，配合数码相机的7.5倍的放大倍率，总成像放大倍率可达到187.5倍，横向分辨率约3.5μm，成像视场约为（1.22×0.91）mm^2，足以清晰成像血管内红细胞（7μm）。FSLB系统的成像速率为60帧/秒（frame per second，FPS），足以捕捉以2.6mm/s高速移动的红细胞。在录像模式下捕获的红细胞流动视频，可以通过定制软件中的一系列视频图像处理程序来计算微血管直径、血流速度和血流速度等参数。

眼表微血管功能参数异常可能表明眼部疾病乃至全身疾病的发生和进展。FSLB实现了在体、实时无创监测眼表微血管，其准确性和可重复性也在之前的研究中得到了证明。目前，FSLB主要用于角膜接触镜佩戴者和干眼症的研究，其成像系统的优势在于临床友好、操作简便且成本较低，这使得该设备能够在未来的其他眼病研究甚至全身性疾病的临床诊断和治疗中具有潜在的应用价值和广泛的应用前景。

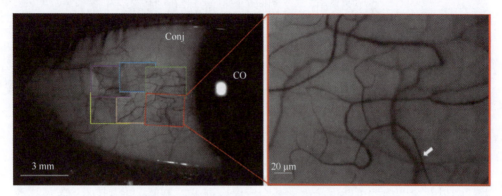

图10-7   功能性裂隙灯生物显微镜影像示例

10.3.2   自适应光学与眼科智能装备

自适应光学（adaptive optics，AO）是一种技术，而不是一种成像系统，它可以与成像方式相结合，动态地传感和补偿系统或样品引起的波前像差，以提高光学图像质量。AO实际上在日常生活中的应用要比我们想象的普遍得多，如人眼本身是一个自适应系统，可以改变瞳孔大小和晶状体曲率，在视网膜上形成良好的图像；又如每个带有内部控制回路的手机摄像头的自动对焦功能。AO的概念最早是由Horace W. Babcock于1953年提出的，最初应用于天文望远镜，用于校正大气湍流引起的不同层折射率变化引起的波前失真。与将成像系统发送到外层空间以消除像差影响相比，光学耦合望远镜的成本更低，并且可以达到接近衍射极限的分辨率。

除了在天文成像中不可缺少的应用外，AO还在各种生物成像领域发挥了重要作用，提高图像质量。自1997年第一个用于视网膜成像的AO系统问世以来，AO系统因其能够通过纠正个体眼睛的角膜和晶状体引入的特定像差显著提高视网膜图像的质量而在眼科研究界获得了广泛的应用。目前AO已经与SLO、眼底相机和OCT等技术相结合。AO辅助成像最重要的成就是观察到体内视网膜不同深度处的单个细胞影像，如在活体人类视网膜中观察到单个视锥感光细胞。在没有AO的情况下，很难在视网膜中心凹观察到这些细胞，因为它们非常密集。通过使用AO不仅研究了健康受试者的眼底影像，还对不同视网膜疾病患者的视锥和视杆感光细胞结构进行了观察。视光视网膜成像有助于评估疾病的进展和对新疗法的反应，甚至可观察到感光细胞的自发再生。

如前文所述，OCT已经成为临床上使用的最重要的视网膜成像技术之一。它的高轴向分辨率及高灵敏度被用来生成视网膜不同层的图像。过去，OCT系统已经成功地与AO相结合，以前所未有的分辨率显示了令人印象深刻的视网膜三维重建图像，即在三维方向上均达到了小于3μm的分辨率。由于AO-SLO系统和自适应光学OCT（AO-OCT）系统的光学设置非常相似，相关研究人员一直致力于建立能够同时提供活体人眼眼底SLO和OCT图像的成像系统。这是一个非常有趣的选择，因为系统能够提供两个不同图像之间像素对像素的对应关系，可以补充其提供的关于受试者视网膜的信息。其主要优点是，与SLO图像相比，OCT图像可以受益于较高的轴向分辨率，而SLO图像通常呈现更高的信噪比，可以作为参考，以消除眼跳和微眼球运动对OCT图像的影响。使用这种方法，可以报告在不同视网膜层中观察到的单个细胞，如光感受器层和视网膜色素上皮层，但也可以观察到视网膜不同层的对比度差异，如外界膜和内外节段，这对AO-SLO系统来说仍然是一个挑战，因为它们的轴向分辨率有限。此外，同样的技术也被用于成像活体人类视网膜的血管系统，包括血管壁和血管内的单个红细胞。

AO-SLO系统的多功能性使其在单个光感受器细胞研究之外许多不同的应用领域得到了发展，如通过荧光素血管造影的毛细血管成像，通过心房颤动的视网膜色素上皮（RPE）或神经纤维层（NFL）成像，以及非共焦成像，这极大地扩展了该技术在许多其他领域的可能应用，如糖尿病视网膜病变或青光眼。AO-SLO技术还通过心理物理实验帮助理解视觉过程，这些实验可以将视网膜的解剖与受试者的感知联系起来。此外，动物模型的研究也扩展了我们对视网膜的认识，并帮助眼科医生研究和了解体内不同类型细胞的化学过程和功能。

10.3.3　全视场光学相干断层扫描系统

现代临床OCT在重建横断面图像方面表现非常出色——在100kHz和1000像素视野的扫描速度下，可以在1秒内记录100次B扫描。然而，轴向成像并不是评估眼健康最实用的方法。例如，眼睛的视网膜和角膜缘的血管主要是横向的，这种情况下正面视图更好，因为其直接显示了血管分支模式和其中传播的血液流动。然而，与轴向成像相比，SD-OCT对正面成像的适应性较差。更准确地说，为了获得正面视图，SD-OCT需要扫描的不是一个方向，而是两个方向，这需要相当长的时间。自早期以来，与FD-OCT并行的另一类en face OCT方法一直在开发中，以提高正面成像速度。近年来相机技术和光源的进步促进了en face OCT方法的兴起，其中较为典型的代表就是全视场光学相干断层扫描（full-field OCT，FFOCT）系统，图10-8展示了其用于活体角膜及视网膜的成像。

FFOCT使用宽带空间非相干光源，通过光学相干切片功能，检测给定深度相干平面的反射信号，利用面阵相机直接获得大视野的二维平面图像，通过对样本沿深度进行扫描获取三维图像。FFOCT成像技术结合了传统OCT的非接触三维成像、大成像视野和高轴向分辨率的优势及IVCM高平面分辨率的特点，并且首次在不使用 AO 系统辅助的情况下在横向和轴向均获得了小于 3μm 的成像分辨率。随着技术的发展和对原始仪器的改进，FFOCT 已经显示出超越很多飞秒激光系统的分辨能力。前期研究结果证明：由于使用了空间非相干光源，FFOCT 的空间分辨率不受几何相差的影响。目前对 FFOCT 在离体组织、活体小鼠及活体人眼的角膜和视网膜成像方面都进行了广泛研究，通过非接触性、大成像视野、高分辨率细胞级分辨率成像，FFOCT 将提高我们对人眼生理和病理的理解。超高的轴向分辨率、横向分辨率和三维成像模式提供了更丰富、更全面的高分辨率结构和功能信息，使得 FFOCT 能够更准确地检测眼球的病理生理变化，在眼科基础和临床应用方面具有巨大的潜力。

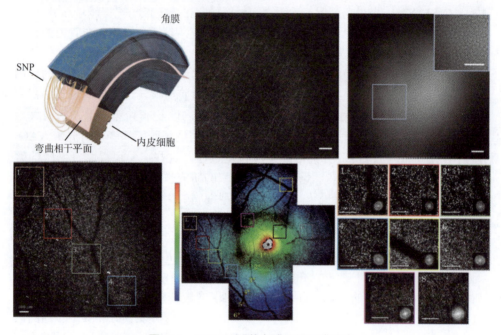

图 10-8　FFOCT 活体角膜及视网膜成像

10.3.4　偏振敏感 OCT

随着 OCT 技术的不断发展，出现了可以测量其他参数的功能型 OCT 技术，这些功能型 OCT 进一步改善了 OCT 的临床表现，增加了应用领域。其中偏振敏感光学相干断层扫描（polarization sensitive OCT，PS-OCT）系统是 OCT 技术的一种功能扩展，通过控制入射光的偏振状态和使用额外的偏振光检测单元来测量样品不同深度处反射光的偏振态，通过计算样品的双折射特性和二向色性，区分偏振特性不同的样品。由于在深度扫描中可以测量每个像素的偏振状态，PS-OCT 可以增强图像对比度，也可以定量测量与样品微观甚至超微结构有关的偏振特性，这些微观结构本身低于OCT的光学分辨率极限。因此，检测极化特性的变化，可以观测到病理组织中无序的微结构，以及样品中的应力和应变（图10-9）。

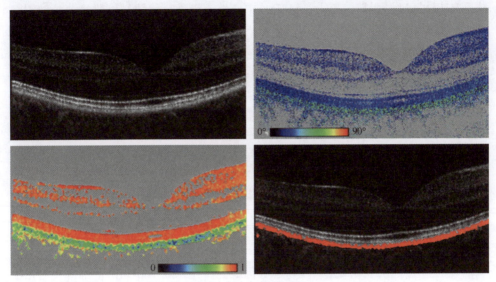

图10-9　PS-OCT成像

　　PS-OCT实验原型机已成功应用于眼科成像。眼部多种组织表现出双折射或去极化，这使得PS-OCT能够提供额外的对比度，以识别、分割和量化眼部结构。双折射可以在纤维组织中发现，如视网膜神经纤维层（retinal nerve fiber layer，RNFL）、巩膜、角膜，以及眶外肌肉和肌腱。去极化在含有黑色素的结构中很明显，如视网膜色素上皮（RPE）、脉络膜和虹膜的色素上皮。其他结构，如光感受器层、结膜组织和虹膜基质，是相当保持偏振特性的，不明显影响光的偏振状态。

　　RNFL由视网膜神经节细胞的轴突组成。青光眼是全球第二大致盲原因，由于RNFL在青光眼中受损，并且RNFL的双折射与层的完整性相关，因此RNFL的偏振特性被研究作为青光眼的潜在诊断标志物。视盘周围RNFL厚度是目前最先进的临床常规青光眼诊断的关键OCT参数，基于PS-OCT的RNFL双折射特性评估，青光眼的RNFL偏振变化比RNFL厚度变化可被更早地观察到。在临床前研究中，PS-OCT还被用于研究动物RNFL的双折射特性及其与眼压的关系，眼压是青光眼的重要参数。除了测量双折射特性，PS-OCT还被证明可以追踪RNFL中的神经纤维束。此外，视网膜的PS-OCT图像显示色素结构如RPE的强去极化。在RPE中，这种去极化在中心凹周围最为明显，并与色素沉着状态相关，即在白化病患者中，这种去极化减少甚至缺失。在年龄相关性黄斑变性（AMD）中，PS-OCT不仅用于区分玻璃膜疣特征，还可以量化疾病进展过程中玻璃膜疣的面积和体积。在晚期非渗出性（干性）AMD中，PS-OCT可以评估缺乏RPE的萎缩区域。在湿性AMD、中心性浆液性脉络膜视网膜病变、糖尿病黄斑水肿等渗出性疾病中，PS-OCT可以对纤维化瘢痕、硬性渗出及色素上皮特征进行成像和识别。最后，PS-OCT还被证明有助于增强较少见视网膜疾病（如黄斑毛细血管扩张症和Stargardt病）病理结构成像的对比度。

PS-OCT眼前节的成像，可以显著提高具有双折射特性的胶原组织（如角膜、巩膜、肌腱）及小梁网的对比度。圆锥角膜的角膜双折射外观发生了显著的变化，因此PS-OCT被提出作为圆锥角膜的一种诊断方法。由于角膜双折射取决于微观结构，PS-OCT也被提出用于研究角膜交联治疗过程中的成像变化。小梁切除术是治疗青光眼的一种手术方式，术后可通过PS-OCT监测滤过泡的演变。此外，PS-OCT还可用于坏死性巩膜炎成像，以及与眼压升高相关的双折射变化研究。

10.3.5 可见光 OCT

目前，由于考虑到成像深度、患者舒适度、光源成本和光谱范围内其他光学元件的可用性，大多数临床商业OCT设备使用近红外光（near-infrared，NIR）波段光源。近年来随着超连续介质（super continuum，SC）光源的出现和不断发展，在可见光光谱范围内提供了一个平滑的宽带光谱，并具有良好的空间相干性，因此利用可见光波段进行OCT成像引起了越来越多的关注。随着可见光光学相干成像系统VIS-OCT技术的发展及其在活体血红蛋白定量成像方面的新功能研究取得进展，VIS-OCT的应用领域已从组织样本成像和动物模型研究，逐步拓展至在体人眼成像。相比于近红外OCT，可见光OCT更容易实现较高的轴向分辨率和更好的组织散射吸收特性。OCT的横向分辨率和轴向分辨率分别与光源中心波长呈线性和二次依赖性，通过切换到波长较短的可见光波段，轴向分辨率可以得到更大的提高。此外，由于超宽工作带宽会对色散补偿提出更多应用挑战，并需要定制的适合宽带波段的光学元件，而VIS-OCT需要较小的带宽就能达到与NIR-OCT相似的轴向分辨率，研究表明VIS-OCT和NIR-OCT在断层图像中均显示了相似的视网膜解剖结构，而且VIS-OCT显示RNFL和外层视网膜层（包括光感受器内部和外部的边界）的对比度明显增加。VIS-OCT的另一个优点是其对可见光谱范围内组织散射和吸收的敏感性。生物组织对可见光的散射系数通常较高，这增加了成像对比度，同时牺牲了成像深度。然而，当不需要深穿透时，可以用低得多的探测功率实现类似的成像对比度。除了利用生物组织在较短波长下的不同散射特性，VIS-OCT还可以利用吸收信息对内源性发色团进行定量测量，VIS-OCT 的血管血氧测定近年来得到了广泛的研究，是其最重要的应用之一。

　　VIS-OCT 扩展了传统 OCT 应用于眼底视网膜成像的功能范围。VIS-OCT 的眼科成像研究主要集中在视网膜的血流动力学研究，也有应用 VIS-OCT 进行视紫红质分布感知和定量自发荧光（AF）测量的报道。多项研究表明，眼部疾病的血流动力学变化先于结构改变，血氧饱和度（oxygen saturation，SO_2）是一个重要的生物标志物，尤其是在糖尿病视网膜病变（DR）中。在 VIS-OCT 之前，SO_2 的高分辨率、无创定量是通过基于眼底照相或扫描激光检眼镜的光谱反射来测量的，这从根本上受到了缺乏深度分辨率的限制，因此无法推断绝对定量信息。VIS-OCT 除了显示三维视网膜结构外，还可定量评估视网膜循环中的 SO_2。通过结合 SO_2 评估与血流速度和血管直径测量，可以量化视网膜循环的全套代谢参数，包括视网膜总氧输送、氧摄取分数和氧代谢率（MRO_2）。研究还提示，内层视网膜 MRO_2 在缺氧时增加，因为在全身氧供应减少时，高度调节的内层视网膜循环需要从调节不良的脉络膜循环中代偿缺乏的氧供应。与视网膜循环相比，脉络膜循环位于高光学吸收和散射的 RPE 下方，主要动脉和静脉被致密的脉络膜毛细血管网覆盖，显示了 VIS-OCT 在全面研究人类视网膜内层代谢方面的潜力。

　　除了用于血流动力学研究外，VIS-OCT 还被用于眼底自发荧光成像和视紫红质分布感知。在眼底自发荧光（FAF）成像中，视网膜内的内源性荧光团在可见光激发下发出荧光信号。FAF 信号主要来源于 RPE，随着 RPE 功能障碍而增加，随着光感受器的丧失而减少。VIS-OCT 可以与 FAF 成像集成，而不需要额外的光源。然而，与血流动力学应用中以 560nm 为中心的宽频光不同，VIS-OCT-FAF 双模态系统优选以 480nm 为中心的光源，具有更高的 FAF 激发效率。由于 VIS-OCT 和 FAF 共享相同的照明光束和扫描光学，双模态系统可以同时获得两种类型的图像，这两种图像是共配准的。此外，通过取 RPE 处的 VIS-OCT 信号强度和 FAF 信号强度的比值，真实 RPE 的 FAF 强度（与入射光强度和 RPE 前方眼部成分的衰减无关）有可能被量化。VIS-OCT 较短的照明波长也使获取视紫红质这一感光分子在视杆细胞中的分布成为可能。在光子激发时，视紫红质的吸收峰由于异构化而从 500nm 移至 380nm，从而触发光转导级联。因此，在 500nm 光照下拍摄的暗适应与光适应视网膜的差异图像可以突出视紫红质的存在。通过 VIS-OCT 对视紫红质进行成像可能提供了一种从功能上评估视网膜中视杆细胞光感受器分布和密度的方法。

10.3.6　光学相干弹性成像

　　光学相干弹性成像（optical coherence elastography，OCE）是对 OCT 的功

能扩展，可以通过可视化组织应变来推断组织的生物力学特性。OCT基于由不同组织和细胞类型折射率的微小变化确定的光散射来生成结构图像，而OCE则利用局部组织运动作为施加应力的函数来推断组织硬度（即弹性）。组织生物力学测试同样可以应用于眼科，以探测疾病组织和健康组织的结构特征。多个组织切片内的光后向散射可能是相同的，但呈现不同的弹性模数。由于疾病会影响人类细胞、胶原纤维和细胞外基质的结构组织与功能，局部弹性模量系数的变化可用于诊断和帮助管理角膜、巩膜、晶状体和视网膜内病变组织的治疗。然而，可靠的眼部生物力学特性测量只能在体外组织中进行，尚未在眼科临床中得到应用。

弹性成像始于超声和MRI，作为成像与局部机械特性相关的相对较大组织运动的手段。然而，MRI固有的低空间分辨率和较长的成像时间往往不适合在眼科临床应用。OCT是成像角膜和晶状体相对透明层内与机械性能相关微尺度位移近乎完美的候选者，OCT 光源、扫描协议、检测微米级和纳米级运动方法的迅速发展使得眼组织近实时光学弹性成像在实际临床被广泛应用。

正确设计的OCE系统可以补充眼前节临床应用的模式。组织弹性的差异可以帮助识别与疾病相关的组织类型并监测治疗干预措施，类似于使用多种对比机制的其他医学成像系统。也就是说，微尺度的弹性图像可以识别眼内特定组织类型的变化。然而，与大多数成像系统不同的是，OCE具有以亚毫米到微米分辨率定量绘制弹性模量的潜力，提供驱动生物力学模型所需的信息，预测人眼角膜的形状变化。如果这能在临床上得到证实，那么 OCE 可以帮助指导和优化个性化的治疗干预措施，其精度超出了当前最先进的水平。这一前景对于 OCE 的转化研究来说是一个令人兴奋的目标。

OCE系统通常使用三个步骤来产生与组织弹性相关的信息：机械负载、组织响应和运动检测。OCE的目标是根据OCT检测到的组织位移和应变图，生成组织弹性和黏弹性特性的图像，并最终生成静态弹性模量的定量图。机械负载方法有静态和动态，使用接触式和非接触式方法。对于眼前节的临床应用，动态、非接触式方法似乎是最可转化的。目前的非接触方法包括喷气激发、光激发和使用空气耦合超声波等。预计随着这些技术的成熟，它们将成为非接触式动态加载的首选方法。

OCE在眼科疾病特别是角膜疾病中有着广阔的探索和应用空间，无论是患病的角膜还是健康的角膜，都可能受益于对生物力学的更好理解和测量。例如，圆锥角膜是一种非炎症性角膜变性，其特征是进行性变弱并伴有角膜突出和变薄。尽管圆锥角膜可以通过角膜厚度及曲率检测进行确诊，但在疾病发生早期，角膜生物力学系数早已发生显著改变，而此时角膜厚度及曲率变化并不明显。因此实现角膜生物力学检测对于角膜疾病的早期精准诊断具有重要意义。为了使 OCE 真正产生临床影响，研究人员、眼科医生、临床研究人员和工程师必须共同努力，营造一个能够识别、检测和解决生物力学力对眼组织影响的环境。通过此类合作，OCE 将持续发展，并可能很快应用于眼科，以更高的分辨率和灵敏度绘制人眼的生物力学分布图。

10.3.7 全眼 OCT

从 OCT 最初被报道开始，OCT 在眼前节和眼底的应用之间就存在着实际的物理鸿沟。在不改变系统的成像光学器件和改变必要的相关配置的情况下，眼前节 OCT 系统不能很好地对视网膜成像，同样，视网膜 OCT 系统也不能很好地对眼前节成像，每个系统都仅限于眼睛的特定区域。

眼前节和视网膜 OCT 系统之间物理分离的原因本质上是技术性的。眼睛前部和后部成像系统的设计存在根本区别。对于眼前节 OCT 系统，离开系统的光只需穿过空气并聚焦在它遇到的第一个结构——角膜上。相比之下，对于视网膜 OCT 系统，离开系统的光必须穿过多个折射率可变的结构，如角膜和晶状体，然后才能聚焦到其目标结构——视网膜上。眼前节和视网膜 OCT 的扫描几何形状也不同。为了对角膜从一个角膜缘到另一个角膜缘进行成像，OCT 系统只需要从一侧到另一侧扫描光线。但同样的方法对视网膜不起作用，因为眼睛的设计是将平行光线聚焦到中央凹上，从一侧到另一侧扫描光线的视网膜系统只会产生中央凹的图像。相反，为了看到中央凹以外的更多黄斑，视网膜扫描仪必须以扇形配置旋转光线穿过瞳孔。除了这些扫描差异之外，OCT 作为一种干涉成像技术，还需要保障参考臂和样本臂的光路长度相匹配。为了从人眼的正面和背面产生干涉数据，需要大于 20mm 的参考臂和样本臂匹配。典型的当代谱域 OCT 系统只能在参考臂 2 mm 范围内生成具有足够信噪比的干涉数据，远远低于看到眼睛两端所需的数据。

近年来，研究人员做出了多种努力，试图克服这些技术挑战，弥合眼前节 OCT 和视网膜 OCT 之间的鸿沟，创建"全眼"OCT 系统。这些可大致分为顺序系统（首先拍摄眼前节图像，然后拍摄视网膜图像）和同时系统（同时获取眼前节图像和视网膜图像）。顺序拍摄系统首先在一个区域拍摄图像，然后改变系统配置，在第二个区域拍摄第二张图像。目前的商业 OCT 系统已经可以在某种程度上做到这一点。例如，Heidelberg Spectralis、Optovue iVue 和 Leica（Bioptigen）C 系列都可以拍摄视网膜 OCT 图像（常用配置），然后通过从系统中更换终端镜片组、适当更改软件和参考臂并拍摄眼前节 OCT 图像来实现眼前节成像。以这种方式进行全眼成像的主要缺点是眼前节 OCT 和视网膜 OCT 图像之间的时间间隔很长，并不是真正意义上的"全眼 OCT"。

真正意义上的全眼 OCT 系统应当同时拍摄眼前节和视网膜图像，形成真正的综合眼部 OCT 扫描仪。这些全眼 OCT 系统的范围从简单的（实际上将两个独立的前段和后段OCT系统组合在一起）到能够同时对整个眼睛进行成像的更复杂的单一系统。目前主要有两种技术方案来实现同时成像。第一种方案是在一套OCT系统中构建一个长成像深度，即对整个眼球进行一次长扫描。然而，如前所述，由于所使用的光源和用于创建图像的处理所固有的限制，当代商业光谱域OCT系统通常只有2mm的轴向成像深度。不过，OCT光源设计的进步已经消除了其中一些轴向成像限制，如基于SS的OCT系统已在商业上开发用于进行眼部生物测量（如中国视微影像的如意OCT系统和美国蔡司的IOL Master 700 OCT系统）。这些系统产生眼前节的完整图像，然后有足够的成像范围以到达视网膜。虽然这些系统已经足够成熟，可以投入商业使用，但由于其使用的眼前节扫描几何结构使每次A扫描最终都会对视网膜上的单个局部区域进行成像，该视网膜图像的横向范围远小于传统视网膜OCT系统的图像，因此，视网膜成像细节与传统的视网膜OCT系统存在差距。第二种设计更为复杂，即在同一套OCT系统中同时设计两个成像深度，其基本思想是以某种方式如偏振片等划分单个光源。这种设计由Dhalla等首次提出，一种偏振态穿过该偏振态的专用眼前节通道以对眼前节成像，而另一种偏振态同时穿过专用的视网膜通道对视网膜成像。这些双深度偏振编码系统提供眼前节和视网膜的真正同步成像，每个区域至少具有标准视野和焦点。与前面描述的其他系统一样，眼部生物测量可以从整个眼睛OCT图像中确定。此外，由于眼前节和视网膜信息是同时记录的，这些生物测量结果可用于图像的空间校正以进行形状分析。除了系统复杂性之外，此类系统的主要缺点还在于光的偏振分割。虽然这种划分允许同时进行专用的眼前节和视网膜成像，但考虑到输入的光量有限，只有约50%的光到达眼睛的每个部分，这可能会影响图像信噪比。综上，尽管有关全眼OCT的研究已经表现出令人振奋的应用前景，但全眼OCT距离真正的临床使用仍然具有一定距离。

10.3.8 手持OCT

目前眼科临床使用的OCT多为坐位设计，即在成像过程中，患者需坐姿端正，头部用下颌托和头枕固定。这种体位设计对于具有理解能力的、可以配合的患者来说整个采集过程较为方便和舒适，但却不适用于一些特殊人群如不能配合的幼儿患者、卧床患者或术后患者使用。为了满足床边仰卧式OCT成像的临床需求，研究人员开发了各种便携式、电枢式或手持OCT仪器并应用于临床。例如，德国海德堡公司开发的Flex OCT，将OCT系统悬挂在检测对象上方，可用于仰卧位成像，但Flex OCT整机体型较为庞大，不适用于日常床边成像。手持OCT系统具有小型化的成像探头，更适合于仰卧位成像，特别是在儿科应用中。目前，市场上唯一可用的手持OCT系统Envisu C-Class（德国徕卡公司）可以用于仰卧位受试者。但其相对较低的A扫描速率导致图像采集时间较长和成像视野较小，也无法提供高质量的三维视网膜影像。通过集成更快的扫描仪、实时平面成像和探头上显示，Song 等改进了操作员的体验和扫描效率，实现了更快的人类视网膜 3D 和广域成像。Viehland 等优化了符合人体工程学的手持式 OCT 探头设计，用于儿童和仰卧位成像。这些商业和实验室原型用于仰卧位受试者和婴儿成像的可行性及重复性也在不同的临床环境中得到了证明。所有这些技术进步都提高了手持 OCT 的性能，为儿童眼病的早期检测和治疗反应评估提供了更好的成像方式，这也使得 OCT 技术在儿童中得到了更广泛的使用，成为儿童眼病管理中不可或缺的一部分。

虽然目前的手持式 OCT 设备通过最大限度地减少探头上的硬件组件而更加紧凑和灵活，但它们仍然受到运动伪影和相对较低的成像质量的限制。在手持 OCT 成像操作中，操作员总是需要将一只手放在对象的额头上，用手指张开麻醉对象的眼睛，另一只手握住成像探头，这不可避免地会导致探头和眼睛之间的相对运动，造成 OCT 图像的运动伪影和空间失真，特别是在连续操作过程中。研究表明，与传统的桌上型机器相比，普通手持仪器生成的图像平均重复性和再现性较低，需要操作员进行更多尝试。此外，普通的手持式 OCT 系统不仅让操作者感到疲惫，而且需要更多的操作经验才能成功获得满意的图像。因此对于手持 OCT 仍需进一步优化探头设计及操作流程，以期在眼科临床中获得更为广泛的使用。

第11章　眼视光智能装备创新研究和应用

11.1　眼视光检测设备的智能化创新研究与应用

近年来，随着计算机技术的快速发展，以深度学习为基础的人工智能技术为许多领域带来了技术上的革新。智能技术在医学领域也表现出了极大的发展潜力，人工智能辅助在某些疾病的影像判读与诊断方面表现出出色的特异性和准确性。基于人工智能技术的人眼屈光测量系统通过图像处理和模式识别算法，能够自动识别眼球的形状、瞳孔直径等信息，快速而准确地测量屈光度。通过机器学习与数据挖掘技术，可以对大量的验光数据进行分析和挖掘，以提取有价值的信息，并为个性化的治疗方案提供支持。在眼科视光学领域，人工智能技术可对近视、斜视、弱视等疾病进行辅助诊断；基于人工智能的角膜地形图及眼前节光学相干断层扫描自动检测与诊断程序可以为圆锥角膜的早期诊断提供助力。眼视光检测设备的智能化创新研究和应用成为新的热点，是未来智能技术在视光学领域应用的重要方向，本部分主要讨论屈光测量装备、角膜形态分析系统、眼前节测量分析系统、波前像差检测系统等的智能化创新研究与应用。

11.1.1　屈光测量装备

屈光测量分主观测量和客观测量。屈光测量装备的典型代表是基于客观测量方法的电脑验光仪（图11-1）和基于主观测量方法的综合验光仪（图11-2），本部分主要介绍客观测量方法的代表设备：电脑验光仪。

电脑验光仪通常配备有高分辨率的摄像头和传感器，能够捕捉眼睛的形状、角膜曲率和瞳孔直径等信息。通过与内置的计算机系统相结合，实时分析这些数据，并生成详细的屈光数据，从而在较短的时间内完成测量。此类设备通常具有自动校正功能，测量结果更加准确可靠。将人工智能技术应用于屈光检查装备，可以提高测量的效率和准确性。

1.电脑验光仪的发展历程

电脑验光仪在过去几十年中经历了快速发展，从早期的机械装置到现代的数字化设备，其自动化和智能化水平不断提升。电脑验光仪的雏形是使用机械装置和目测方法进行屈光度测量的初级屈光检测设备，这些设备需要检查者手动调整镜片以达到清晰聚焦，并通过观察被检者的反应来确定度数。随着计算机技术的进步，出现了第一代自动化的电脑验光仪。这些仪器利用计算机控制系统，通过自动化程序进行屈光度测量，提高了测量精度和效率。随着传感测量技术的快速发展，电脑验光仪开始采用自动折射计原理进行测量。这种仪器分析光束经过眼球后的折射特征，通过传感器测量光线的聚散度变化计算出屈光度。到了 21 世纪，新一代的电脑验光仪采用更先进的传感器、光学技术和图像处理算法，提供更精确和全面的屈光度测量结果。近年来，随着人工智能和机器学习技术的发展，电脑验光仪开始应用数据分析和模式识别算法，可以提供更全面、更准确的屈光度检测结果。

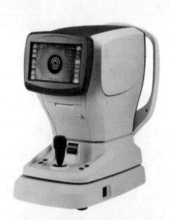

图 11-1　电脑验光仪

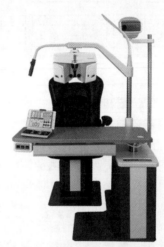

图 11-2　综合验光仪

2. 电脑验光仪的测试原理

电脑验光仪的测量与控制系统结构主要包括主动对焦系统、定位追踪系统、自动屈光测量系统、数据生成和分析系统。测试原理分解见图 11-3。

（1）主动对焦系统：一般包括图像传感器与控制系统。光源发出的光（一般为红外线）经图像传感器后反馈光斑位置，通过测量光斑位置与准确对焦光斑位置的偏移量计算眼睛和测试系统的标准面之间的距离。控制系统按照接收到反馈信息的特征进行距离调整直到达到最佳的对焦状态。通过主动对焦系统，电脑验光仪能够迅速而准确地自动调整对焦，以确保测量过程中所得到的图像清晰且准确。

（2）定位追踪系统：通过使用传感器或相机等设备，定位追踪系统能够检测到被检者的眼球位置和运动状态，系统会根据检测到的眼球位置信息，实时追踪

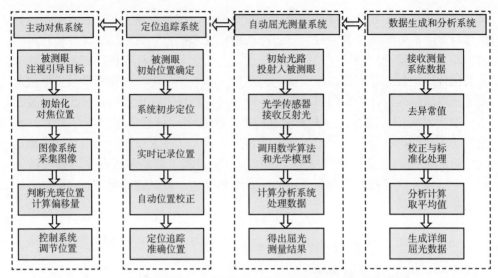

图 11-3 电脑验光仪测试原理流程

并记录眼球的位置和运动轨迹。这使得测量过程中能够始终保持对眼球的准确定位。如果眼球在测量过程中发生微小移动，定位追踪系统可以自动进行校正，以确保测量的准确性。该系统通常还配备实时图像显示功能，可以显示眼球的实时影像或反射图案，提高屈光测量的精确性和可靠性，减少人为误差。

（3）自动屈光测量系统：以自动化和计算机技术为核心，通过调整光路的聚散度确保光线以合适的方式入射和出射眼球，用光学传感器测量和检测光线在眼球中的反射、折射和传播情况，以实现准确的屈光测量。传感器采集到的光学数据会被发送到计算机系统进行处理和分析，根据光的属性和眼球的特征，使用数学算法和光学模型计算出眼球的屈光度。通过自动化的光学测量和计算机分析，实现快速准确的屈光测量。不同的自动屈光度测量系统可能采用不同的技术和算法，具体实现方式和功能特点可能会有所差异。

（4）数据生成和分析系统：能够从屈光测量系统中获取屈光测量数据，包括球镜度数、柱镜度数及轴向、瞳距等。系统对采集到的数据进行去除异常值、校正和标准化等预处理操作，以确保数据准确和一致性，从而获得基于内部算法和数据分析后的详细屈光数据。

3. 屈光测量装备的智能化

目前越来越多的屈光测量装备引入智能化分析系统化和机器学习模型对屈光数据进行处理和分析，并通过与大量的已知异常样本进行比对，自动识别不规则的屈光数据，辅助医生和视光师进行诊断。未来的屈光测量装备会朝着模式识别和数据挖掘技术等智能化方向深度发展，智能系统可以发现验光数据中的潜在规律和关联性，并提供个性化的视力矫正方案。

天津市眼科医院公开了一种基于眼部图像的人工智能屈光度精准测量方法的发明专利。该发明是基于客观眼部图像借助人工智能技术计算测量人眼屈光度的方法，该发明采集有 Placido 环投影的眼表图像和清晰的眼底图像作为模型训练数据；对所有数据进行预处理和扩增；确定并构建分类和回归模型使用的网络架构，分别对两类模型进行训练、测试和验证，达到最优性能；采用集成学习投票方法将两个最优模型融合，构建混合模型计算并输出最优解；输出结果为屈光度。

11.1.2　角膜形态分析系统

角膜形态分析系统是测量眼球前表面角膜形状和曲率的仪器。它使用高精度的光学技术和计算机分析，生成数据详细的角膜地形图，帮助医生和视光师评估角膜的异常形态，从而实现对角膜病变或者屈光状态的评估。

1. 角膜形态分析系统的发展历程

角膜地形图仪起源于 Gullstrand 将照相机连接到 Placido 盘上对光标像进行拍摄，并通过测量光标像的大小和形状计算角膜形态。1970 年，Townsley 将角膜照相图片输入电脑进行角膜部分参数计算。随着计算机技术的最新进展被结合到检测和分析中，角膜地形图仪朝着智能化、系统化的方向快速发展。早期的角膜地形图仪使用接触式技术，如轴测法或显微镜等来测量和记录角膜的曲率和形状。这些方法需要直接接触眼球表面，限制了测量的范围和准确率。随着激光扫描技术的发展，出现了非接触式的角膜地形图仪。这些系统利用激光束的扫描和反射来测量角膜的曲率和形状，通过计算机处理和图像重建生成角膜地形图像。近年来，随着眼科技术的不断发展和创新，角膜地形图仪的功能和应用得到了进一步拓展。一些高级系统配备有光学相干断层扫描（OCT）技术，能够提供更深入的角膜结构分析和层次图像。随着人工智能和机器学习技术的发展，角膜地形图仪在自动化诊断、疾病筛查和个性化治疗方面将会有更广泛的应用。角膜地形图仪从早期的接触式测量结构到现代的非接触式高精度系统，其测试便捷性与数据多样性为临床提供了更全面、详细的角膜评估工具。随着技术的进一步创新和应用，角膜地形图仪将在角膜疾病诊断、角膜屈光手术规划和个性化治疗等方面发挥越来越重要的作用。

2. 角膜地形图仪的测试原理

角膜地形图仪常用的测量原理有 Placido 盘法、立体三角光栅网格投影法、裂隙扫描法等，其中 Placido 盘法的使用最为广泛，目前多数仪器将多种原理结合应用。

大多数 Placido 盘的测量原理是将若干个同心圆环均匀地投射到角膜前表面上，覆盖整个角膜，通过实时监测、采集最佳状态下间接光源照亮的这些环形图像从角膜表面反射回来的信息，由摄像机摄像并通过计算机软件储存、选择并处理、分析后获得三维角膜地形图。

由 Placido 盘投射系统、实时图像监测系统和计算机图像处理系统组成的角膜地形分析系统将 28 或 34 个圆环均匀地投射到从中心到周边的角膜表面上，投射在角膜表面的环形图像可以通过实时图像监测系统进行实时图像观察、监测和调整等，使角膜图像处于最佳状态下进行摄影，然后将其储存。计算机先将储存的图像数字化，应用已设定的计算公式和程序进行分析，再将数字化的统计结果和分析的结果用不同的彩色图像显示。

3. 角膜地形图仪的智能化

角膜地形图仪的智能化主要体现在测试数据和数据处理过程中。具有代表性的仪器如 Orbscan 系统。Orbscan 系统采用了裂隙扫描结合 Placido 环技术。一方面，Orbscan 系统分别从左右两侧发射 20 条裂隙灯光，以 45° 投射于角膜进行水平扫描，从而获得 40 个裂隙切面，每个切面得到 240 个数据，共 9600 个数据。另一方面，基于 Placido 盘的角膜地形图仪对角膜的检测方式主要是将 Placido 盘上的黑白条纹投影到角膜表面，投射照明系统发出均匀的光，经角膜反射后，通过成像系统成像到 CCD 面阵上，通过分析图像上同心圆环的变形程度，可求得不同位置角膜曲率的变化，从而进一步分析角膜各处的形态和屈光度。基于光线透过角膜组织发生散射的图像与基于角膜前表面反射的 Placido 盘的影像相结合，获得角膜各项参数。

11.1.3　眼前节测量分析系统

1. 眼前节测量分析系统的发展历程

眼前节测量分析系统是一种用于测量和分析眼球前节结构（如角膜、前房、虹膜等）的专业仪器。早期，眼前节测量通常采用传统的临床检查方法，如裂隙灯显微镜观察和测量。这些方法需要检查者进行手动操作，限制了测量的准确性和效率。随着计算机技术的进步，出现了自动化的眼前节测量系统。这些系统利用高分辨率摄像头、图像处理和计算机算法，可以快速而准确地测量眼球前节结构的形状和参数。随着光学和成像技术的进步，眼前节测量分析系统的功能得到了进一步拓展。一些高级系统配备有 OCT 技术，能够提供更精细的眼前节结构图像和层析分析。人工智能和机器学习技术的发展使眼前节测量分析系统在自动化诊断、疾病筛查和治疗规划方面有了更广泛的应用。

2. 眼前节测量分析系统的测试原理

（1）Scheimpflug原理：由于角膜是一个曲面，普通的摄像机在采集角膜图像时，对焦的深度有限，只有在对焦平面采集的图像才是清晰的，普通的摄像机物平面、透镜平面和像平面互相平行，无法实现角膜全覆盖对焦。基于Scheimpflug原理的摄像中，三个平面相交于一线，这样拍摄出的图像大大增加了景深，适合拍摄弧形的角膜图像，同时还可以采集到角膜后表面的信息，见图11-4。

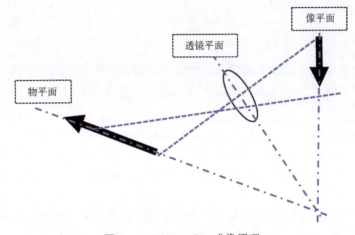

图11-4　Scheimpflug成像原理

（2）裂隙扫描原理：裂隙扫描是由两个垂直角膜的光学探头以45°方向扫描眼球，其中20个裂隙光序列从左向右连续扫描，另20个裂隙光从右向左扫描，共获得40个裂隙光扫描切面。将获得的数据上传至计算机软件进行分析及处理计算得出角膜前后表面曲率、全角膜厚度、前后表面高度等信息。

3. 眼前节测量分析系统的智能化

Pentacam眼前节测量分析系统是应用Scheimpflug光学原理，360°匀速旋转扫描的断层地形图系统。Pentacam基于Scheimpflug定律的相机由两个具有同步像素采样的数字CCD组成。该相机有两个摄像头，一个是位于中心的静态摄像头，用于检测瞳孔大小并保持患者的固定；另一个Scheimpflug摄像头在旋转轮上，利用波长475nm的蓝色光源在2秒内从0°至180°捕捉角膜和眼前节50帧共轴裂隙断层扫描图像，获得25～50幅360°断层扫描图片，可测量25 000～138 000个数据点，通过计算机检测软件对图像进行处理，不断精确重复，从而获得精准的眼前节三维立体图像，并精确估计前后角膜轮廓、厚度、前房深度和瞳孔直径。机器可以自动校正静态摄像头记录的微小眼球运动和由相机光学元件、角膜或镜头引起的失真，自动确定焦点与角膜顶点对齐并启动扫描。扫描期间拍摄的图像被数字化，数据被传输到处理器，处理器提供前节的3D虚拟模型。Pentacam提供角膜缘到角膜缘的3D角膜厚度图，通过鼠标移动可显示任意位置的角膜实际厚度，提供角膜前/后表面的地形图和高度，可用于圆锥角膜筛查，确定圆锥角膜分级，排除圆锥角膜的假阳性诊断。通过分析角膜的波前像差，观察晶状体密度变化，可以进行青光眼筛查和虹膜周切术后前房改变的观察，进行屈光手术后的人工晶状体计算。

11.1.4　波前像差仪

1. 波前像差仪的发展历程

波前像差仪是一种用于测量和分析眼球波前像差的仪器。早期的波前像差测量技术主要依赖于干涉仪和透镜法。这些方法需要复杂的实验装置和专业知识，限制了波前像差的广泛应用。基于 Shack-Hartmann 法的波前像差测量技术利用一个具有微小孔洞阵列的透镜阵列来分割入射光束，通过监测透镜上形成的点阵偏移来计算波前形状。随着计算机技术的进步，波前像差的测量和分析更加快速和准确。新型的波前像差仪采用更先进的传感器、激光技术和图像处理算法，提高了测量的精度和效率。随着人工智能和机器学习技术的快速发展，波前像差仪逐步应用于眼科诊断和治疗，人工智能的参与使得测量结果的分析和解释更加准确和个性化。

2. 波前像差仪的测试原理

波前像差仪的测试可分为客观法和主观法两类。无论是主观法还是客观法，波前像差仪的基本原理是一致的，即选择性地监测通过瞳孔的部分光线，将其与无像差的理想光线进行比较，通过数学函数将像差以量化形式表达出来。根据其设计原理，客观法波前像差仪可分为出射型波前像差仪、视网膜像型波前像差仪和入射可调式屈光计三种类型。客观法的优点是快速、可重复性及可靠性好，但需使用较亮的照明光线，可能需要散瞳。主观法波前像差仪无须散瞳，可在眼睛存在调节的状态下检查眼的像差，但需对患者进行训练，检查较慢，可重复性较差。

（1）Shack-Hartmann原理：基于Shack-Hartmann像差理论设计的波前像差仪是以Shack-Hartmann波阵面感受器测量反射出的视网膜像的波阵面像差，即使一条细窄光束进入眼球聚焦到视网膜上，光线从视网膜上反射出眼球，穿过一透镜组，聚焦在一个CCD感受器上。如被测眼无像差，则反射的平面波聚成一个整齐的点阵格子图，每一个点的图像准确地落在相应透镜组的光轴上。而当被测眼有像差时，则生成扭曲的波阵面，从而出现扭曲的点图像，通过测量每一个点与其相应透镜组光轴的偏离，就可计算出相应的波阵面像差，见图11-5。

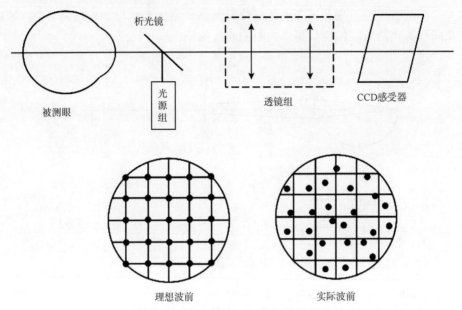

图 11-5　Shack-Hartmann 原理示意图

（2）Tscherning 原理：以 Tscherning 像差理论为基础，通过计算投射到视网膜上的光线偏移而得出结果。单点矩阵的平行激光光束经瞳孔进入眼底，由连接计算机的高敏感度的 CCD 采集视网膜图像。由于眼屈光系统存在像差，投射到视网膜上的光线到达视网膜后发生位置偏移。通过分析视网膜图像偏移量进行光学像差计算，即将视网膜图像上每个点的位置与它们在理想状态下的相应位置进行比较，根据偏移的结果计算出相应的波前像差。

（3）Smirnov-Scheiner 原理：以 Smirnov-Scheiner 理论为基础，依据检影原理进行像差测量。其方法是将红外光射入被测眼，分析经视网膜反射后的光特征。通过出射光路中与无像差眼共轭的小孔控制，使光只能从光瞳的部分穿过光学系统最后成像在探测器上。所有进入视网膜的光线都向中央一点会聚，通过在各轴向上对瞳孔的快速裂隙扫描使得眼底反光被 CCD 捕捉，从而得到眼的波阵面像差，见图 11-6。

（4）主观法测试原理：根据光路追踪原理设计，利用空间分辨折射仪以心理物理方法测量人眼像差。假设眼处于衍射的极限时，聚焦在无穷远，因而无穷远的点光源通过瞳孔不同区域进入眼内，将会聚焦在视网膜上的一点。当眼存在像差时，进入眼内的光线将不会聚焦在同一点上，点光源的像将是一个模糊像，该像点与中心发生了偏移。测试过程中仪器发出两路光，一路为参考光，一路为测试光。参考光通过眼球光学系统的光学中心后成像于视网膜中心，与参考光平行的测试光通过光轴以外进入人眼。存在像差的被测眼会在中心以外的位置看见测试光，被测者通过改变测试光的角度使得偏离的测试光斑与参考光斑重合。通过测量瞳孔各点的角度偏移量得到人眼的波前像差。

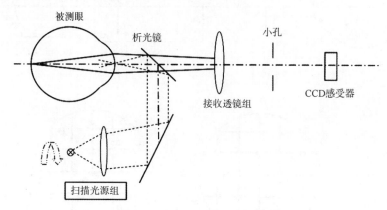

图 11-6　Smirnov-Scheiner 原理

3. 波前像差仪的智能化

应用波前像差技术可以测量眼睛光通路范围内的像差变化情况。了解并掌握人眼像差对视力的影响，不仅能够进一步提高眼镜的验配质量，从未来的发展趋势来看，波前像差仪还有可能成为新一代的常规验光设备。特别是近年来，波前像差仪和角膜地形图仪的结合，使专业人员能够准确判断全眼球像差主要是源于角膜像差还是眼内像差，大大提升了视功能检查的准确性。而全息镜片的出现将使波前像差仪在屈光矫正中发挥更大的作用。

最新的波前像差仪可以通过全息镜片进行屈光矫正。其原理是通过纳米级激光雕刻工艺，根据个人波前像差和角膜地形图数据，在镜片表面制成像素级的精密对焦，使患者在佩戴后能够实现全视网膜多焦点对焦。全息镜片的主要优点包括全方位贴合角膜曲线、像素级对焦，镜片最高能达到1500个焦点，能消除不规则光波，接近无失真图像，并进行像差弥合，实现全视角自由视。在目前已知的案例中，全息镜片能较好地改善相同屈光不正度数下的人眼视锐度，使戴镜者的视觉质量明显提高，这也是框架眼镜新的研究和发展方向。

11.2　智能穿戴设备在眼视光领域的研究与应用

11.2.1　智能穿戴设备的发展及设计原理

1. 智能穿戴设备的发展历程

传统意义上，我们认为可穿戴设备是可用于用户佩戴的技术，最早可以追溯至13世纪的眼镜，之后还有16世纪的手表和17世纪中国清朝的算盘戒指。这些都是利用技术的可穿戴设备，但并不属于智能穿戴设备。20世纪50年代计算机出现后，具有电子信息和计算能力的设备才被认定为智能穿戴设备。

对于智能穿戴设备的起源并没有明确的定义，一般可以追溯到1961年，爱德华·索普（Edward Thorp）和克劳德·香农（Claude Shannon）创造了他们自己的可穿戴设备——一台放在鞋子里的计算机。这是一种预测滚珠将落在哪里的计时设备，可以帮助他们在轮盘赌游戏中作弊。1977年惠普HP-01手表发布，这是一款附带计算器功能的手表，在市场上广受欢迎。之后便是1980年后的便携式音乐设备，如磁带机、CD机等。我们通常把智能穿戴设备的发展分为这几个阶段，1980年前被认为是智能穿戴设备的实验阶段，1980~2000年为早期智能穿戴设备阶段，其发展主要集中在手表型计算器和简单计步器上。这些设备主要用于计算时间、计步及测量一些基本的生理指标，如心率。2000~2010年是可穿戴设备发展阶段，智能手机的兴起为智能穿戴设备的发展奠定了基础，智能手机功能不断增强，成为控制和连接其他穿戴设备的中心。在这一时期，可穿戴设备逐步发展。腕带式健身追踪器开始出现，用于记录步数、心率及睡眠等生理数据。此外，智能眼镜也开始出现，如Google Glass等。2014年，苹果公司推出了第一代Apple Watch，标志着智能手表的崛起。智能手表集成了更多功能，如电话通话、消息通知、健康监测、电子支付等，成为最受欢迎的智能穿戴设备之一。随着技术的进步，智能手表的功能也越来越丰富，现代智能手表可以监测心率、血压、睡眠质量，并通过连接智能手机提供更多的功能和应用程序。

受限于材料和技术的进步，智能穿戴设备在眼视光领域发展时间较短，但也出现了多种扩展现实（XR）眼镜设备。近几年谷歌公司（产品Google Glass）、微软（产品HoloLens）（图11-7）、Meta公司（产品Horizon系列）和苹果公司（产品Apple Vision Pro）等国际科技巨头也纷纷进军眼视光的智能穿戴领域，其发展速度将愈发加快，虽然眼视光领域的发展历程尚处于初级阶段，但已经展现出巨大的潜力。随着技术的进步和创新，智能眼镜有望为用户提供更好的视觉辅助和眼保健功能。

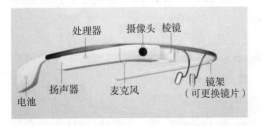
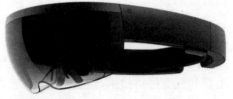

图11-7　Google Glass 及 HoloLens

虽然近年来智能手机发展迅速，竞争激烈，但是非常多的科技企业都认同下一代的个人智能终端设备会出现在眼镜上，这将是一个巨大的流量入口和空间广阔的市场。因此国内也有较多的企业涉足智能眼镜领域，除华为、小米、OPPO等头部手机品牌厂商，还有更多的如Nreal、Pico、影创等专注于VR/AR智能眼镜市场的品牌。

2. 智能穿戴设备的设计原理

智能穿戴设备在眼视光领域的应用涵盖了多个方面，其设计原理是基于先进的传感技术、虚拟现实技术和数据分析技术，旨在提供视觉辅助、虚拟现实、健康监测与优化、护眼保健和生物反馈矫正等多种功能，帮助使用者更好地管理和改善视觉健康。

（1）视觉辅助功能：智能穿戴设备通常配备摄像头和显示屏，能够捕捉用户周围的环境，并将信息以可视化的方式呈现给用户。这种辅助功能可以帮助视力受损或视觉障碍人群更好地感知周围的事物，以电子助视器的方式提高他们的生活独立性，改善生活质量。对于视力正常人群，在某些特定场景下也可以使用视觉辅助设备，如在光线较差的夜晚或浓雾等场景中，短波雷达可以解决此类问题。虽然独立的夜视仪同样可以实现部分的功能，但人们还是需要对所见物体的位置进行重新比对和确认，并需要用手去操作设备。

（2）虚拟现实技术：智能穿戴设备可以利用虚拟现实技术来模拟现实环境，通过增强现实或全息技术提供更丰富的视觉体验。这在视觉效果增强、视觉系统训练、康复治疗或娱乐等方面都非常有益。

（3）健康监测与优化：一些智能眼镜或睡眠追踪器可以使用传感器来监测用户的健康状况和睡眠状况。从医学角度而言，预防的效果和成本远优于治疗，这些设备可以分析眼球运动、心率、呼吸和其他生理指标，有助于医疗工作者为用户量身定制健康计划，并为诊疗方案提供参考数据。

（4）护眼保健：针对长时间使用电子设备或光照恶劣环境对眼睛造成的压力，智能穿戴设备可以提供护眼功能。例如，通过设置定时提醒器，提醒用户每隔一段时间休息放松；或通过对外界光线的感应，智能调整屏幕亮度和色温等来缓解眼部疲劳。

（5）生物反馈矫正：智能穿戴设备还可以结合生物反馈技术，通过传感器监测用户眼部肌肉活动、视觉追踪能力等指标，为用户提供实时反馈。这样的设备可以用于视觉训练、眼球运动功能康复和注意力培养等。此外，还可以根据眼动追踪和视觉停留技术，通过眼球的运动来传输信号，操作其他设备。

（6）数据分析与健康管理：智能穿戴设备通常会收集大量的生理数据，如步数、心率、血压等，利用机器学习和数据分析技术进行处理和解读。通过对这些数据的分析，可以帮助用户了解自身的健康状况，并提供个性化的建议和指导。

3. 智能穿戴设备的技术支持

智能穿戴设备的技术涵盖了传感器技术、数据处理器和算法、用户界面设计和显示技术、数据通信和存储技术、材料技术、光学设计等多方面。

（1）传感器技术：传感器是智能设备主动获取外界信息的唯一途径，通常把智能穿戴设备的传感器分为两大类，一类是获取人体以外的各种信息，如摄像头、短波雷达、定向麦克风、距离传感器、红外传感器等；另一类则是为了获取穿戴者的个人信息，这些传感器更多偏向于近距离的信号拾取。例如，①眼球运动追踪：通过眼球运动传感器可以实时监测用户的注视点、眼球运动轨迹等信息，帮助分析用户的视觉行为和注意力分配。②瞳孔追踪：利用瞳孔追踪传感器可以测量瞳孔直径的变化，以评估用户的情绪状态、疲劳程度或身体健康状况。③光线传感器：可检测环境光强度，并据此调整显示屏的亮度，确保用户在不同环境下得到最佳的视觉体验。同样功能的传感器，因其使用场景不同，对技术参数要求也有所差别。对应用于侦测使用者本身个体信息的传感器而言，首先需要考虑的是安全性和生物相容性。

（2）数据处理器和算法：视觉数据分析，通过对传感器收集到的数据进行分析，可以提取关键指标如眼震、眼位等，帮助诊断眼部疾病和评估视觉质量。视觉引导算法，结合实时传感器数据来提供用户视觉引导，如提醒用户眼睛疲劳时休息、调整看远放松的时间等。当然大部分从传感器获取的信息其实已经被简单处理过，这并不需要大量的计算，但是随着科技的发展和数据量的增大，人们对数据时效性的要求越来越高，目前很多技术的应用反而受限于数据处理算法和数据处理器。例如，5G网络的普及虽然没有带来网速的大幅度提升，但是相比于4G，网络的延时性大大降低。更多的摄像头也带来海量的数据运算，如苹果公司在2023年5月发布的Vision Pro设备就需要同时处理其附带的12部相机、5个传感器和6个麦克风的信息，且需要在16毫秒内将处理后的数据展示到显示终端，因此其也搭配了同功耗下最强大的M2处理器。

（3）用户界面设计和显示技术：①显示屏幕，智能眼镜或可穿戴设备上的小型显示屏幕可以显示各种信息，如步数、心率、通知等。②音频输出，通过耳机或骨传导技术提供音频反馈，如语音导航指示。

良好的交互设计需要更加合适的显示技术才能完成，除通过其他设备终端或外接读取智能设备外，如何将本身的信息展现给用户也是极为重要的。常用的技术如下。①光学投影：使用微型投影机将图像或信息通过镜片投射到用户眼前，可以分为两种类型——激光投影和LED（液晶显示器）投影。它们都能够提供高亮度和高对比度的影像，但激光投影通常具有更好的色彩饱和度和清晰度。

②透明显示屏：允许用户同时看到现实世界和叠加在其上的虚拟内容。这可以使用LED、OLED（有机发光二极管）或者其他可穿戴式显示屏技术来实现。透明显示屏技术可以在保持视野透明度的同时提供虚拟信息的显示。③波导光学：是一种使用微细结构将光引导到用户眼睛的技术。它通过内部反射将图像从一个侧面传输到另一个侧面，然后再投射到用户视野中。这种技术可以契合轻巧、紧凑的设计，并提供高质量的虚拟内容显示。在智能穿戴设备上，一般使用衍射光波导或阵列光波导技术。光波导技术具有更好的透光率和更小的干扰，但对光源有更高的要求，这需要使用极小却有着超高分辨率和亮度的 Micro LED 显示屏，Micro LED 的发展被认为是影响增强现实未来的关键技术，不同于传统的LED技术，Micro LED 亮度一般是主流手机屏幕的10倍以上，像素密度（PPI）则可达到手机屏幕的30～300倍。④隐形眼镜显示技术：使用微型显示器将图像直接投射到用户的眼睛上，类似于隐形眼镜。这种方式可以实现更加个性化和私密的增强现实体验，但对于设备的小型化和图像的清晰度等方面提出了挑战。

（4）数据通信和存储技术：①与移动设备通信，通过蓝牙、Wi-Fi等无线技术与用户的手机或其他设备进行数据传输和交互，实现数据共享和控制功能。②内部存储器，智能穿戴设备内部集成存储器，用于临时存储数据和应用程序。

（5）材料技术：①光学材料，选择适当的光学材料用于镜片，以确保高透明度、低色散性，减少眩光和眼睛疲劳。②抗过敏材料，使用对眼睛皮肤不会产生刺激或过敏反应的材料，以增加穿戴的舒适性。③硅胶材料，在隐形眼镜类的智能穿戴设备中，使用柔软、透气且适应角膜形状的硅胶材料，以提供舒适的佩戴体验。

（6）光学设计：对于大部分视光学领域的智能穿戴设备，特别是扩展现实技术类眼镜，对光学设计要求较高，合理的光学设计可以优化光路径，选择合适的透镜、反射镜或波导来引导和聚焦光线，以最大限度地减少光损失和畸变，同时提供良好的视野和观看体验。

这些技术的应用使得智能穿戴设备能够实时监测眼睛健康状况、提供个性化的视觉信息引导，并改善用户的视觉体验。同时，材料的选择和优化也能提高设备的舒适性和佩戴体验。

11.2.2　智能穿戴设备在眼视光领域的应用

1.临床诊疗方面的创新研究与应用

智能穿戴设备在临床诊疗方面的应用包括视力康复、远程医疗、智能给药、手术导航和病患监测等多个方面。例如，一款名为"EyeNetra"的智能眼镜可以实现便携式视力检测，方便医生为患者提供及时的诊疗服务；一款名为

"Triggerfish"的智能隐形眼镜可以实时监测青光眼患者的眼压变化，并通过数据分析辅助医生制订治疗方案。

（1）视力康复：虽然我们已经熟知很多的虚拟现实（VR）设备和应用场景，但VR技术也可以用于视力康复领域，提供更具交互性和个性化的视觉康复方案。通过模拟各种视觉场景和游戏化的训练任务，帮助患者恢复或增强他们的视觉功能，改善弱视、斜视等视光学问题。VirtualEyez是一个利用VR技术进行视觉康复的平台，提供个性化的视觉训练任务和游戏。Bravemind是一个基于VR的心理康复系统，也包括了视觉康复的应用。2021年10月美国FDA批准Luminopia公司改善儿童视力障碍的数字疗法。这是一种基于VR的疗法，可用于改善弱视儿童的视觉障碍，是美国FDA批准的首个用于弱视儿童的数字疗法，也是第一个用于神经视觉障碍的数字疗法。

（2）远程监测和远程医疗：智能穿戴设备可以配备传感器和无线通信技术，用于监测健康状况并将数据传输给医生。这使得医生可以对患者进行远程监护和远程诊断，提供及时的医疗建议和干预。Smart Contact Lens是由Verily和Alcon合作开发的一种智能隐形眼镜，旨在监测眼部健康状况并传输数据给医生。此外，很多远程医疗平台（如国外的Doctor On Demand、Amwell等，国内的微医、平安好医生等）也支持远程诊断和咨询。

（3）智能药物输送和治疗：集成生物传感和药物输送的智能可穿戴医疗设备目前发展迅速，精准医疗的主要作用是进行实时检查、按需给药和连续应用。然而，这些过程在大多数当前的治疗系统中是分别实施的，可能导致治疗中断和患者恢复受限。个性化医疗和智慧医疗极大地推动了生物传感与给药一体化系统的研究与开发，以智能可穿戴医疗设备（IWMD）为典型系统，因其无创、可定制的特性而受到越来越多的关注。智能穿戴设备可以集成微型泵、药物释放系统等，用于药物的精确控制输送。例如，通过智能隐形眼镜来定期释放药物，用于治疗青光眼、角膜疾病等。Nanodrops是一种使用纳米技术来治疗眼部疾病的新方法，可以通过滴入眼中释放药物。此外，有一些企业正在开发智能隐形眼镜来精确控制眼部药物的输送，如Triggerfish隐形眼镜（图11-8）。

（4）个性化视力矫正：基于智能穿戴设备收集的眼部数据和生物反馈，可以实现个性化的视力矫正方案。通过调整显示屏参数和光学装置，根据患者的视觉需求进行精确矫正，提高视力和视觉舒适度。Adaptive Eyewear是一种可调节的眼镜，通过滑动调整镜片弯曲度来进行个性化视力矫正。爱尔眼科研发的智能穿戴设备"云夹"可以在近视防控中发挥积极作用（图11-9），它通过对孩子的用眼行为进行实时、客观、准确监测和精准干预，指导科学用眼，从而预防和控制近视进展。

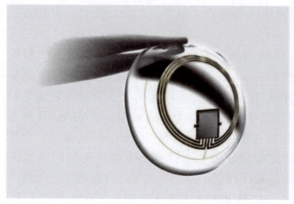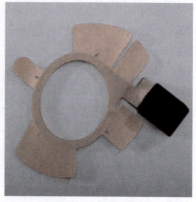

图11-8　Triggerfish镜片及信号传输装置

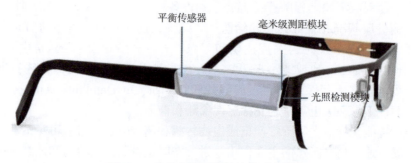

图11-9　安装在框架眼镜上的"云夹"

这些创新研究和应用通过结合智能穿戴设备、虚拟现实、远程医疗和生物反馈等技术，为眼视光临床诊疗提供了更多的可能性。尽管仍处于研究和发展阶段，但这些应用有望改善视功能缺陷或视力障碍者的治疗效果，提高医疗资源利用效率，并推动眼视光领域的创新发展。

2. 视觉辅助方面的创新研究与应用

一般认为，视觉辅助是指使用技术手段来帮助视力受损者获得更好的视觉体验和独立性，包括通过放大、对比度增强、文字转语音等方式改善视力受损者的视觉能力，并提供必要的信息和导航支持。在视光学领域，视觉辅助通常指光学或非光学助视器装置。视觉辅助的目标是通过技术手段弥补或减轻视力障碍带来的困难，帮助视障人群更好地进行日常活动。智能眼镜和其他辅助设备在视觉辅助方面有许多创新性的研究和产品应用方向，它们具备以下功能。

（1）增强现实（AR）功能：智能眼镜可以通过增强现实技术将虚拟信息叠加到用户的真实视野中，以提供增强的可视化信息，包括导航指示、文字提示、物体识别和扩展的实时视觉引导。

（2）视频放大和增强功能：一些智能眼镜和辅助设备具备视频放大和增强功能。它们使用摄像头来捕捉周围环境的图像，并将其放大或进行图像处理，使视力受损者能够更清晰地看到物体的细节。对于普通人而言，通过视频放大和增强可以将人眼所能看到的物体展现出更多的细节。

（3）语音识别和反馈功能：通过集成麦克风和语音识别技术，智能眼镜和辅助设备可以将用户的语音输入转化为文本或命令。同时，设备还可以通过语音合成技术提供语音反馈，向用户提供指导、警告或其他提示。这有助于提高听障人员在生活中的便利性。同样需要使用的技术有声纹识别和声源定位，对于听障人员而言，周围的语音文字展现在眼前后，他们还需要去辨别每段文字的来源和方位。

（4）触觉反馈功能：智能眼镜和辅助设备可以通过触觉技术，如震动或振动反馈，为用户提供实时的触觉提示。这些反馈可以用于导航、定位或警示，帮助视力受损者更好地感知周围环境。

（5）眼动追踪和眼控功能：智能穿戴设备配备眼动追踪传感器，可以准确捕捉用户眼球运动，用于眼健康评估、诊断和康复。眼动追踪还可以应用于脑机接口技术，帮助残疾人士通过眼球运动进行交互和控制。该技术可以检测用户的注视方向、注视点、注视时间和眼的扫视距离等，对理解用户的意图和注意力具有重要意义。

现代眼动研究方法在20世纪60年代发展起来，随着计算机视觉和人工智能技术的发展，目前占据主导地位的是基于视频的计算机视觉技术。2014年，三星投资主打眼动追踪虚拟现实头盔的FOVE。2016年，谷歌公司投资眼球追踪技术公司Eyefluence，该公司曾研发出一套针对虚拟现实和增强现实应用的眼球追踪技术。2017年，苹果公司收购SMI公司，SMI的Social Eye眼动追踪技术让虚拟角色的眼神接触更精准，从而使得交互更加真实。随着以Tobii、七鑫易维为代表的供应链技术的成熟，自2018年以来，越来越多的扩展现实设备开始配备眼动追踪技术。

眼动追踪最核心的技术是瞳孔追踪方法。先利用摄像机拍摄眼睛图像，然后通过图像处理算法得到瞳孔中心位置。为了将眼睛的物理位置与受试者正在注视的空间点相关联，需要进行眼动校准。在校准过程中，受试者需要观察屏幕上特定位置出现的点，此点被称为校准点。如图11-10所示，将物理位置与校准点相关联后，中间区域可采用插值方法进行处理。

在眼动追踪方面，智能隐形眼镜相较于智能框架眼镜或其他智能穿戴设备具有更少的局限性，能实现更高的精度和更快的追踪。Tobii Pro为医疗培训和模拟应用提供了一系列基于眼动追踪的解决方案。H2S开发的快速视力评估平台利用Tobii眼动追踪技术将多达10项的视力检查整合到一个移动应用程序中。

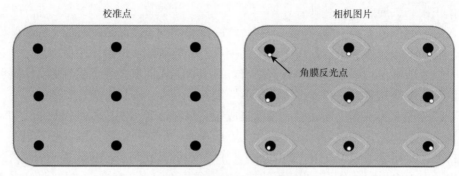

图11-10　瞳孔追踪校正原理

（6）视觉辅助导航和定位功能：智能穿戴设备可以利用增强现实（AR）或混合现实（MR）技术，为视障者提供视觉导航和定位功能。这对于视障患者的室内外导航、障碍物识别和避让有很大的帮助。微软的HoloLens是一款混合现实眼镜，可以提供增强现实导航和定位功能。此外，Aira是一个通过远程视觉导航帮助视障患者的平台，结合了智能手机和增强现实技术。

借助智能穿戴设备集成的摄像头、语音识别和导航功能，智能导盲系统可以实时检测周围环境，并通过语音提示或触觉反馈指引视障患者安全行走。智能导盲是一个较为复杂的系统，并非单一功能可以实现，需要具有以下功能。①障碍物检测：智能眼镜可以通过搭载传感器和摄像头来检测周围环境中的障碍物，如人、车辆或其他物体。它可以提供警示或发出声音来帮助视觉障碍者避开障碍。②导航和路线规划：智能眼镜可以利用内置GPS和导航功能，为用户提供实时的导航指引，指示出行方向和路径规划，使其更容易移动并找到所需地点。③语音交互和提示：智能眼镜可以配备语音助手（如Siri、小度等），通过语音交互来提供信息、回答问题或执行操作，从而增强视障者与外界的沟通和获取信息的能力。④电池和设备：智能眼镜可能更加依赖电力和设备的正常运行，这可能会带来一些限制和不便。⑤情感支持和人际互动：智能眼镜无法提供人与人、人与导盲犬之间建立的深度情感连接。

3.眼部监测和用眼保护方面的创新研究与应用

随着现代人电子设备使用时长的增加，视频终端用眼监测和保护在现代生活中变得越来越重要，但目前智能穿戴设备除在特定场景下可以对用眼卫生进行保护外，大多数情况下还是需要个体主动控制和改善用眼行为，智能穿戴设备仅能在用眼监测方向给予一定的辅助和数据支持。以下是一些相关的功能和应用研究。

（1）眼疲劳检测：智能眼镜或辅助设备可以通过眼动追踪技术和算法分

析，监测用户的注视模式和眨眼频率，提供实时的眼疲劳检测评分，分析视疲劳程度。

（2）蓝光过滤和减少眩光：蓝光属于可见光谱中的一部分，但其高能量和短波长可对眼睛产生影响。蓝光过滤技术可以通过降低电子设备屏幕发出的蓝光强度，减少蓝光对眼睛的刺激，并帮助缓解眼疲劳、改善视觉舒适度。一些智能眼镜或辅助设备具备蓝光过滤功能，可以减少由电子设备屏幕辐射的蓝光对眼睛的损害，并降低眩光带来的视觉不适。

（3）用眼习惯监测：通过记录和分析用户的用眼时间、注视距离及长期用眼数据，智能眼镜或辅助设备可以评估用户的用眼习惯并提供相应的建议，帮助用户改善用眼行为。

（4）姿态校正和姿势提醒：一些智能眼镜或辅助设备具备姿态感知技术，可以监测用户的头部和身体姿势，并提供实时提醒和反馈，帮助用户保持正确的坐姿或站姿，减轻眼睛和颈部的压力。

（5）健康提醒和警示：智能眼镜或辅助设备可以根据预设的用眼时间或用眼习惯，发出提醒和警示，督促用户进行休息放松、眼部按摩或调整用眼环境，以预防眼疲劳和视觉问题的发生。韩国蔚山国立科学技术院的研究团队通过无线技术将葡萄糖传感器及眼压传感器结合，使基于智能隐形眼镜的无线眼部检测有了进一步发展。

这些创新性的研究可以为用户提供方便、个性化的用眼监测，帮助用户更好地管理用眼行为并保护眼健康。尽管目前市场上尚未有大规模商业化的产品，但这些技术和应用的发展为未来的用眼保护提供了更多可能性。

4. 其他方面的创新研究与应用

智能穿戴技术设备在眼视光领域的应用，除了智能诊疗、视觉辅助和用眼检测之外，还可以智能眼镜的形式，供普通人群在屈光矫正需求基础上日常使用。

（1）虚拟现实（VR）和增强现实（AR）体验：智能眼镜可以用于提供沉浸式的虚拟现实或增强现实体验。通过内置传感器和显示屏，智能眼镜可以跟踪用户的头部运动，并将相应的虚拟内容呈现在眼前，创造出与现实世界交互的虚拟环境。

（2）智能导航和位置服务：借助智能眼镜的定位功能和连接互联网的能力，用户可以获取导航指引、地图信息和实时位置服务，从而更方便地找到目的地并探索周围环境。

（3）语音助理和语音操作：智能眼镜集成语音识别和语音合成技术，使用户可以通过语音与智能助理进行交互，并实现语音操作，如发送消息、查看日程安排等。

（4）增强学习和教育：智能眼镜可以为学生和教育者提供增强学习体验。通过增强现实技术，可以将虚拟的教育内容融入现实场景中，使学习更生动、直观。

（5）健康监测和生理参数追踪：智能眼镜可以与其他健康监测设备（如心率监测器等）相结合，监测用户的生理参数，如心率、血氧饱和度等，从而提供个性化的健康数据和报告。

（6）社交娱乐：智能眼镜也可以用于社交娱乐。将其与社交媒体平台集成，允许用户实时共享照片、视频和信息，并与其他用户进行互动。

目前，智能框架眼镜已经有了较多的发展和应用，而关于智能隐形眼镜，尽管有许多创新功能和研究性的产品在研发中，但其实际应用还处于相对初级的阶段。因其开发成本高、周期长，可操作空间有限，对角膜正常生理的影响，有泄露用户隐私的风险等，想要和多数智能框架眼镜一样成为成熟的产品、打入消费级市场，还需要进一步验证和改进，以确保其安全性和有效性。

11.2.3　智能穿戴设备在眼视光领域的挑战与展望

1. 智能穿戴设备目前的挑战

（1）精确性和准确性：智能穿戴设备需要高精度的传感器和算法来准确捕捉和分析眼部生理指标和视觉数据。这需要确保传感器的准确率和稳定性，并优化算法以消除误差。

（2）可穿性和舒适性：智能穿戴设备应考虑到佩戴者的舒适性和可穿性。材料选择、人机工程学设计和佩戴方式等方面的创新是必要的，以确保设备可以长时间佩戴而不引起不适。

（3）数据隐私和安全性：智能穿戴设备收集的个人眼部数据需要妥善管理和保护。数据隐私和安全性的问题需要得到解决，确保用户的数据不被滥用或泄露。

（4）标准和规范：目前缺乏统一的标准和规范来指导智能穿戴设备的开发和使用。制定相关行业标准可以确保设备的质量和安全性，促进行业的规范化和可持续发展。

2. 智能穿戴设备未来的展望

（1）视觉辅助和视觉增强：智能穿戴设备有望提供更创新和功能强大的视觉辅助和视觉增强功能。这不仅包括使用增强现实和虚拟现实技术提供沉浸式的虚拟体验，还包括通过智能图像处理技术改善视觉感知能力。

（2）眼部疾病诊断和管理：智能穿戴设备可以用于监测眼部生理指标，如眼压、泪液质量等，以及追踪眼部疾病的发展和治疗效果。这将有助于早期诊断和个性化的眼部疾病管理。

（3）个性化视觉保健和健康管理：智能穿戴设备可以根据个体的眼部特征和

需求，提供个性化的视觉保健和健康管理方案，包括定制化的视力矫正、基于用眼数据的个性化用眼建议及视觉健康监测和报告。

（4）数据驱动的眼科研究和医疗：智能穿戴设备产生的大量眼部数据可以用于眼视光学研究和医疗领域。这些数据的收集、分析和共享将促进眼视光研究的进展和创新，为眼科医疗提供更有效的诊断和治疗方案。

智能穿戴设备虽然面临着技术、隐私安全和舒适性等方面的挑战，但不断推动创新和标准制定，有望改善视觉健康管理方式，为人们带来更好的视觉体验和眼睛保护。

11.3　虚拟仿真装置在眼视光领域的研究与应用

11.3.1　扩展现实技术

近年来，以虚拟现实（virtual reality，VR）、增强现实（augmented reality，AR）和混合现实（mixed reality，MR）技术为代表的扩展现实（extended reality，XR）技术开始受到广泛关注。这些技术模拟虚拟的世界，并在不同程度上与现实世界相结合，让人们可以在虚拟和现实之间自由转换，获得与众不同的视觉体验。

1. VR 技术原理

VR技术侧重于让用户进入虚拟的世界。它利用计算机模拟各种情境来创造出一种虚拟的境界，让使用者可以在其中自由探索、互动和体验。其核心技术原理主要包括以下三个方面。

（1）三维建模与渲染：通过专业的建模软件，创建出逼真的三维场景、物体和角色。渲染引擎则负责将这些模型以高帧率的方式呈现在用户眼前，营造出沉浸式的视觉体验。

（2）头部追踪与定位：VR设备通常配备有头部追踪系统，能够实时捕捉用户的头部运动，从而调整渲染画面的视角和位置，实现视线的自然切换。

（3）交互设备：VR系统通常配备有手柄、手套等交互设备，用户可以通过这些设备在虚拟环境中进行抓取、移动等操作，增强沉浸感和交互性。

2. AR 技术原理

AR技术侧重于将现实世界与虚拟世界叠加。与VR技术不同，AR技术不需要人们完全进入虚拟世界。例如，通过智能手机或眼镜等设备，将虚拟的物体、文字、影像等信息叠加到现实场景中，人们可以看到现实世界中的实际物体和虚拟物体同时存在于同一个场景，从而获得一种超越现实的感觉。其核心技术原理主要包括以下三个方面。

（1）实时图像处理：AR 设备通过摄像头捕捉真实世界的图像，并对其进行实时处理和分析，以便在合适的位置叠加虚拟信息。

（2）虚拟信息生成与渲染：根据应用需求，生成相应的虚拟信息，如文字、图片、三维模型等，并通过渲染引擎将其叠加到真实世界的图像上。

（3）交互与定位：AR 系统通常支持手势识别、语音识别等交互方式，用户可以通过这些方式与虚拟信息进行交互。同时，AR 设备还需要具备定位功能，以便准确地将虚拟信息叠加到真实世界的正确位置。

3. MR 技术原理

MR 技术是对虚拟物体和现实物体均进行再次计算，把它们混合到一起，难分彼此。与 VR 技术和 AR 技术不同，MR 技术更加注重虚拟物体和真实物体之间的交互，使人们可以在现实世界的基础上，通过虚拟世界的增强，获得更加丰富和直观的体验。其核心技术原理主要包括以下三个方面。

（1）真实与虚拟的融合：MR 技术通过高精度的传感器和算法，将真实世界与虚拟世界的虚拟信息进行精确匹配和融合，使得两者在视觉上无缝衔接。

（2）多源信息融合与处理：MR 系统需要处理来自多个传感器的信息，如摄像头、深度传感器、惯性测量单元等，以便构建出更加准确、丰富的混合现实环境。

（3）自然交互与智能响应：MR 技术注重用户的自然交互体验，支持语音、手势、眼动等多种交互方式。同时，系统还能够根据用户的行为和环境变化智能地调整虚拟信息的呈现方式和交互逻辑。

可见，VR、AR、MR 技术各自具有独特的原理和应用场景。VR 技术通过构建完全虚拟的环境，为用户提供沉浸式的体验；AR 技术则将虚拟信息叠加到真实世界中，增强用户对现实世界的感知；而 MR 技术实现了真实与虚拟的无缝融合，为用户提供了更加自然、丰富的交互体验。

4. XR 装置

随着科技的进步，XR 技术发展迅速。20 世纪 80 年代，美国国家航空航天局和斯坦福大学的研究人员开始研究虚拟环境模拟，使其用于训练宇航员，提高宇航员的空间感知和操作能力。20 世纪 90 年代，XR 技术逐渐应用于视光学领域。一些研究人员开始研究通过 XR 技术来改善视力、矫正视力缺陷和提高视觉功能。

XR 装置的种类繁多，每种都有其独特的功能和应用场景。以下是一些常用的虚拟现实装置。

（1）头戴式显示器（HMD）：是最常见的虚拟现实互动装置，用户将其佩戴在头部，通过眼镜或头盔上的显示器来呈现虚拟环境。它通常配备跟踪传感器和控制器，使用户能够在虚拟环境中观察、移动和互动（图11-11）。

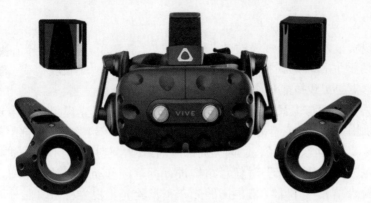

图11-11　HTC VIVE虚拟现实套装（头盔＋手柄＋定位器）

（2）手柄和控制器：用于虚拟现实互动的输入设备，能够追踪用户的手部动作和姿势，并将其转化为虚拟环境中的交互操作。用户可以使用手柄和控制器来操作虚拟物体、进行手势识别、触摸交互等。

（3）运动捕捉系统：用于追踪用户的身体动作和姿势，通常通过传感器和摄像头来捕捉用户的运动数据，并将其应用到虚拟环境中，实现全身的实时追踪和互动。

（4）反馈装置：提供用户的触觉反馈，增强沉浸感和互动体验。例如，震动反馈手柄、触觉手套、触觉座椅等可以模拟触摸和振动等感觉，使用户能够更真实地感受虚拟世界。

（5）数据手套：附有传感器（分布在手掌和手指的关节处）以获取用户手形的准确信息。传感器捕获的数据被转换成关节角度数据，用户可以用它来控制虚拟手的运动。

在各种XR眼镜和头盔发展日趋成熟之际，一些公司尝试在隐形眼镜上引入电子元件。2022年美国InWith公司发布AR隐形眼镜，其外观类似于日常佩戴的软性隐形眼镜，由水凝胶材料制成，纤薄而富有弹性，镜片内嵌一圈金色线路和微电子元件。该款产品可以从眨动的人眼俘获动能，为隐形眼镜供电；还可以限定水凝胶设备（如触点）内部的空间，以便在制造过程中嵌入计算机电路；在用户摘下镜片保存时的闲置状况下，用眼镜盒中的液体介质给镜片充电。同年，AR智能隐形眼镜Mojo Lens进行首次入眼测试（图11-12）。Mojo Lens在一片隐形眼镜的空间内，塞入了电路板、电池、Arm 处理器、通信模块、加速计等元器件，可谓麻雀虽小，五脏俱全。Mojo Lens可以在配戴者的视网膜上投射明亮和高分辨率的文字、图形和视频。

11.3.2 扩展现实技术在眼视光领域的应用

1. 眼视光教学

扩展现实技术用于眼视光教学，不仅丰富了教学手段，还提升了教学质量。它可以帮助学生和教师模拟各种眼科疾病和视觉障碍，如眼底病变、屈光不正等，提高学生的实践技能和诊疗水平。

温州医科大学与人民卫生出版社合作研发了"眼视光虚拟仿真实训系统"，使用者可以用VR装置或普通电脑在虚拟场景中进行互动学习。眼部解剖单元还原正常眼球及其血管、神经、肌肉等局部解剖结构，使用者可直观地进行观察学习，甚至进入眼球"内部"对任意结构进行拆解、移动、旋转、拾取及隐藏操作。眼部检查单元可用于学习检影验光、主觉验光、视力检查、眼外肌运动检查、遮盖试验等内容。每项内容通过VR技术实现真实场景的高度还原。例如，检影验光环节，通过复杂的算法，模拟实际场景中光线经屈光系统成像后的结果，从而实现对多种屈光状态的模拟。

北京欧倍尔眼视光虚拟仿真实训软件，以综合验光仪为模拟对象，模拟使用综合验光仪进行检查的主要操作过程。软件主要分为主觉验光和视功能检查两个部分。通过对视孔、主透镜、内置辅助镜、外置辅助镜及其他调整部件的调试，帮助学生了解每个部件的作用，加深对理论知识的理解。主觉验光单元主要包括雾视、去雾视、红绿实验、散光盘检查、棱镜分离法双眼平衡、偏振分离法双眼平衡、老视检查。视功能检查单元包括三级视功能检查、眼位检查、AC/A值、融像范围、调节幅度、正/负相对性调节等。

安徽医学高等专科学校采用"眼视光VR虚拟实训系统"（图11-13），其在"验光技术""双眼视功能检查分析与处理"等课程实训教学的应用实践中取得了良好的教学效果。

金陵科技学院在"眼视光器械学""解剖学"等一系列专业课程中，引入了先进的3D显示终端技术，将各类复杂的模型以立体、生动的形式呈现在学生面前（图11-14）。学生佩戴特制的3D主动立体眼镜，可以直观地观看虚拟内容，仿佛置身于一个逼真的三维世界中，更深入地理解眼部结构和器械原理。这种液晶快门式眼镜设计独特，每次仅允许一只眼观看屏幕，确保了双眼接收到的图像信息有所差异。每分钟左右眼之间快速切换高达70次，同时屏幕相应呈现出具有微妙差别的内容。这种高速切换与差异显示相结合的方式，巧妙地模拟了人眼对真实世界的感知，使得学生们能够更加自然地融入虚拟的学习环境中。这种教学方式极大地提升了学生的学习兴趣和积极性，显著提高了教学效果。经过多轮实践应用后的教学效果反馈，佩戴3D眼镜观看三维虚拟教学内容，使得原本抽象复杂的结构知识变得直观易懂，相较于传统方式标本解剖、零件拆解的操作，虚拟仿真的教学方式可重复性更强，学习效率大幅提高。

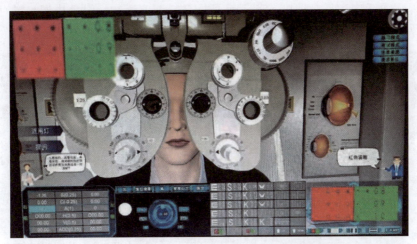

图11-13 "眼视光VR虚拟实训系统"操作界面

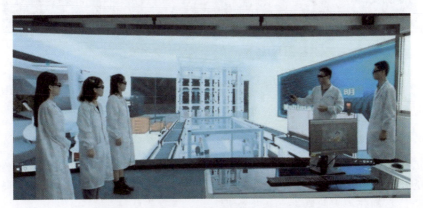

图11-14 金陵科技学院虚拟仿真教学实验室

2. 视觉训练

扩展现实技术用于视觉训练，可以帮助患者和运动员进行视觉康复和训练。Halička等研究发现经过8次左右的Oculus Rift 3D VR训练，每次1小时，平均年龄为34岁的成年人，双眼视力较之前有显著提高。

天津欧普特发布的VR视觉训练系统，含多种训练模块，覆盖融像、弱视、视觉认知、视觉追随、视觉深度（空间感）、手眼协调、视觉分辨及周边视野等功能领域。每个训练模块都允许设置集合和散开需求，为弱视定制对比度和亮度，以及在双眼视野中设置单眼注视。

Optics Trainer VR也是一款优秀的视觉训练系统（图11-15），已被多家医院采用，用户通过扩展现实技术可以进入不同的运动场景进行视觉挑战，提高他们的视觉敏感度和反应速度。其训练目标包括深度感知、眼手协调、多对象跟踪、反应时间、周边视觉、视觉记忆、色觉和对比敏感度。

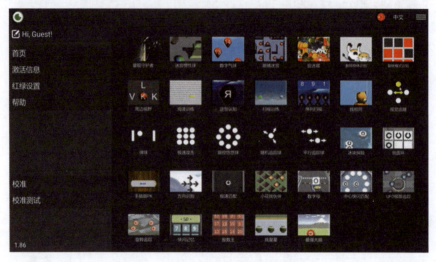

图11-15　光学VR视觉训练系统

越来越多的产品将扩展现实技术应用于视觉训练，在不断探索和研究中为视功能障碍者提供更加科学、有效的视觉训练方案。

3. 验光配镜

远程配镜的最大弊端是无法直观感知眼镜大小是否合脸、风格是否合适。从技术的角度来看，想要解决这个问题，需要一套虚拟试戴解决方案。为了最佳用户体验，必须获得人脸数据和镜架数据。

Opteyes发布的基于移动端应用的虚拟试戴系统，利用了智能手机上的前置景深摄像头，通过面部扫描来测量鼻宽、鼻高、面宽及瞳距等相关信息。它可以在人脸上投射超过3万个肉眼不可见的红外光点，再由红外镜头捕获这些光点，计算得出精准的 3D 人脸数字模型。应用会捕捉用户的面部、头部运动，在几秒内锁定双眼的位置，然后在预先建立的数字化面部模型上"佩戴"眼镜。镜架模型来自销售商，虽款式繁多，但每款镜架的材质、纹理、图案、尺寸、配色都通过技术手段保证高分辨率和保真度。虚拟试戴时，用户可随意转动头部，从多个角度观察和比较不同镜架上脸的效果。试戴时用户可能会摘下原来的眼镜，针对近视眼者可能看不清试戴效果的情况，Opteyes还提供了拍照和录屏功能，方便回看试戴效果。在挑选镜架时，还可以利用应用中的AI推荐功能选择合适的镜架。

Virtu Optica公司发布的Opticular 360便携式VR仪基于交互式3D游戏，

可以让用户在一个简单的互动游戏中自动获得配镜处方。这一创新性尝试把生物信号标识解读和虚拟现实结合起来，可以自动分析受试者大脑感知视觉信息的方式，为验光师快速提供参考数据。验光配镜的场景不限于眼镜店、视光诊所、眼科医院等传统意义上的专业验光机构，也可以是融入消费场景和远程医疗的一部分，如大型卖场、商场、超市、药房、农村、偏远山区等。相信越来越多的人会选择在轻松愉悦的环境中体验更加有趣、便捷和快速的配镜方式。

4. 现存问题

在自然环境中，为了看清不同距离的画面，人眼可以通过调节自动变焦。但在扩展现实头显中，因为人眼与屏幕之间的距离没有改变，所以人眼的调节相对固定，这会导致视觉辐辏（集合）与调节冲突，在长时间的使用中容易导致眼疲劳或头痛，显著降低用户的视觉体验舒适度。

目前已有多个旨在解决上述问题的专利，变焦光学系统是最成熟的解决方法（图11-16）。实现动态变焦需要眼动追踪系统的支持，系统需要准确地判断用户正在观看场景中的哪个位置。通过从用户的两眼追踪进入虚拟场景的路径，找到这些路径的交点，从而建立用户正在查看的正确焦平面位置。然后将此信息发送到变焦系统以进行相应调整，将焦深设置为与用户眼睛到物体的虚拟距离相匹配的状态。市场上还没有具备变焦功能的扩展现实头戴设备，这是一项具备未来应用价值但尚未成熟的技术。

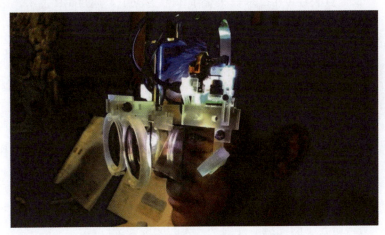

图11-16　英伟达变焦头显原型

可见，扩展现实技术在眼视光教学、视觉训练及验光配镜等方面具有广泛的应用前景和创新研究价值，能够提高教学、诊疗和训练的效率和准确性，为眼视光领域的发展提供有力支持。

第12章 虚拟现实技术在眼科领域的应用

本章旨在探讨虚拟现实（virtual reality，VR）技术在眼科专业中的应用。通过对VR技术的简介、眼科疾病的概述，以及其在眼科手术、眼科疾病治疗、眼科教育和眼科研究中的应用进行详细讨论，揭示VR技术在眼科领域的潜力和前景。

近年来，随着计算机图形学、感知技术和交互设备的快速发展，VR技术在各个领域展现出了巨大的潜力。在眼科领域，VR技术为眼科医生和患者提供了一种全新的视觉体验和交互方式，为眼科疾病的诊断、治疗和管理带来了前所未有的机会。

（1）本章将介绍VR技术的基本原理和特点，包括沉浸式感受、交互性和虚拟环境的构建。随后，将概述眼科疾病的种类和特点，包括常见的白内障、视网膜疾病、近视等。了解眼科疾病的基本知识是理解VR技术在眼科领域应用的基础。

（2）本章重点关注VR技术在眼科手术中的应用。通过VR技术，眼科医生可以进行个体化手术规划和导航，提高手术的准确性和安全性。此外，将探讨VR技术在白内障手术和视网膜手术等眼科手术中的具体应用案例。

（3）本章将探讨VR技术在眼科疾病治疗中的应用。VR技术可以为青少年近视治疗和弱视治疗提供创新解决方案，改善患者的治疗效果和体验。此外，VR技术在眼底疾病治疗中也具有潜在的应用前景。

（4）关于眼科教育领域，本章将探讨VR技术在眼科学生教育和眼科医生培训中的应用。通过虚拟训练和技能培训，医学生和眼科医生可以在虚拟环境中模拟真实情境，提高眼科专业知识和技能水平。

（5）本章将探讨VR技术在眼科研究中的应用。VR技术为眼科研究提供了新的方法和工具，如模拟眼球结构和功能、分析眼动追踪数据等。本章将介绍VR技术在眼科研究中的优势，并列举具体的应用案例。

通过本章的阐述，期望读者能够全面了解VR技术在眼科领域的应用现状和前景，进一步推动该技术在眼科医学中的发展和应用，为眼科疾病的诊断、治疗和管理提供更加精确和个性化的解决方案。

12.1　概　　述

VR 技术是一种通过计算机生成的模拟环境，通过引入多感官交互和沉浸式体验，使用户能够身临其境地感受和探索虚拟世界。虚拟现实技术利用计算机图形学、人机交互和传感技术等多个领域的技术手段，将用户从现实世界中完全隔离，投入到虚拟场景中，以创造逼真的视听感受和互动体验。

VR 技术的核心组成部分包括显示设备、追踪系统和交互设备。显示设备通常采用头戴式显示器或 VR 眼镜，通过高分辨率的屏幕或透镜向用户展示虚拟场景。追踪系统使用传感器和摄像头等装置，跟踪用户的头部和身体动作，以实现用户在虚拟环境中的自由移动和互动。交互设备用于用户与虚拟环境的交互，如手柄、手套或触控器等，使用户能够在虚拟场景中进行操作和控制。

VR 技术最初在游戏和娱乐领域中得到广泛应用，为用户提供沉浸式的游戏体验和虚拟旅行等娱乐内容。然而，随着技术的不断进步，VR 技术开始在医疗领域展现出巨大的潜力。通过模拟真实场景和情境，VR 技术能够为医生和患者提供全新的诊断、治疗和康复手段。

传统的眼科诊断和治疗方法主要依赖于眼科医生的临床经验和常规检查工具。眼底检查、视野检查、角膜地形图等常规检查方法对于眼科疾病的诊断和监测起着重要作用。然而，这些方法存在一些局限性，如依赖医生经验、操作烦琐、缺乏真实感等。

随着 VR 技术的发展，眼科疾病诊断、治疗和康复领域也发生了革命性的变革。VR 技术为眼科医生和研究人员提供了全新的工具和资源，可以更准确、直观地观察和评估眼部病变。同时，VR 技术还能够模拟不同疾病情况下的视觉症状，为医生提供更深入的理解和诊断依据。

除了诊断方面，VR 技术还在眼科手术中发挥着重要作用。传统眼科手术需要医生凭借自己的视觉和触觉感知来操作，而 VR 技术可以提供高度逼真的手术模拟和训练环境，使医生能够在虚拟场景中进行实时观察和调整手术过程。这种模拟训练的环境能够提供更安全、更精准的手术操作，提高手术的成功率和安全性。

在眼科康复领域，VR 技术也展示了巨大的潜力。对于弱视症患者，VR 技术可以提供个性化的视觉刺激和训练，通过游戏化的方式激发患者的视觉注意力和参与度，促进视觉功能的恢复和改善。此外，对于视觉障碍患者，VR 技术可以提供仿真的日常生活场景和导航训练，帮助他们重新获得独立性和生活质量。

VR 技术在眼科疾病领域的应用正日益受到关注和重视。不仅仅是作为辅助诊断和手术工具，VR 技术还为眼科医生和研究人员提供了更深入理解眼部疾病机制的机会。通过模拟和可视化眼部病变过程，VR技术能够揭示疾病的发展过程、预测其进展，并为研发新的治疗方法和药物提供依据。

此外，VR技术还为眼科医生、研究人员和患者之间的交流和教育提供了新的途径。通过VR技术，医生可以将复杂的眼科病例以立体、可视化的方式展示给学生和同行，促进知识的传播和技术的共享。同时，患者也可以通过VR技术更好地理解自身的眼部情况，并参与到治疗过程中。

虽然VR技术在眼科疾病中的应用前景广阔，但仍面临一些挑战，包括技术的成本、设备的可靠性、医护人员的培训和患者隐私保护等方面。然而，随着技术的不断发展和应用经验的积累，这些挑战将逐渐被克服，为VR技术在眼科疾病领域的进一步应用和发展打下坚实的基础。

总之，VR技术在眼科疾病的诊断、手术和康复中具有巨大的潜力。它为医生提供了更准确、个性化的治疗方案，为患者带来了更好的治疗效果和生活质量。在未来的研究和实践中，我们期待虚拟现实技术在眼科领域的持续创新和应用，并为眼健康的促进和眼科疾病的治疗做出更大的贡献。

12.2　虚拟现实技术在眼科手术中的应用

12.2.1　眼科手术的难点

眼科手术是一项高度精细和复杂的过程，对医生的技术要求非常高。在眼球的微小结构中进行操作需要准确的眼手协调和深入的解剖知识。眼科手术的难点包括但不限于以下几个方面。

首先，眼球的结构特殊而复杂。眼部组织脆弱且高度敏感，手术中的微小误差可能导致严重的后果，如视力损失或其他并发症。

其次，手术操作区域狭小且可见度有限。眼科手术通常在显微镜下进行，医生需要通过显微镜观察手术区域，但显微镜的视野有限，医生只能观察到局部细节，很难全面把握手术情况。

最后，手术中的实时调整和决策是眼科手术的重要组成部分。医生需要根据手术过程中观察到的情况做出准确的决策，但在传统手术中，医生只能依赖自己的直觉和经验进行判断，可能存在主观性和局限性。

12.2.2　虚拟现实技术在眼科手术中的优势

虚拟现实（VR）技术的出现为眼科手术带来了革命性的变革。VR技术利用计算机生成的三维模型和逼真的虚拟环境，为医生提供了全新的手术辅助工具和训练平台。它在眼科手术中具有以下优势：

第一，VR技术可以提供高度逼真的手术模拟和训练环境。医生可以通过戴上 VR 头戴式显示器进入虚拟现实环境中进行手术模拟和训练。这种模拟环境可以模拟真实手术场景，并提供与实际手术相似的视觉和触觉反馈，使医生能够在虚拟环境中练习手术操作，熟悉手术步骤和技术，提高手术的精确性和安全性。

第二，VR 技术可以提供增强的视觉效果和操作辅助功能。通过 VR 技术，医生可以观察到更广阔的手术场景，并且可以对手术区域进行放大、旋转和透视等操作，以获得更清晰的视野和详细的结构信息。此外，VR 技术还可以提供实时的辅助功能，如影像导航、手术路径规划和操作引导，帮助医生更准确地进行手术操作。

12.2.3　虚拟现实技术在白内障手术中的应用

白内障是一种常见的眼科疾病，手术是常规治疗方法之一。利用 VR 技术可以改善白内障手术的效果和安全性。首先，VR 技术可以模拟患者眼球的解剖结构和病变情况，帮助医生更好地了解患者的眼部状况，并制订更精准的手术方案。其次，通过 VR 技术，医生可以在虚拟环境中进行手术模拟和练习，熟悉手术步骤和技术，并预先评估手术的风险和并发症。最后，在实际手术中，VR 技术可以提供实时的导航和操作引导，帮助医生准确定位白内障并进行安全、高效的手术。

12.2.4　虚拟现实技术在视网膜手术中的应用

视网膜手术是一种复杂的眼科手术，用于治疗各种视网膜疾病，如视网膜脱离和黄斑病变等。VR 技术在视网膜手术中具有重要的应用价值。首先，通过 VR 技术可以生成患者视网膜的精确模型，并在虚拟环境中进行手术规划和模拟，帮助医生确定最佳的手术策略。其次，VR 技术可以提供实时的手术导航和操作引导，帮助医生精确定位和处理视网膜病变，减少手术风险。最后，VR 技术还可以用于视网膜病变的预后评估和手术效果的跟踪，为医生提供更准确的术后管理和治疗指导。

总之，VR 技术在眼科手术中的应用为医生提供了全新的手术辅助工具和训练平台，提高了手术的精确性和安全性。在白内障手术中，VR 技术可以帮助医生更好地了解患者眼部状况、制订精准的手术方案，并在手术过程中提供导航和操作引导。在视网膜手术中，VR 技术则可以生成患者视网膜模型、辅助手术规划，帮助医生精确定位和处理视网膜病变，减少手术风险。

此外，VR 技术在眼科手术中运用还具备以下优势。

1. 提供立体视觉

VR 技术可以通过立体显示设备为医生呈现真实而立体的手术场景。这种立体视觉可以提供更准确的深度感知，帮助医生更好地识别和操作眼部结构。

2. 实时影像导航

VR技术结合医学影像技术，可以将患者的影像数据与手术场景相融合，实时为医生提供影像导航。医生可以通过头戴设备观察虚拟眼部结构和影像导航，从而更好地引导手术操作。

3. 虚拟操作和模拟训练

VR技术可以提供虚拟操作平台，使医生能够在虚拟环境中进行手术模拟和练习。医生可以通过手柄或其他交互设备进行虚拟手术操作，模拟真实手术的步骤和操作流程，提高手术的熟练度和精确性。

4. 数据记录和分析

VR技术可以记录和分析手术过程中的各种数据，如手术时间、操作路径、手术结果等。这些数据可用于后续的手术评估和术后管理，帮助医生优化手术技术和改进治疗方案。

总结起来，VR技术在眼科手术中的应用为医生提供了全新的视觉和操作辅助工具，提高了手术的精确性、安全性和效果。无论是在白内障手术中的手术规划和模拟，还是在视网膜手术中的手术导航和操作引导，VR技术都展现出巨大的潜力。然而，VR技术在眼科手术中的应用仍然处于发展初期，尚需进一步的研究和临床验证。通过不断的技术创新和临床实践，VR技术将有望在眼科手术领域发展更广阔的应用前景，为眼科疾病的治疗和手术提供更多的选择和改进。

VR技术在眼科手术中的应用还面临一些挑战和限制。首先，技术的成本和设备的可用性是一个关键问题。目前，高质量的VR设备和软件仍然相对昂贵，限制了其在临床实践中的普及和应用。此外，设备的体积和舒适性也需要进一步改进，以提供更好的用户体验和操作便利性。

其次，对VR技术的进一步研究和验证仍然是必要的。尽管已经有一些研究表明VR技术在眼科手术中的潜力和优势，但还需要更多的临床试验和长期随访研究来验证其安全性和效果。此外，需要进一步优化软件和促进定制化的软件开发，以适应不同眼科手术的特殊需求和个体差异。

最后，医生和患者对VR技术的接受程度和培训也是必要的。医生需要接受相关培训和教育，熟悉VR技术的操作和应用，才能充分发挥其在眼科手术中的优势。患者对于VR技术的接受程度和理解也需要考虑，以确保其在手术前后的参与和配合。

总体来说，眼科手术是VR技术应用的潜在领域。VR技术为医生提供了强大的手术辅助工具和训练平台，可以改善手术的精确性、安全性和效果。随着技术的不断进步和临床实践的不断积累，VR技术有望为眼科疾病的治疗带来更多的创新和突破。然而，还需要进一步研究、验证和推广，以确保VR技术在眼科手术中的可靠性和可持续性，为患者提供更好的眼部健康和视力恢复。

12.3　虚拟现实技术在眼科疾病治疗中的应用

12.3.1　虚拟现实技术在青少年近视治疗中的应用

青少年近视是一个常见的眼科问题，对他们的视觉和生活产生了重大影响。近年来，VR技术在青少年近视治疗中展现出巨大的潜力。通过创建具有视觉刺激和互动性的虚拟环境，VR技术能够吸引青少年的兴趣并改善他们的视觉功能。

VR技术在青少年近视治疗中的应用主要包括视觉训练和眼球运动训练。通过使用VR眼镜或头戴设备，青少年可以参与各种视觉任务和游戏，如眼球追踪、立体视觉训练和视觉注意力训练等。这些训练可以通过调整虚拟环境的参数和难度水平来个性化定制，以满足不同患者的需求。

VR环境中的视觉刺激能够引起青少年的兴趣和注意力，并激发他们的参与积极性。通过与虚拟环境中的元素进行互动，青少年可以进行眼球运动的训练，促进眼球协调和调节能力的发展。此外，VR技术还可以提供即时反馈和个性化指导，帮助患者在治疗过程中更好地调整和改善视觉功能。

12.3.2　虚拟现实技术在弱视治疗中的应用

弱视（amblyopia）是儿童眼科中常见的一种疾病，其主要原因是儿童期视觉发育过程中的异常。如果不及时治疗弱视，可能会导致终身的视觉障碍。传统的弱视治疗方法包括眼罩遮盖和视觉训练，存在一定的局限性。VR技术为弱视治疗提供了一种创新性的选择。近年来，VR技术在弱视治疗中的应用得到了广泛关注，主要包括以下方面。

1. VR游戏和视觉训练

通过VR设备提供的视觉刺激和游戏，患者可以进行眼球运动和协调的训练。这些游戏通常包括目标追踪、形状识别和空间定位等任务，旨在激发患者对弱视眼的注意力和积极参与。通过VR环境中的视觉刺激，患者可以提高弱视眼的视觉感知和空间定位能力。

2. 立体视觉训练

VR技术可以模拟真实的三维环境，通过给患者提供立体视觉体验，促进弱视眼的视觉发育。患者在VR环境中进行立体视觉训练，可以增强视觉系统对深度感知和空间位置的理解，从而改善弱视眼的视觉功能。

3. 个性化治疗方案

VR技术允许医生根据患者的具体情况制订个性化的治疗方案。根据患者的弱视程度和特点，医生可以调整VR设备的设置，提供适合患者的视觉刺激和训练任务，以获得最佳的治疗效果。

总体来说，VR技术在弱视治疗中的应用为患者提供了一种创新的、有趣的治疗方式。通过个性化的视觉训练和立体视觉体验，VR技术可以帮助弱视患者改善视力和视觉功能。然而，VR技术的长期疗效和安全性还需要进一步研究和验证，以确保其在弱视治疗中的可靠性和有效性。

12.3.3 虚拟现实技术在眼底疾病治疗中的应用

眼底疾病是一类严重的视网膜疾病，包括视网膜色素变性、黄斑变性等。传统的眼底疾病治疗方法主要包括药物治疗和手术治疗，但这些方法存在一定的局限性。近年来，VR技术在眼底疾病治疗中的应用逐渐受到关注。

VR技术在眼底疾病治疗中的应用主要体现在两个方面：诊断和治疗。首先，VR技术可以为眼科医生提供更全面、更准确的眼底图像和数据。通过模拟眼底结构和病变的虚拟展示，医生可以更准确地诊断和评估眼底疾病的程度和进展。其次，VR技术在眼底疾病治疗过程中具有潜在的应用价值。例如，在视网膜疾病治疗中，VR技术可以通过模拟手术操作和疗效评估，帮助眼科医生更好地规划手术方案并监测治疗效果。通过VR技术，医生可以进行虚拟手术操作的模拟，以优化手术过程并减少潜在的风险。此外，VR技术还可以提供可视化的数据和图像，帮助医生更直观地了解患者的眼部状况，并作出更优的治疗决策。

VR技术的应用为眼底疾病治疗带来了许多优势。首先，它可以提供个性化的治疗方案，根据患者的特定情况进行定制化治疗。通过虚拟环境中的模拟和训练，医生可以针对每个患者的病情和需求制订个性化的治疗计划。其次，VR技术可以提供更多的视觉刺激和反馈，激发患者主动参与和治疗的积极性。患者可以在虚拟环境中进行眼球运动的训练和疗程，并通过即时反馈和互动的方式改善视觉功能。

综上所述，VR技术在眼科疾病治疗中展示出了巨大的潜力。在青少年近视治疗中，虚拟环境中的视觉训练和眼球运动训练，可以帮助患者改善视觉功能。在弱视治疗中，VR技术可以提供更具吸引力和互动性的治疗方式，促进弱视眼的视觉功能恢复。在眼底疾病治疗中，VR技术可以辅助眼科医生进行更准确的诊断和治疗规划。VR技术为眼科疾病治疗提供了创新和个性化的选择，为患者的视觉康复和生活质量带来了新的希望。

12.4　虚拟现实技术在眼科教育中的应用

12.4.1　虚拟现实技术在眼科学生教育中的应用

眼科学生教育是培养未来眼科专业人才的重要环节。近年来，VR 技术在眼科学生教育中的应用逐渐受到关注。通过 VR 技术，学生可以进行沉浸式的学习和实践，加强对眼科知识和技能的理解和掌握。

VR 技术在眼科学生教育中的应用主要包括以下方面。

模拟手术训练：通过 VR 设备提供的模拟手术环境，眼科学生可以进行实际手术的模拟和训练。这些虚拟手术模拟包括白内障手术、视网膜手术等常见眼科手术。学生可以在虚拟环境中进行手术操作，观察和处理不同情况下的眼部结构和病变，提高手术技能和安全性。

视觉诊断和影像解读：VR 技术可以提供多维度的眼部影像数据，如眼底照相数据、OCT 和角膜地形图等。眼科学生可以利用 VR 设备对这些眼部影像进行观察和解读，学习不同眼部病变的特征和诊断方法。通过沉浸式的视觉体验，学生可以更加深入地理解和分析眼部疾病，提高诊断能力。

情景模拟和交互式学习：VR 技术可以模拟不同的临床情景，如急诊抢救、眼外伤处理等。眼科学生可以通过 VR 设备参与这些情景模拟，并进行交互式学习。他们可以在虚拟环境中与患者、医生和其他医护人员进行互动，学习如何应对紧急情况、协调团队合作等关键技能。

12.4.2　虚拟现实技术在眼科医生培训中的应用

眼科医生培训是提高专业技能和知识水平的重要环节。在眼科医生培训中，VR 技术可以提供更加真实和全面的学习体验，有助于医生的专业发展和实践能力的提升。

VR 技术在眼科医生培训中的应用主要包括以下方面。

手术模拟和手术规划：通过 VR 设备提供的手术模拟软件，眼科医生可以进行复杂眼部手术的模拟和规划。这些模拟软件可以模拟真实手术场景和眼部结构，医生通过虚拟操作练习手术技巧和决策，提高手术安全性和成功率。此外，VR 技术还可以提供手术规划工具，医生可以在虚拟环境中对手术路径和步骤进行详细规划，减少手术风险。

病例演示和知识分享：VR 技术可以模拟真实的病例场景，医生通过 VR 设备观看和参与病例演示。这种虚拟演示可以包括手术录像、病例讨论和教学课程等。医生在虚拟环境中观察和学习各种病例的处理方法及技术要点，加深对眼科疾病的理解，优化诊疗策略。

　　团队协作和远程培训：VR技术可以模拟多人协作和远程培训的场景。眼科医生可以通过VR设备与其他医生进行远程协作，共同研究和讨论眼科病例，分享经验和知识。这种远程协作可以极大地促进医生之间的交流和合作，提高诊断和治疗的水平。

　　总体来说，VR技术在眼科医生培训中为医生提供了更加真实和全面的学习与培训体验。通过VR设备的使用，医生可以进行手术模拟、病例演示和远程培训等，提高专业技能和知识水平。

12.5　虚拟现实技术在眼科研究中的应用

12.5.1　虚拟现实技术在眼科研究中的优势

　　VR技术在眼科研究中具有许多独特的优势，为研究人员提供了创新的方法和工具来探索眼部疾病、理解视觉系统的功能和解决研究难题。以下是一些VR技术在眼科研究中的优势。

　　沉浸式视觉体验：VR技术可以提供沉浸式的视觉体验，将研究人员置身于虚拟的眼部环境中。这种沉浸式体验使研究人员能够更加直观地观察和探索眼部结构、功能和病变。通过沉浸式视觉体验，研究人员可以深入了解眼部疾病的发展过程和机制。

　　可视化和交互性：VR技术可以将复杂的眼部解剖结构、眼底病变和视觉过程可视化。研究人员可以通过VR设备与虚拟眼部模型进行交互，观察和分析眼部疾病的特征和变化。这种可视化和交互性使研究人员能够更好地理解和解释眼科现象，促进眼科研究的深入。

　　安全和可控性：VR技术提供了安全和可控的研究环境。研究人员可以在虚拟现实设备中模拟和观察眼部疾病的发展过程，而无须对真实患者进行干预。这种安全和可控性使研究人员能够进行更多的实验和观察，探索眼科疾病的不同方面。

12.5.2　虚拟现实技术在眼科研究中的应用案例

　　VR技术在眼科研究中已经有许多成功的应用案例，为眼科研究提供了新的视角和方法。以下是一些VR技术在眼科研究中的应用案例。

　　视觉系统研究：通过使用VR设备和眼动追踪技术，研究人员可以研究人类视觉系统的功能和视觉感知过程。他们可以模拟和分析不同视觉刺激条件下的视觉反应和眼动模式，以深入了解视觉系统的工作原理和功能。

　　眼底病变研究：VR技术可以模拟和可视化各种眼底病变，如视网膜血管阻塞、黄斑变性等。研究人员可以通过观察虚拟眼底图像和模型，研究这些病变的发展过程、影响因素和治疗效果。此外，VR 技术还可以提供病变模拟和治疗模拟工具，用于评估不同治疗方法的疗效和安全性。

术前规划和模拟：在眼科手术研究中，VR 技术可以用于术前规划和模拟。研究人员可以利用 VR 设备和软件模拟手术场景，并通过交互操作来规划手术步骤和评估不同治疗方案的效果。这种术前规划和模拟可以帮助研究人员优化手术方案，提高手术成功率和患者安全性。

心理学和认知研究：VR 技术可以模拟不同的视觉环境和视觉刺激，用于研究眼动、视觉认知和视觉注意力等方面的心理学和认知过程。研究人员可以通过控制虚拟环境中的刺激条件和参数，深入探究人类视觉系统的感知和决策机制。

总体来说，VR 技术的应用案例涵盖了视觉系统研究、眼底病变研究、术前规划和模拟，以及心理学和认知研究等多个领域。这些应用案例为眼科研究带来了新的视角和方法，推动了眼科学的进一步发展。

12.6　虚拟现实技术在未来眼科发展中的应用

12.6.1　虚拟现实技术的发展趋势

VR 技术在眼科领域的应用已经取得显著进展，并展示出了巨大潜力。随着技术的不断演进和创新，VR 技术在未来眼科发展中将继续发挥重要作用。本部分将探讨 VR 技术在眼科领域的发展趋势，展望其在未来的应用前景。

高分辨率和逼真体验：VR 技术将趋向更高的分辨率和更真实的体验。随着显示技术和图像处理的不断改进，VR 设备的分辨率将不断提高，呈现出更加清晰、逼真的视觉效果。这将使医生能够更准确地观察眼部细节，进行更精确的诊断和手术规划。同时，患者在接受 VR 治疗或训练时将享受到更逼真的沉浸式体验，提高治疗效果和培训效果。

个性化和定制化应用：VR 技术将更加注重个性化和定制化。随着医疗技术的发展，我们越来越认识到每个患者的视觉需求和病情特点都是独特的。未来的VR 技术将更加注重个性化的治疗方案和训练计划，根据患者的具体情况进行定制化的视觉刺激和训练内容。这将提高治疗和训练的效果，并最大限度地满足患者的需求。

多感知和交互功能的融合：VR 技术将融合更多的感知和交互功能。目前的VR 技术主要依靠视觉和听觉来创造沉浸式体验，但未来的发展将涉及更多的感知和交互方式。例如，触觉反馈、运动感知和眼动追踪等技术的应用将进一步增强用户体验和治疗效果。这将使医生能够更好地了解患者的眼球运动和视觉行为，从而进行更精准的诊断和治疗。

与人工智能（AI）和大数据分析的结合：VR技术将与AI和大数据分析相结合。随着AI和大数据技术的飞速发展，其在眼科领域的应用也日益重要。未来的VR技术将与AI和大数据分析相结合，实现更智能化的诊断、治疗和培训。通过分析庞大的眼科数据和学习算法，VR技术可以帮助医生做出更准确的诊断、制订个性化的治疗方案，并提供实时的反馈和指导。

综上所述，VR技术在眼科领域的发展正处于快速演进的阶段。未来的VR技术将呈现更高的分辨率和更真实的体验，注重个性化和定制化的应用，融合更多的感知和交互功能，并与AI和大数据分析相结合。这将推动眼科诊疗和培训的发展，为患者提供更好的视觉护理和治疗效果。

12.6.2　虚拟现实技术在未来眼科诊疗中的应用前景

未来，VR技术有望在眼科诊疗中发挥更重要的作用，并为患者提供更全面、更精准的眼科医疗服务。以下是VR技术在未来眼科诊疗中的应用前景。

预防和早期诊断：VR技术可以用于早期眼科疾病的预防和诊断。通过建立虚拟眼部模型和眼底病变的模拟，医生可以更早地发现眼部异常，提供及时的治疗和干预。

个体化手术规划和导航：借助VR技术，眼科手术可以实现个体化的手术规划和导航。通过将患者的眼部结构和病变数据与虚拟眼部模型进行对比和匹配，医生可以预先规划手术步骤、确定最佳的手术路径，并进行手术导航。这种个体化手术规划和导航可以提高手术的准确性和安全性，减少手术风险和并发症。

虚拟训练和技能培训：未来的眼科医生培训可以借助VR技术进行虚拟训练和技能培训。通过模拟真实的手术场景和眼科病例，医学生和眼科医生可以在虚拟环境中进行反复练习和技能培养，提高手术技巧和判断能力，减少实际手术中的错误和风险。

远程医疗和远程协作：VR技术还可以推动眼科远程医疗和远程协作的发展。医生可以通过VR设备与患者进行远程沟通和诊断，提供远程眼科咨询和治疗。此外，眼科专家可以通过VR平台进行远程协作和知识分享，提供全球范围内的专业眼科支持。

综上所述，VR技术在未来眼科诊疗中具有广阔的应用前景。通过在个体化手术规划和导航、虚拟训练和技能培训、远程医疗和远程协作等方面的应用，VR技术将改善眼科诊疗的精确性、安全性和效果，提升患者的治疗体验。随着技术的进步和创新，未来的眼科领域将迎来更多基于VR技术的创新解决方案，为眼科医学的发展和患者的福祉作出重要贡献。

12.7　结　　语

本章系统地探讨了虚拟现实技术在眼科领域的应用。通过对虚拟现实技术的发展历史和研究进展的回顾，我们深入了解了这一技术在眼科疾病治疗、眼科手术、眼科教育和眼科研究中的应用前景。从青少年近视治疗到弱视治疗，再到眼底疾病的治疗，VR技术都展示了其在改善患者视觉功能、提升手术效果、促进教育培训和推动科学研究方面的巨大潜力。

在眼科疾病治疗方面，VR技术为青少年近视、弱视和眼底疾病的治疗提供了创新的方法和辅助工具。青少年近视患者可以通过VR技术进行视觉训练和眼球运动训练，以减缓近视进展。弱视患者则可以通过交互式的视觉刺激和训练，增强对视觉刺激的感知和处理能力。对于眼底疾病的治疗，VR技术的应用可为医生提供高分辨率的眼底图像和实时的眼底导航，以进行更精准的病变定位和治疗操作。

在眼科手术中，VR技术展示了其在提升手术效果和减少手术风险方面的优势。通过虚拟现实仿真，医生可以进行实时的手术模拟和规划，提前了解患者眼部结构和病变情况，从而减少手术中的意外情况和并发症。此外，VR技术还能提供全方位的视觉重建和可视化导航，使手术更加精准和安全。

在眼科教育和研究领域，VR技术也发挥着重要作用。在眼科学生教育中，VR技术为学生提供了直观、实践性的学习体验，帮助他们更好地理解和掌握眼科知识和技能。眼科医生培训中，VR技术提供了模拟手术操作和病例演示的机会，提高了医生的技术水平和手术安全性。在眼科研究中，VR技术可以模拟眼部结构和功能，帮助研究人员深入探索眼科疾病的发病机制和治疗方法。

然而，VR技术在眼科领域的应用仍面临一些挑战和限制。技术成本、设备和软件的稳定性、数据隐私和安全性等方面是需要控制和解决的问题。此外，特殊人群如儿童和老年人的接受程度和适用性仍需要进一步研究和验证。

随着技术的不断进步和研究的深入，相信VR技术将在眼科领域发挥更大的作用，未来的发展方向包括但不限于以下方面：技术改进和创新、数据分析和智能化、多学科合作、临床验证和实际应用。总之，VR技术在眼科疾病的应用正处于快速发展的阶段。

第13章 眼科人工智能数据库的建设和应用

研发医学人工智能技术关键在于进行高质量的健康数据研究——使用机器学习、深度学习技术开发智能诊疗模型必须具备足量符合标准的数据，因此，建立眼科人工智能数据库至关重要。尽管眼科影像学检查种类与数量繁多，有眼底照相、光学相干断层扫描（optical coherence tomography，OCT）、眼前段照相和角膜地形图等，但在研发具体疾病模型方面，建立眼科人工智能数据库主要取决于该眼科疾病诊断治疗所依赖的影像学数据种类、数量和使用这些数据进行诊断的难易程度。本章将从眼科临床数据的种类和标准化、建立眼科人工智能数据库的数据要求、现有的公开眼科临床数据库等方面进行介绍。

13.1 临床数据的种类和标准化

13.1.1 临床数据

临床产生的大数据是多元化的，包括临床数据、基因数据和大健康数据。从数据存储的角度看，有结构化的数据，如化验单、处方等常量指标数据；有半结构化的数据，如住院小结、出院小结、入院首页等文字性描述数据；有无结构化的数据，如医疗影像数据；有记忆测序的组学数据及时间序列数据，如血压、心率、脉搏等各种流数据。此外，在眼科学中还有视力、屈光状态、眼压、眼生物学参数等需要通过眼科影像学检查获得的结构化指标数据。

13.1.2 眼科影像数据

眼科影像数据是诊断眼病、评估病情变化中最重要的一类临床数据，也是大部分眼科人工智能研究聚焦的数据类型。眼科影像学检查种类与数量繁多，除上述结构化数据外，还有眼底图像、OCT、眼前段图像和角膜地形图等。在眼科诊疗活动中越常用、越重要的影像学检查数据也更常用于眼科人工智能模型的训练。

眼底照相是最基础、常见的眼底影像学检查，通过可见光、光学通路设备和照相机采集图像，成本较低廉。与其他眼部图像（如血管造影照片）不同，眼底图像通过非侵入性且具有成本效益的方式获取，更适合大规模筛查。眼底图像中存在许多重要的生物标志物，如视盘（OD）、视杯（OC）、黄斑、中央凹、血管，以及一些与 DR 相关的病变，如微动脉瘤（MA）、出血（HE）、硬渗出液（EX）和软渗出液（SE）。眼底图像可用于诊断多种眼部疾病，包括青光眼、DR、AMD、白内障、早产儿视网膜病变（ROP）和糖尿病黄斑水肿（DME），故在相关的眼科人工智能研究中，眼底图像最常见。

OCT是近20年内新出现的非接触性无创眼科光学影像诊断技术，是利用眼内不同组织对光（830nm近红外光）的不同反射性，分析眼内组织的结构及其距离，经计算机处理成像后显示为眼内组织的断面结构。目前，最新的扫频OCT技术轴向分辨率可达5μm，远超眼底彩照。OCT已广泛用于多种眼底疾病，如黄斑水肿、黄斑裂孔、黄斑前膜、黄斑劈裂、神经上皮及色素上皮脱离、玻璃体视网膜牵拉、CNV等疾病形态观察，以及青光眼神经纤维层厚度测量等，最近已成为检测DME的新标准。同时，技术的进步使OCT能够生成用于评估视网膜脉管系统的血管造影照片。

根据眼科疾病的诊断治疗需求，眼底造影、眼前段照相、角膜地形图、B超、视野检查等也被用于眼科人工智能研究，此处不再一一赘述。

13.1.3　临床数据的标准化

一定规模的临床数据获取和整理后需要进行标准化和标注，并且按照训练任务分为训练集、测试集和验证集。使用深度学习进行图像分类、检测等处理时，需要首先进行标准化预处理操作，其目的是尽可能去除与图像无关的冗余信息、保留有用的信息，从而最大化地简化数据，并使得数据在概率分布和凸优化理论上具有某种特性，使分类器具有更好的泛化效果，提高识别、分割等任务的准确性。

常见的图像预处理操作有两种：min-max标准化和z-score标准化。min-max标准化，又称离差标准化，是对原始数据进行线性变化，直观来看就是将数据从某个区间线性变化到某个区间；z-score标准化是将图像通过减去均值除以方差的方法实现中心化，使得标准化后的数据符合标准正态分布。这样，根据凸优化理论和数据概率分布的相关知识，保证神经网络取得更优的泛化效果。总结来看，标准化的目的是将不同的图片映射到同一特定的区间内或者使其具有相同的数据分布，从而使神经网络得到更好的训练。

13.2　建立眼科人工智能数据库的数据要求

由于眼科AI临床研究中数据采集和管理是眼科AI应用的基石，该环节必须确保研究数据的数量、质量、安全性及可靠性，针对眼科人工智能数据库的质量要求主要包含以下方面。

（1）数据数量：评价收集数据的数量，确保其符合临床研究中模型的开发、性能的验证等要求。在开发过程中，尤其需要注意开发AI模型所使用的数据集的质量、数量、均衡性是否足够，数据集的代表性如何，训练集、验证集、测试集的划分是否合理；评价标签的定义方法是否有充分的临床依据。

（2）数据质量：评价数据的质量，包括数据的完整性、准确性、逻辑性、一致性和可用性等，确保数据的质量符合要求。

（3）数据清洗：评价数据清洗过程是否保持脱敏、是否符合逻辑、是否有效等。

（4）数据标签：评价数据标签，即参考标准的构建过程和标签质量，确保数据标签可靠。对于依赖人工标注而生成的标签，需评价标注流程的规范性、标注人员和设备、标注过程及标注质量。

（5）数据存储：评价数据的存储质量，确保数据存储安全且符合要求。常用的方法包括检查数据的存储位置、存储介质和存储方式等。

（6）数据管理：评价数据的管理质量，确保数据的管理安全且符合要求。常用的方法包括检查数据的管理过程和数据管理人员的能力等。

（7）数据使用：评价数据的使用质量，确保数据的使用及共享过程安全且符合要求。常用的方法包括检查数据使用的目的、范围、伦理性、合法性，以及数据共享的政策、共享方式和目的等。

13.3　现有的公开眼科临床数据库

研究团队可根据临床需求和研究目的，在满足前述条件情况下进一步建立眼科人工智能数据库，这通常需要庞大的临床诊疗活动和完备的数据采集设备进行支持。虽然目前国内外许多医学人工智能团队已建立临床数据库，但这些数据由于存在访问和可用性的问题，往往无法被研究人员获得并用于研究。访问障碍可能包括管理障碍（相关机构规定的难以理解和遵守的管理条例）、成本问题（数据库可能会产生相当大的间接费用，许多数据库需要支付访问费用）和时间问题（从发送请求到获取数据会有相当长的时间间隔）。可用性障碍包括数据格式问题（数据可能不是容易处理的形式或格式）、数据质量问题（数据可能数量不足或不确定及质量不稳定）和图像标签问题（多数图像的一些关键信息都依赖于这些图像的准确标记，但这些标记不是常规的关注点并且难以回顾性补充）。

为推动眼科人工智能快速发展，临床数据作为医学人工智能研究的钥匙，有许多医学人工智能团队将临床数据库进行共享，包括Messidor、DRIVE、EyePACS和E-ophtha等知名的公共眼科图像数据库。本部分详细梳理了可在MEDLINE检索到的现有公开眼科数据库的数据量、数据类型、疾病特征等情况［检索关键词主要包括各种类型眼科图像术语，如"眼（eye）"、"眼底（fundus）"和"视网膜（retina）"，"光学相干断层扫描（optical coherence tomography）"、"视网膜图像（retinal images）"、"生物测量学（biometry）"和"地形图（topography）"，以及"数据集（data set）"和"数据库（database）"］，对它们的可用性及描述图像特征的相关元数据的报告完成程度进行汇总，对每个数据库的图像来源、访问方式及所代表的人群、疾病和成像类型进行说明。

总体上，共有94个有开放存取权限的数据库，包括来自亚洲、欧洲、北美洲、南美洲、非洲的数据。其中9个数据库包含来自多个国家的图像，13个数据库来源地不详，此外，尚无来自南极洲的数据库。从2003年到2019年，共有47个数据库注明了数据库的创建信息。

从94个数据库中，能够访问来自至少122 364名患者（39个数据库未记录患者人数）的507 724张图片和125段视频。数据库中的患者人数从2到85 550不等［中位数＝50；四分位距（IQR）＝371］，图像数量从8张到109 312张不等（中位数＝220；IQR＝1017）。在所有图像中，超过一半是由3个最大的数据库贡献的：Kermanny及其同事维护的数据库（109 312张图片）、EyePACS（88 702张图像）和MRLEye（84 898张）。有68个数据库的图像少于1000张，图像的范围从8张到850张不等（中位数＝111；IQR＝245）。

图像采集的最常见原因是研究或临床试验（54/94，57%），其次是常规临床护理或筛查（23/94，24%）。5个（5%）数据库来自初级卫生机构（包括筛查计划），45个（48%）来自二级卫生机构（医院或眼科诊所），18个（19%）来自其他机构（如来自大学、研究机构或眼库），还有1个（1%）来自非医疗保健机构，其余25个（27%）数据库未报告数据来源。只有20个（21%）数据库提供了患者知情同意证明，以及只有26个（28%）数据库提供了图像获取或分享的伦理批准。

数据库涵盖了糖尿病眼病（35/94，37%）、青光眼（19/94，20%）、年龄相关性黄斑变性（15/94，16%）、高血压性视网膜病变（6/94，6%）和白内障（4/94，4%）等，另外还有来自健康眼睛的数据（58/94，62%）。此外，17个数据库（18%）未明确其中包含的疾病。这些数据库可能包含健康眼的数据，但数据源没有给出具体的说明。94个数据库中的53个（56%）包含一种以上的疾病或健康眼的数据。健康眼的图像旨在供一系列生物医学应用，如正常解剖结构的分析（包括内皮细胞密度、光感受器的检测，神经评估和血管形态分析）和技术用途（包括图像去噪、虹膜识别和眼动追踪）。

数据库涵盖的成像方式包括眼底照相（54/94，57%）、OCT或OCTA（18/94，19%）、外眼照片（7/94，7%）、活体共聚焦显微镜（5/94，5%）、扫描激光检眼镜和自适应光学扫描激光检眼镜（5/94，5%）、荧光素血管造影（4/94，4%）、裂隙灯照片（1/94，1%）、相差显微镜（1/94，1%）、镜面显微镜（1/94，1%）、眼前泪膜照片（1/94，1%）和视频（2/94，2%）。其中，5个数据库包含多模态图像。在基于OCT的18个图像数据库中，一半是二维成像数据，另一半是三维成像数据。在94个数据库中，大多数数据库（82/94，87%）以PNG、TIFF、BMP或JPEG格式存储图像，10个（11%）数据库提供了MAT格式的文件，1个数据库提供了Python格式的文件，1个数据库提供了Netpbm格式的文件，1个数据库提供了IIDF格式的文件。在94个数据库中，9个（10%）包括以多种格式存储的图像，55个（59%）包括用标签注释的图像（包括诊断标签，如糖尿病视网膜病变严重程度的等级，或特征标签，如标记为动脉或静脉的血管），33个（35%）包括用手动分割注释的图像，14个（15%）提供标签注释的图像和分割注释的图像。注释由眼科临床医生、普通医生和研究人员（包括医学生、验光师、操作员等）提供。此外，15个数据库呈现的图像很容易分为训练集或测试集，但是数据库并没有说明是否在患者层面进行了区分。

开放获取数据库特点总结见表13-1。

表13-1 开放获取数据库特点总结

数据库名称	数据库类型	数据获取方式	链接	国家/地区	患者数量	图像数量	病种	成像类型	成像设备	文件格式
ACRIMA	开放获取	下载ZIP文件	https://figshare.com/s/c2d-311850af14c5b5232	西班牙	NR	705	青光眼和健康眼	眼底照相	日本拓普康公司TRC眼底相机	JPEG
Dataset for AO-SLO cone photoreceptor automatic segmentation and analysis: 2013 Chiu	开放获取	下载ZIP文件	http://people.duke.edu/~sf59/software.html	NR	21	840	健康眼和一位绿色盲患者	AO-SLO	共聚焦自适应光学激光扫描检眼镜（品牌未指明）	MAT
Asia Pacific Tele-Ophthalmology Society	开放获取	创建Kaggle账户下载ZIP文件	https://www.kaggle.com/c/aptos2019-blindnessdetection/data	印度	NR	5590	糖尿病视网膜病变和健康网膜眼	眼底照相	眼底照相机（未指明）	PNG
Arteriovenous Nicking	开放获取	下载ZIP文件	https://people.eng.unimelb.edu.au/thivun/projects/AV_nicking_quantification/	NR	NR	90	NR	眼底照相	NR	PNG
BioMediTech	开放获取	下载ZIP文件	https://figshare.com/s/d6fb-591f1beb4f8efa6f	NR	NR	195	NR	相差显微镜	日本尼康公司Eclipse TE200S相差显微镜	TIFF
CASIA Iris Ageing*	开放获取	创建账户下载ZIP文件	http://biometrics.idealtest.org/findTotalDbByMode.do?mode=Iris	中国	50	26 038	NR	眼前节虹膜照片	英国IrisGuard公司H100、AD100，日本OKI公司Irispass-h虹膜采集仪	BMP

续表

数据库名称	数据库类型	数据获取方式	链接	国家/地区	患者数量	图像数量	病种	成像类型	成像设备	文件格式
CASIA Iris Image Version 4	开放获取	创建账户下载 ZIP文件	http://biometrics.idealtest.org/findTotalDbByMode.do?mode=Iris	中国	1800	54 601	NR	眼前节虹膜照片	中国科学院自动化研究所近距离、远距离虹膜相机，中国中科虹霸公司IKEMB-100嵌入式虹膜识别仪，日本OKI公司Irispass-h虹膜采集仪	JPEG
CASIA Iris Mobile	开放获取	创建账户下载 ZIP文件	http://biometrics.idealtest.org/findTotalDbByMode.do?mode=Iris	中国	630	11 000	NR	眼前节虹膜照片	中国科学院自动化研究所近红外虹膜成像模块v1和v2及虹膜扫描识别手机	JPEG
Retina	开放获取	创建Kaggle账户下载 ZIP文件	https://www.kaggle.com/jr2ngb/cataractdataset	NR	NR	601	青光眼、白内障、视网膜病、健康眼	眼底照相	NR	PNG
Cataract-101	开放获取	下载ZIP文件	https://doi.org/10.5281/zenodo.1220951	澳大利亚	101	101	白内障	白内障手术视频	拍摄相机（未指明）	MPEG-4 part 14
Child Heart Health Study in England	开放获取	下载ZIP文件	https://blogs.kingston.ac.uk/retinal/chasedb1/	英国	14	28	健康眼	眼底照相	日本尼德克公司NM-200D手持式眼底相机	JPEG

续表

数据库名称	数据库类型	数据获取方式	链接	国家/地区	患者数量	图像数量	病种	成像类型	成像设备	文件格式
2014 Srinivasan	开放获取	下载ZIP文件	http://people.duke.edu/~sf59/software.html	美国	45	3231	糖尿病眼病、年龄相关性黄斑变性、健康眼	OCT	德国海德堡公司 SPECTRALIS SD-OCT光学相干断层扫描仪	TIFF
Contact Lens Anterior or Segment-Optical Coherence Tomography Understanding Dataset	授权获取	提供邮箱获得链接下载ZIP文件	http://www.varpa.es/research/ophtalmology.html#cloud	西班牙	16	112	NR	OCT	德国卡尔蔡司公司 Cirrus 500光学相干断层扫描成像仪（含眼前段成像模块、适用于手机膜镜佩戴者）	JPEG
Cone Detection	开放获取	下载ZIP文件	https://github.com/DavidCunefare/CNN-Cone-Detection	美国	18	264	健康眼	AO-SLO	自适应光学激光扫描检眼镜（未指明）	TIFF
Rotterdam Ophthalmic Data Repository Cornea	开放获取	下载ZIP文件	http://www.rodrep.com/data-sets.html	荷兰	23	52	Fuchs角膜内皮营养不良	活体共聚焦显微镜	尼德克（意大利）公司 ConfoScan 4共聚焦显微镜	PNG
Corneal Endothelial Cell	开放获取	下载ZIP文件	https://github.com/daboe01/SREP-18-33533B	NR	385	385	角膜病和健康眼	镜面显微镜角膜内皮细胞照片	日本拓普康公司 SP-3000角膜内皮细胞计	TIFF
Corneal Heidelberg OCT	开放获取	从Google驱动器下载文件	https://sites.google.com/site/hosseinrabbanik horasgani/datasets-1/corneal-oct	伊朗	15	579	健康眼	OCT	德国海德堡公司 SPECTRALIS HRA+OCT光学相干断层扫描仪	MAT

续表

数据库名称	数据库类型	数据获取方式	链接	国家/地区	患者数量	图像数量	病种	成像类型	成像设备	文件格式
Corneal 3D Reconstruction	开放获取	填写表格并通过电子邮件获得下载ZIP文件的链接	http://bioimlab.dei.unipd.it/Data%20Sets.htm	意大利	3	356	NR	活体共聚焦显微镜	尼德克(意大利)公司 ConfoScan 4共聚焦显微镜	JPEG
Corneal Nerve	开放获取	填写表格并通过电子邮件获得下载ZIP文件的链接	http://bioimlab.dei.unipd.it/Data%20Sets.htm	意大利	90	90	健康眼	活体共聚焦显微镜	尼德克(意大利)公司 ConfoScan 4共聚焦显微镜	JPEG
Corneal Nerve Tortuosity	开放获取	填写表格并通过电子邮件获得下载ZIP文件的链接	http://bioimlab.dei.unipd.it/Data%20Sets.htm	日本	30	30	糖尿病、剥脱综合征、圆锥角膜、健康眼	活体共聚焦显微镜	德国海德堡公司视网膜断层扫描仪II型	TIFF
Retinal Fundus and OCT	开放获取	下载ZIP文件	https://sites.google.com/site/hosseinrabbanik horasgani/datasets-1/vessel-reg-oct-fundus	伊朗	22	44	视网膜病变	OCT和眼底照相	日本拓普康公司 3D OCT-1000三维光学相干断层扫描仪	MAT(OCT)和JPEG(眼底照相)
2013 Fang	开放获取	下载ZIP文件	http://people.duke.edu/~sf59/software.html	美国	13	195	健康眼	OCT	美国Bioptigen公司 SD-OCT光学相干断层扫描仪	TIFF

续表

数据库名称	数据库类型	数据获取方式	链接	国家/地区	患者数量	图像数量	病种	成像类型	成像设备	文件格式
2012 Fang	开放获取	下载 ZIP 文件	http://people.duke.edu/~sf59/software.html	美国	17	51	年龄相关性黄斑变性和健康眼	OCT	美国 Bioptigen 公司 SD-OCT 光学相干断层扫描仪	TIFF
Digital Extraction from Retinal Images of Veins and Arteries	开放获取	下载 ZIP 文件	https://medicine.uiowa.edu/eye/abramoff/	荷兰	50	50	糖尿病眼病和健康眼	眼底照相	日本拓普康公司 NW100 眼底相机，日本佳能公司 CR5-45NM 彩色眼底相机	TIFF
Standard Diabetic Retinopathy Database Calibration Level 0	开放获取	下载 ZIP 文件	http://www.it.lut.fi/project/imageret/diaretdb0/	芬兰	NR	130	糖尿病眼病和健康眼	眼底照相	数字眼底相机（品牌未指明）	PNG
Standard Diabetic Retinopathy Database Calibration Level 1	开放获取	下载 ZIP 文件	http://www.it.lut.fi/project/imageret/diaretdb1/index.html	芬兰	NR	89	糖尿病眼病和健康眼	眼底照相	数字眼底相机（品牌未指明）	PNG
Diabetic Retinopathy, Hypertension, Age-related Macular Degeneration and Glaucoma Images	开放获取	下载 ZIP 文件	https://personalpages.manchester.ac.uk/staff/niall.p.mcloughlin/	英国	38	39	糖尿病眼病、高血压性视网膜病变、青光眼、年龄相关性黄斑变性	眼底照相	日本拓普康公司 TRC-NW6s，TRC-NW8 眼底相机、日本佳能公司 CR-DGi 眼底相机	JPEG 和 PNG

续表

数据库名称	数据库类型	数据获取方式	链接	国家/地区	患者数量	图像数量	病种	成像类型	成像设备	文件格式
DR1	开放获取	下载ZIP文件	https://figshare.com/articles/Advancing_Bag_of_Visual_Words_Representations_for_Lesion_Classification_in_Retinal_Images/953671/2	巴西	NR	1077	糖尿病眼病和健康眼	眼底照相	日本拓普康公司TRC-50X眼底相机	TIFF
DR2	开放获取	下载ZIP文件	https://figshare.com/articles/Advancing_Bag_of_Visual_Words_Representations_for_Lesion_Classification_in_Retinal_Images/953671/3	巴西	NR	520	糖尿病眼病和健康眼	眼底照相	日本拓普康公司TRC-NW8眼底相机、日本尼康公司D90相机	TIFF
Diabetic Retinopathy Image Database	开放获取	单独下载每个图像	http://isbb.ktu.edu.tr/multimedia/drimdb/	土耳其	NR	216	NR	眼底照相	日本佳能公司CF-60UVi眼底相机	JPEG
Digital Retinal Images for Optic Nerve Segmentation	开放获取	下载ZIP文件	http://www.ia.uned.es/~ejcarmona/DRIONS-DB.html	西班牙	55	110	高血压性视网膜病变、青光眼	眼底照相	彩色眼底相机（品牌未指明）	JPEG
Drishti-GS1	开放获取	通过填写表格注册下载ZIP文件	http://cvit.iiit.ac.in/projects/mip/drishti-gs/mip-dataset2/Home.php	印度	NR	101	青光眼和健康眼	眼底照相	NR	PNG
Digital Retinal Images for Vessel Extraction	开放获取	创建账户下载ZIP文件	https://www.isi.uu.nl/Research/Databases/DRIVE/	荷兰	400	40	糖尿病眼病和健康眼	眼底照相	日本佳能公司CR5免散瞳眼底相机	JPEG

续表

数据库名称	数据库类型	数据获取方式	链接	国家/地区	患者数量	图像数量	病种	成像类型	成像设备	文件格式
Duke OCT	开放获取	从 Dropbox 下载文件	http://people.duke.edu/~sf59/RPEDC_Ophth_2013_dataset.htm	美国	384	38 400	年龄相关性黄斑变性和健康眼	OCT	美国 Bioptigen 公司 SD-OCT 光学相干断层扫描仪	MAT
Glaucoma Fundus	开放获取	下载 ZIP 文件	https://dataverse.harvard.edu/dataset.xhtml? persistentId=doi: 10·791/DVN/1YRRAC	韩国	1542	1542	青光眼和健康眼	眼底照相	日本尼德克公司 AFC-330 自动免散瞳眼底照相机	PNG
E-ophtha	开放获取	填写表格并通过电子邮件发送代码以下载 ZIP 文件	http://www.adcis.net/en/third-party/e-ophtha/	法国	NR	463	糖尿病眼病和健康眼	眼底照相	NR	JPEG
Eye Picture Archive Communication System	开放获取	创建 Kaggle 账户下载 ZIP 文件	http://www.eyepacs.com/data-analysis	美国	NR	88 702	糖尿病眼病	眼底照相	意大利 Centervue 公司 DRS 眼底相机、美国 Optovue 公司 iCam 眼底相机、日本佳能公司 CR1/DGi/CR2 眼底相机、日本拓普康公司 NW 眼底相机	JPEG

续表

数据库名称	数据库类型	数据获取方式	链接	国家/地区	患者数量	图像数量	病种	成像类型	成像设备	文件格式
2015 Rabbani	开放获取	从Dropbox下载ZIP文件	http://people.duke.edu/~sf59/software.html	美国	24	24张图像和24个视频	糖尿病眼病	荧光素眼底血管造影照片和视频	德国海德堡公司SPECTRALIS HRA+OCT光学相干断层扫描仪	TIFF
Fundus Image Registration Dataset	开放获取	下载ZIP文件	https://www.ics.forth.gr/cvrl/fire/	希腊	39	268	NR	眼底照相	日本尼德克公司AFC-210眼底照相机	JPEG
Fundus Fluorescein Angiogram and Colour Fundus	开放获取	下载ZIP文件	https://sites.google.com/site/hosseinrabbanik horasgani/datasets-5	伊朗	60	120	糖尿病眼病和健康眼	荧光素眼底血管造影照片和眼底照相	NR	JPEG
Fundus Fluorescein Angiogram	开放获取	下载ZIP文件	https://sites.google.com/site/hosseinrabbanik horasgani/datasets-3	伊朗	70	70	糖尿病眼病和健康眼	荧光素眼底血管造影照片	NR	JPEG
Fundus Images with Exudates	开放获取	下载ZIP文件	https://sites.google.com/site/hosseinrabbanik horasgani/datasets-1/fundus-images-with-exudates	伊朗	NR	35	糖尿病眼病	眼底照相	NR	JPEG
Hamilton Eye Institute Macular Edema	开放获取	下载ZIP文件	https://github.com/lgiancaUTH/HEI-MED	美国	910	169	糖尿病眼病和健康眼	眼底照相	德国卡尔蔡司公司Visucam PRO眼底照相机	JPEG
High-Resolution Fundus Quality Assessment	开放获取	下载ZIP文件	https://www.5.cs.fau.de/research/data/fundus-images/	德国和捷克	18	36	NR	眼底照相	日本佳能公司CR眼底照相机	JPEG

续表

数据库名称	数据库类型	数据获取方式	链接	国家/地区	患者数量	图像数量	病种	成像类型	成像设备	文件格式
High-Resolution Fundus Segmentation	开放获取	下载ZIP文件	https://www5.cs.fau.de/research/data/fundus-images/	德国和捷克	45	45	糖尿病眼病、青光眼、健康眼	眼底照相	日本佳能公司CR60UVi眼底相机	JPEG
iChallenge age related macular degeneration	开放获取	创建百度账号下载ZIP文件	http://ai.baidu.com/broad/introduction	中国	NR	1200	年龄相关性黄斑变性和健康眼	眼底照相	NR	JPEG
iChallenge Pathological Myopia	开放获取	创建百度账号下载ZIP文件	https://ichallenges.grand-challenge.org/iChallenge-AMD/	中国	NR	1200	近视和健康眼	眼底照相	德国卡尔蔡司公司Visucam 500眼底相机	JPEG
Indian Diabetic Retinopathy Image Dataset	开放获取	创建百度账号下载ZIP文件	https://idrid.grand-challenge.org/Rules/	印度	NR	516	糖尿病眼病和健康眼	眼底照相	美国Kowa公司VX-10α眼底相机	JPEG
Iowa Normative Set for Processing Images of the Retina—Arteriovenous ratio	开放获取	填写表格并通过电子邮件获得下载ZIP文件的链接	https://medicine.uiowa.edu/eye/inspire-datasets	美国	NR	40	青光眼	眼底照相	德国卡尔蔡司公司眼底相机	JPEG
Iowa Normative Set for Processing Images of the Retina—Stereo	开放获取	填写表格并通过电子邮件获得下载ZIP文件的链接	https://medicine.uiowa.edu/eye/inspire-datasets	美国	15	30	青光眼	立体眼底照相	日本尼德克公司3Dx立体眼底照相机	TIFF

续表

数据库名称	数据库类型	数据获取方式	链接	国家/地区	患者数量	图像数量	病种	成像类型	成像设备	文件格式
IOSTAR Retinal Vessel	开放获取	注册后下载ZIP文件	http://www.retinacheck.org/download-iostar-retinal-vessel-segmentation-dataset	荷兰和中国	NR	30	NR	SLO	荷兰i-Optics公司Easy-Scan扫描激光检眼镜	JPEG
Jichi DR	开放获取	下载ZIP文件	https://journals.plos.org/plosone/article?id=10.1371/journal.pone.0179790#sec006	日本	2740	9939	糖尿病视网膜病和健康眼	眼底照相	日本尼德克公司AFC-230眼底照相机	JPEG
Joint Shantou International Eye Centre	开放获取	下载ZIP文件	https://www.kaggle.com/linchundan/fundus-image1000	中国	NR	1000	疾病清单1(见表注)	眼底照相	NR	JPEG
Kermany/Guangzhou	开放获取	下载ZIP文件	https://data.mendeley.com/datasets/rscbjbr9sj/3	美国和中国	5319	109 312	糖尿病视网膜病、玻璃膜疣、脉络膜新生血管、健康眼	OCT	德国海德堡公司SPECTRALIS SD-OCT光学相干断层扫描仪	JPEG
Large-scale Attention-based Glaucoma	授权获取	给合作者发邮件获得密码后从Dropbox下载	https://github.com/smilell/AG-CNN	中国	NR	4854	青光眼和健康眼	眼底照相	NR	JPEG
Rotterdam Ophthalmic Data Repository DR	开放获取	下载ZIP文件	http://www.rodrep.com/data-sets.html	荷兰	70	1120	糖尿病视网膜病	眼底照相	日本拓普康公司TRC-NW65免散瞳眼底相机	PNG

续表

数据库名称	数据库类型	数据获取方式	链接	国家/地区	患者数量	图像数量	病种	成像类型	成像设备	文件格式
Messidor-2†	开放获取	填表后通过邮件验证码下载 ZIP 文件	http://www.adcis.net/en/third-party/messidor2/	法国	874	1748	糖尿病眼病	眼底照相	日本拓普康公司 TRC-NW6 免散瞳眼底相机	JPEG 和 PNG
Miles Iris	开放获取	下载 ZIP 文件	https://drive.google.com/drive/folders/0B5OBp4zck-pLnYkpBcWlubC0tcTA	NR	NR	832	NR	眼前节虹膜照片	NR	JPEG
MRL Eye	开放获取	下载 ZIP 文件	http://mrl.cs.vsb.cz/eyedataset	NR	37	84898	健康眼	眼前节照相	美国英特尔公司 RealSense SR300 相机、德国 IDS 公司图像传感器、美国安森美半导体图像传感器	PNG
Noor Hospital	开放获取	需要密码才能解密可下载 ZIP 文件中的图像	https://drive.google.com/file/d/1iSIfD5LpLAS-FUZui3uMFSRcFEjvbSq/view	伊朗	148	4142	糖尿病眼病、年龄相关性黄斑变性、健康眼	OCT	德国海德堡公司 SPECTRALIS SD-OCT 光学相干断层扫描仪	TIFF
2015 Chiu	开放获取	下载 ZIP 文件	http://people.duke.edu/~sf59/software.html	美国	10	10	糖尿病眼病	OCT	德国海德堡公司 SPECTRALIS SD-OCT 光学相干断层扫描仪	MAT
Healthy OCT and Fundus	开放获取	需要密码才能访问可下载 ZIP 文件中的图像	https://sites.google.com/site/hosseinrabbanihoragani/datasets-1/oct-fundus-right-left	NR	50	100	健康眼	OCT 和眼底照相	日本拓普康公司 3D OCT 三维光学相干断层扫描仪	MAT 和 JPEG

续表

数据库名称	数据库类型	数据获取方式	链接	国家/地区	患者数量	图像数量	病种	成像类型	成像设备	文件格式
OCT Glaucoma Detection	开放获取	下载ZIP文件	https://zenodo.org/record/1481223#.Xr06Q2gzbIU	NR	624	1100	青光眼和健康眼	OCT	德国卡尔蔡司公司 Cirrus SD-OCT 光学相干断层扫描仪	NumPy Array File
OCTAGON	授权获取	提供电子邮件地址以接收下载ZIP文件的链接、用户名和密码	http://www.varpa.es/research/ophtalmology.html	西班牙	213	213	糖尿病眼病和健康眼	OCTA	日本拓普康公司 DRI OCT Triton光学相干断层扫描仪	JPEG 和 TIFF
Optical Coherence Tomography Retinal Image Analysis 3D	开放获取	下载ZIP文件	https://journals.plos.org/plosone/article?id=10.1371/journal.pone.0133908#sec002	NR	10	10	健康眼	OCT	德国海德堡公司 SPECTRALIS SD-OCT光学相干断层扫描仪	MAT
Ocular Disease Intelligent Recognition	开放获取	申请并等待批准下载数据集	https://odir2019.grand-challenge.org/Download/	中国	5000	8000	糖尿病眼病、高血压性视网膜病变、青光眼、年龄相关性黄斑变性、白内障、近视、其他疾病、健康眼	眼底照相	日本佳能公司、德国卡尔蔡司公司和美国Kowa公司的眼底相机	JPEG

续表

数据库名称	数据库类型	数据获取方式	链接	国家/地区	患者数量	图像数量	病种	成像类型	成像设备	文件格式
Optic Nerve Head Segmentation Dataset	开放获取	下载 ZIP 文件	http://www.aldiri.info/Image%20Datasets/ON-HSD.aspx	英国	50	99	糖尿病眼病	眼底照相	日本佳能公司 CR6-45NMf 眼底相机	BMP
Ophthalmic Slit Lamp	开放获取	下载 ZIP 文件	https://plos.figshare.com/articles/Predicting_the_progression_of_ophthalmic_disease_based_on_slit-lamp_images_using_a_deep_temporal_sequence_network/6883823	中国	NR	60	白内障	裂隙灯照片	数码裂隙灯（品牌未指明）	JPEG
Canada OCT Retinal Images	开放获取	下载 ZIP 文件	https://dataverse.scholarsportal.info/dataverse/OCTID	印度	NR	470	糖尿病眼病、年龄相关性黄斑变性、黄斑裂孔、中心性浆液性视网膜病变、健康眼	OCT	德国卡尔蔡司公司 Cirrus HD-OCT 光学相干断层扫描仪	JPEG
Online Retinal Fundus Image Dataset for Glaucoma Analysis and Research—650	开放获取	下载 ZIP 文件	https://drive.google.com/drive/folders/1VPCvVsPgrfPNlI932xgU3XC_WFLUsXJR	新加坡	3280	650	青光眼和健康眼	眼底照相	NR	JPEG
Project MACulopathy Unveiled by Laminar Analysis	开放获取	分别下载每个图像	https://link.springer.com/article/10·1007%2Fs11517-018-1915-z#Sec2	美国	NR	239	年龄相关性黄斑变性和健康眼	OCT 和眼底照相	德国海德堡公司 SPECTRALIS HRA+OCT 光学相干断层扫描仪	JPEG

续表

数据库名称	数据库类型	数据获取方式	链接	国家/地区	患者数量	图像数量	病种	成像类型	成像设备	文件格式
Corneal Nerve Plexus	开放获取	下载ZIP文件	https://figshare.com/collections/SBP_Mosaic_Dataset/3950197	瑞典	82	164	糖尿病眼和健康眼	活体共焦显微镜	激光扫描活体共聚焦显微镜（未指明）	TIFF
RetinaCheck-Microaneurysm	开放获取	注册后获取链接以下载ZIP文件	http://www.retinacheck.org/download-iostar-retinal-vessel-segmentation-dataset	荷兰和中国	NR	250	NR	眼底照相	意大利Centervue公司DRS免散瞳眼底相机	JPEG
RetinaCheck-Scanning Laser Ophthalmoscopy vessel patch	开放获取	注册后获取链接以下载ZIP文件	http://www.retinacheck.org/download-iostar-retinal-vessel-segmentation-dataset	荷兰和中国	NR	40	NR	SLO	荷兰i-Optics公司EasyScan扫描激光检眼镜	TIFF
RetinaCheck-Scanning Laser Ophthalmoscopy- Microaneurysm	开放获取	注册后获取链接以下载ZIP文件	http://www.retinacheck.org/download-iostar-retinal-vessel-segmentation-dataset	荷兰和中国	NR	58	NR	SLO	荷兰i-Optics公司EasyScan扫描激光检眼镜	TIFF
Retinal Fundus Glaucoma Challenge	开放获取	创建百度账号下载ZIP文件	https://ai.baidu.com/broad/download? dataset=gon	中国	NR	1200	青光眼和健康眼	眼底照相	德国卡尔蔡司公司Visucam 500眼底相机、日本佳能公司CR-2相机	JPEG
Retinal Vessel Tortuosity	开放获取	填写表格并通过电子邮件获得下载ZIP文件的链接	http://bioimlab.dei.unipd.it/Data%20Sets.htm	意大利	34	60	高血压性视网膜病变和健康眼	眼底照相	日本拓普康公司TRC-50眼底相机	JPEG

续表

数据库名称	数据库类型	数据获取方式	链接	国家/地区	患者数量	图像数量	病种	成像类型	成像设备	文件格式
Retinal Vessel Image set for Estimation of Widths	开放获取	下载ZIP文件	http://www.aldiri.info/Image%20Datasets/Review.aspx	英国	NR	16	糖尿病眼病	眼底照相	日本佳能公司60UV胶片相机、德国卡尔蔡司公司眼底相机、日本JVC公司3CCD摄像机	JPEG和BMP
Retinal fundus Images for Glaucoma Analysis	开放获取	下载ZIP文件	https://deepblue.lib.umich.edu/data/concern/data_sets/3b591905z?locale=en	沙特阿拉伯和法国	NR	750	青光眼和健康眼	眼底照相	散瞳/免散瞳眼底相机(未指明)	TIFF和JPEG
RIM-ONE Version 2	开放获取	下载ZIP文件	http://medimrg.webs.ull.es/	西班牙	NR	455	青光眼和健康眼	眼底照相	日本尼德克公司AFC-210眼底照相机+日本佳能公司EOS 5D Mark II相机机身	JPEG
RIM-ONE Version 3	开放获取	下载ZIP文件	http://medimrg.webs.ull.es/	西班牙	NR	159	青光眼和健康眼	立体眼底照相	日本尼德克公司AFC-210眼底照相机+日本佳能公司EOS 5D Mark II相机机身	JPEG
Retina Online Challenge	开放获取	填写表格并通过电子邮件获得下载ZIP文件的链接	http://webeye.ophth.uiowa.edu/ROC/	荷兰	NR	100	糖尿病眼病	眼底照相	日本拓普康公司TRC-NW100、TRC-NW200眼底相机,日本佳能公司CR5-45NM眼底相机	JPEG

续表

数据库名称	数据库类型	数据获取方式	链接	国家/地区	患者数量	图像数量	病种	成像类型	成像设备	文件格式
Retinal Optical Coherence Tomography Classification Challenge	开放获取	下载ZIP文件	https://rocc.grand-challenge.org/Participation/	伊朗	NR	165	糖尿病眼病和健康眼	OCT	日本拓普康公司 SD-OCT光学相干断层扫描仪	MAT
Investigative Ophthalmology & Visual Science; 2011 Chiu	开放获取	下载ZIP文件	http://people.duke.edu/~sf59/software.html	美国	20	220	年龄相关性黄斑变性	OCT	美国Bioptigen公司SD-OCT光学相干断层扫描仪	MAT
Structured Analysis of the Retina	开放获取	下载ZIP文件	http://cecas.clemson.edu/~ahoover/stare/	美国	NR	397	疾病清单2(见表注)	眼底照相	日本拓普康公司 TRV-50眼底相机	PPM (Portable Pixmap Format)
Trachoma	开放获取	下载ZIP文件	https://doi.org/10·6084/m9.figshare.7551053.v1	尼日尔和埃塞俄比亚	85 550	1656	沙眼和健康眼	结膜照片	单反相机(品牌未指明)	JPEG
Tsukazaki Hospital	开放获取	输入姓名、电子邮件地址和单位,接收从Dropbox下载链接和密码	https://tsukazaki-ai.github.io/optos_dataset/	日本	5389	13 047	糖尿病眼病、青光眼、年龄相关性黄斑变性、视网膜静脉阻塞、黄斑裂孔、视网膜脱离、视网膜色素变性、动脉阻塞、糖尿病、健康眼	眼底照相	英国欧堡公司 200Tx超广角激光扫描检眼镜	JPEG

续表

数据库名称	数据库类型	数据获取方式	链接	国家/地区	患者数量	图像数量	病种	成像类型	成像设备	文件格式
University of Palackeho and Olomouc Iris	开放获取	下载ZIP文件	http://www.cbsr.ia.ac.cn:8080/iapr_database.jsp	捷克	64	384	NR	眼前节虹膜照片	日本拓普康公司TRC50IA眼底相机＋日本索尼公司DXC-950P 3CCD相机	PNG
Vampire	开放获取	下载ZIP文件	https://vampire.computing.dundee.ac.uk/vesselseg.html	NR	2	8	年龄相关性黄斑变性和健康眼	广角荧光素眼底血管造影照片	英国欧堡公司P200C激光扫描检眼镜	PNG和BMP
VARPA images for the computation of the arterio/venular ratio	授权获取	提供电子邮件地址以接收链接、用户名和密码以下载ZIP文件	http://www.varpa.es/research/ophtalmology.html	西班牙	NR	58	NR	眼底照相	日本拓普康公司TRC-NW100免散瞳眼底相机	JPEG
VARPA optical dataset	授权获取	电子邮件获取用户名和密码以下载ZIP文件	http://www.varpa.es/research/optics.html#databases	NR	NR	128	健康眼	眼前泪膜照片	英国Keeler公司、Tearscope Plus眼表分析仪	BMP、JPEG和PNG
WIDE	开放获取	下载ZIP文件	http://people.duke.edu/~sf59/software.html	美国	30	30	年龄相关性黄斑变性和健康眼	眼底照相	英国欧堡公司200Tx超广角激光扫描检眼镜	MAT

续表

数据库名称	数据库类型	数据获取方式	链接	国家/地区	患者数量	图像数量	病种	成像类型	成像设备	文件格式
William Hoyt	开放获取	单独下载每个图像	https://novel.utah.edu/Hoyt/	NR	NR	850	视盘水肿、假性视盘水肿、局部和全身原因导致的视盘肿胀、先天性视盘异常、视神经萎缩、视网膜疾病	眼底照相	NR	JPEG
Yangxi	开放获取	下载ZIP文件	https://zenodo.org/record/3393265#.XazZaOgzbIV	中国	5825	18 394	年龄相关性黄斑变性和健康眼	眼底照相	中国台湾Crystal-vue公司免散瞳眼底相机	HDF

注: OR, 可根据要求提供; AO-SLO, 自适应光学激光扫描检眼镜; CASIA, 中国科学院自动化研究所; DR, 糖尿病视网膜病变; NR, 未报告; OCT, 光学相干断层扫描; SLO, 激光扫描检眼镜。

* 根据数据集描述中的保守数字估计图像数量。

†Messidor-2是原始Messidor数据集的更新版本。

疾病清单1: 糖尿病眼病、高血压性视网膜病变、青光眼、豹纹状眼底、大视杯、视神经萎缩、视盘水肿、视盘牵拉、先天性视盘异常、色素性视网膜炎、Bietti晶状体营养不良、周围视网膜变性、有髓神经纤维、玻璃体混浊、视网膜分支静脉阻塞、视网膜中央静脉阻塞、大量硬性渗出、眼底黄色斑点症、棉绒斑、血管扭曲、视网膜前出血、视网膜纤维化、视网膜激光斑、视网膜脉络膜视网膜病变、非增生型糖尿病视网膜病变、疑似增生型糖尿病视网膜病变、视网膜动脉阻塞、孔源性视网膜脱离、中心性浆液性脉络膜视网膜病变、伏格特-小柳综合征、黄斑病变、视网膜前膜、黄斑裂孔、病理性近视、健康眼。

疾病清单2: 糖尿病眼病、高血压性视网膜病变、年龄相关性黄斑变性、脉络膜新生血管形成、Hollenhorst斑、视网膜分支动脉阻塞、睫状视网膜动脉阻塞、视网膜分支静脉阻塞、视网膜中央静脉阻塞、视网膜半中央静脉阻塞、动脉硬化性视网膜病变、外层渗出性视网膜病变、大动脉瘤、眼组织视网膜瘤、脉络膜痣、视网膜前膜、玻璃膜疣、视网膜炎、弓形虫病、脉络膜黑色素瘤、黄斑星芒状渗出、有髓神经纤维、视神经萎缩、霜枝样视网膜血管炎、星状玻璃体变性、血管炎、视网膜色素上皮炎、脉络膜血管瘤、诊断不明、健康眼。

第14章 眼科人工智能展望与对策

"人工智能"已成为新的经济增长点和国际竞争力的焦点，也日渐渗透到医疗的各个领域，推动着医疗行业的快速发展。我国眼科界在人工智能浪潮袭来之时并没有沉默，而是采取积极的态度来面对。眼科领域近几年涌现了大量智能化的新技术、新应用，在疾病筛查、检查、预测、辅助诊断、治疗、康复等多个环节促进了诊疗水平的提升。

美国FDA已于2018年4月11日批准世界首个市场化的人工智能医疗设备IDx-DR用于成人糖尿病患者，进行糖尿病视网膜病变的自动筛查诊断，这是国内外眼科人工智能发展的标志性成果。2020年8月10日，中国国家药品监督管理局发布，有两款糖尿病视网膜病变眼底图像辅助诊断软件已获批上市。此后国内外眼科人工智能的研究与实践成果如雨后春笋般出现。回顾国内外眼科人工智能研究历史和现状，基于世界各国的科技型公司、眼科医疗机构、科研机构对眼科人工智能的研究现状和研究成果，对眼科人工智能的一些发展趋势作如下分析。

14.1 眼科人工智能未来研究方向

14.1.1 以糖尿病视网膜病变筛查与诊断为切入点

眼科人工智能在眼科公共卫生与大众眼健康管理方面展现出巨大的价值和潜力。在大量爆发式增长的眼科人工智能应用当中，糖尿病视网膜病变（DR）智能诊断技术首先得到了市场认可。例如，2020年8月10日，深圳硅基智能科技有限公司的"糖尿病视网膜病变眼底图像辅助诊断软件"、上海鹰瞳医疗科技有限公司（Airdoc）的"糖尿病视网膜病变眼底图像辅助诊断软件"通过了国家药品监督管理局批准，并获得三类证。2022年8月19日，北京康夫子健康技术有限公司"眼底病变眼底图像辅助诊断软件"正式获批全国首张多病种人工智能三类证。因此，DR技术被认为是一个关键的支点，为眼科人工智能的真正落地转化奠定了基础。

中国作为全球糖尿病患者数量最多的国家，DR筛查与诊断技术的高效应用能够为这一庞大患者群体提供早期的、精准的筛查，从而为医生提供重要的辅助决策信息，有效减少DR的漏诊率。因此，DR筛查与诊断技术的广泛应用将为眼科公共卫生和大众眼健康管理带来巨大的成功和推动力。面对中国医疗资源分配不均衡的现状，DR筛查与诊断技术的成功应用将极大地缓解眼科专家医疗资源的短缺问题。智能系统的辅助，可以使更多的基层医疗机构和医生参与到眼科疾病的早期筛查和管理中，实现医疗资源的优化配置。

在此背景下，以DR筛查与诊断为支点是技术上的一次重要突破，更是中国眼科公共卫生事业的一次巨大成功。随着技术的不断进步和推广，DR筛查与诊断技术有望成为眼科人工智能技术在中国的引领者，为眼科人工智能未来的发展开辟更为广阔的前景。这一成功案例也将为其他眼科疾病的智能筛查和诊疗提供有力的范例，加速整个领域的发展，为广大患者提供更加智能、高效、精准的眼科医疗服务。

然而，随着技术的进步，DR筛查与诊断技术也面临一些挑战。其中最显著的是数据的获取和标注问题，特别是在中国这样一个庞大而多样化的人口基数中，数据的质量和标注的一致性是保障算法准确性的关键。此外，不同地区、不同设备的数据差异性也是一个需要解决的问题，因为这可能影响到算法在不同环境下的适应性。

正是在这些挑战中，我们看到了DR筛查与诊断技术的发展机遇。首先，中国在智能技术研究和应用上有着强大的实力，尤其是在大数据和深度学习方面。通过整合多方力量，可以更好地解决数据问题，建立更为完善的训练集，提高智能算法的准确性。其次，随着医疗科技不断进步，新型传感器、更高分辨率的图像采集设备及更为先进的算法都将为DR筛查与诊断技术提供更为强大的支持，使其在更广泛的应用场景中发挥作用。

展望未来，DR筛查与诊断技术有望成为中国眼科人工智能技术取得显著进展的关键推动因素。通过克服当前面临的挑战，我们可以期待更加个性化、高效、全面的DR筛查与诊断技术的发展。整合多模态影像学、结合全身健康信息的综合分析，以及与其他领域的深度融合，将为提高DR筛查与诊断的准确性和实用性带来新的机遇。这将促进眼科人工智能技术在中国的深度应用，也为其他眼科疾病的早期诊断和管理提供了宝贵的经验，推动了整个领域的创新发展。

14.1.2 单模态多病种眼科疾病筛查技术

2022年8月19日，北京康夫子健康技术有限公司"眼底病变眼底图像辅助诊断软件"正式获批全国首张多病种人工智能三类证。这一证书的颁发是中国眼科人工智能发展进程的一个重要里程碑，标志着对该软件在多种眼科疾病诊断方面的认可，为其在临床实践中的应用打下了坚实的基础。由此可见，未来眼科人工智能的研究方向之一是单模态多病种眼科疾病筛查平台的进一步发展和应用。

单模态多病种眼科疾病筛查技术是指利用单一类型的眼科影像（如眼底照相

或 OCT 图像）进行多种眼科疾病的筛查和诊断的智能系统，能够同时检测和诊断多种眼科疾病，包括但不限于青光眼、黄斑变性、DR 及全身慢性疾病等。通过人工智能算法对眼科影像进行自动分析和诊断，可以在较短的时间内处理大量的眼科影像数据，并准确识别出患者是否存在眼科疾病风险，可减少医疗资源的浪费，提高医疗服务的效率。

然而眼科疾病种类繁多，且不同疾病在影像上的表现和特征可能相似，增加了诊断的难度和误诊率。未来在此方向上的突破关键在于建立更加精准的分类模型和特征提取算法，以提高对不同眼科疾病的识别和区分能力。

14.1.3　多模态影像学融合眼科疾病诊疗技术

随着医学影像技术的发展和眼科疾病诊疗水平的提高，眼科影像数据越来越多样化和复杂化，单一成像模态往往无法满足对眼部疾病全面、准确诊断和治疗的需求。因此，将多种眼科影像数据进行融合分析，实现多模态影像学的综合应用成为未来眼科人工智能研究的重要方向。这种技术将传统的眼科影像学与现代计算机科学相结合，通过对多种成像模态（如眼底照相、眼底 OCT、视野检查等）的数据进行综合分析，实现对眼科疾病的准确诊断和个性化治疗。多模态影像学融合眼科疾病诊疗技术具有提升眼科影像学资料解读效率、提高诊断准确性等优势，具有广阔的应用前景和重要的临床意义。

在多模态影像学融合眼科疾病诊疗技术研究中，有几个主要的发展方向。

多模态数据集建立与标准化：未来的研究将加强对多模态眼科影像数据集的建立和标准化工作，以提供更多的数据支持和临床验证。建立标准化的多模态数据集对于训练和验证算法、评估诊断准确性和可靠性具有重要意义。

算法优化与深度学习应用：未来的研究将致力于开发更加高效、准确的算法，通过深度学习等技术实现对多模态眼科影像数据的自动融合和分析。未来，更为先进的人工智能算法将能够从眼底照相、眼底 OCT、视野检查等不同成像模态中提取出更丰富、更全面的信息，并将其整合到一个统一的诊疗系统中。

临床实践与应用验证：未来的研究将加强与临床医生和医疗机构的合作，将多模态影像学融合眼科疾病诊疗技术应用于临床实践，并进行大规模的临床验证。通过与临床实践的密切结合，验证技术的可行性、准确性和临床应用效果，推动多模态影像学融合眼科疾病诊疗技术的进一步发展和应用。

多模态影像学融合眼科疾病诊疗技术作为眼科人工智能未来的重要研究方向，将会在算法优化、数据集建立、个性化诊疗方案制订和临床应用验证等方面不断深入研究，为眼科诊疗水平的提高和患者治疗效果的改善做出重要贡献。

14.1.4 由眼部表现预测全身疾病

眼科人工智能未来的研究方向之一是利用眼部表现预测全身疾病。由于眼球屈光间质的透明性，眼睛视网膜结构是人体在无创条件下观察活体神经血管组织的唯一窗口。作为全身神经血管系统的微型映射，其结构和功能与全身多个系统密切相关，因此眼科疾病往往不仅仅是眼部问题，还可能是全身健康问题的表现。具体而言，眼部结构和功能的变化可以反映出全身多个系统的状况，包括循环系统、神经系统、代谢系统等。例如，眼底血管的变化可以反映出全身循环系统的健康状况，视野的异常可能提示着神经系统疾病的存在，而眼部黄斑水肿可能与全身代谢性疾病有关。

眼部与全身疾病的密切联系使得通过观察和分析眼部表现来预测全身疾病成为可能。通过对眼部图像和数据的分析，人工智能可以发现眼部特征与全身健康状况之间的关联，从而提供早期预警和诊断全身性疾病的可能性。

眼科人工智能可以利用眼底成像技术来预测心血管疾病。心血管疾病如高血压、动脉硬化等会对眼底血管产生影响，人工智能算法可以从眼底图像中提取血管形态、血管壁厚度、动脉硬化程度等特征并对其与心血管疾病之间的关联进行建模和预测，为早期诊断和干预提供支持。

眼科人工智能还可以利用眼部影像数据来预测糖尿病和代谢性疾病。糖尿病眼底病变是糖尿病患者常见的并发症之一，因此眼底成像可以作为早期诊断糖尿病的重要手段。人工智能可以通过分析眼底图像中的微血管病变、黄斑水肿等特征，建立预测模型来识别糖尿病患者，并评估其疾病风险和预后情况。

此外，眼科人工智能还可以利用眼动追踪技术来预测神经系统和认知功能的疾病。眼动追踪技术可以记录眼睛在观察特定刺激时的运动轨迹，这些眼动模式可能与神经系统功能和认知能力相关联。通过分析眼动数据和行为特征，人工智能可以建立模型来预测阿尔茨海默病、帕金森病等神经系统疾病的发生和发展。

通过分析眼部图像和数据来发现眼部特征与全身健康状况之间的关联，为早期预警和诊断全身性疾病提供支持，有望在未来为临床医学提供新的诊断和治疗手段。

14.1.5 由全身危险因素预测眼部疾病

眼科人工智能未来的一个重要研究方向是利用全身危险因素预测眼部疾病的发生和发展。全身健康状况与眼部健康密切相关，各个系统之间存在着复杂的相互影响关系。例如，高血压、高血脂等全身性疾病会影响到全身的血液循环系统，导致眼部血管受损，进而引发眼部疾病，如视网膜病变、青光眼等。神经系统和免疫系统的异常也可能引发眼部疾病，如眼底病变、眼部炎症等。另外，代谢和内分泌系统的异常也会影响到眼部组织的正常功能，引发眼部疾病，如

DR、甲亢性眼病等。

因此,通过对大规模的医疗数据进行分析和挖掘,包括患者全身健康检查数据、既往病史、生活方式等信息,结合眼部检查数据和眼部疾病诊断结果,借助大数据分析和机器学习算法,可以建立起全身危险因素与眼部疾病之间的关联模型,从而实现对眼部疾病的预测和风险评估。

14.1.6 人工智能结合组学数据的研究

随着生物信息学和计算生物学的快速发展,组学研究已经成为深入了解生命体内分子机制的关键手段。组学数据包括基因组学、转录组学、蛋白质组学和代谢组学等多个层面,为理解疾病的发病机制提供了全面的信息。与此同时,人工智能技术的崛起为大规模组学数据的分析和解释提供了强大的工具,促使了人工智能与组学研究的深度融合。

未来,人工智能在组学研究中的应用必然会更加广泛。首先,利用人工智能算法对基因组、转录组、蛋白质组和代谢组等多组学数据进行整合分析,有助于发现隐藏在大规模数据中的模式和规律。这种整合分析的方法有望为眼科疾病的深入理解提供新的视角,从多个层面揭示疾病发生和发展的关键过程。

其次,通过人工智能模型挖掘组学数据中的生物标志物,揭示疾病的分子机制,有助于早期疾病诊断和治疗预测。在眼科领域,这意味着能够通过多组学数据的综合分析,更准确地识别眼部疾病的生物标志物,为早期干预和治疗提供更为可靠的依据。

最后,利用人工智能算法为每个患者量身定制个体化的治疗方案,将人工智能结合组学的研究成果更好地转化到眼科临床实践。通过个性化的治疗方案,医生能够更好地满足每位患者的特殊需求,提高治疗效果和患者的生活质量。

人工智能结合组学研究必将为眼科领域带来新的突破,不仅可深化对眼科疾病机制的理解,还可为个性化治疗和精准医学的实现奠定基础。这一融合将推动眼科医学迈向更加智能化、个性化的时代,为患者提供更为精准和有效的医疗服务。

14.2 眼科人工智能研究与临床应用的规范化

眼科人工智能的研究与临床应用规范化是推动该领域健康发展的重要基础。眼科领域的专家们从医疗安全和临床需求出发,对眼科人工智能技术进行了广泛探索。

更加重视眼科人工智能临床研究评价的规范化。杨卫华、邵毅、许言午教授团队牵头制定了《眼科人工智能临床研究评价指南(2023)》,该指南详细介绍了眼科人工智能临床研究的通用评价方法、模型评价方法及临床试验评价方法。这一指南为眼科人工智能研究提供了标准化的评价框架，包括评价指标和计算公式，有助于提高研究质量和可比性，推动眼科人工智能临床研究向规范化和标准化方向发展。

继续保持眼科人工智能临床应用伦理的规范化。杨卫华、邵毅教授团队牵头制定了《眼科人工智能临床应用伦理专家共识（2023）》。该共识针对人工智能在眼科临床应用中的伦理问题提出了具体建议，强调了保护患者权益、提高医疗质量和效率的重要性。共识指出，人工智能技术在眼科的应用需要遵循医学伦理原则，确保数据安全和隐私保护，同时避免对患者造成潜在伤害。

永远追求眼科人工智能技术临床应用的标准化。在技术应用方面，杨卫华、许言午教授团队的研究强调了眼科人工智能技术的多模态数据整合和标准化设计。例如，《面向基层的人工智能眼底彩色照相黄斑区域病变体征筛查系统规范化设计及应用指南》为人工智能技术在黄斑区域病变筛查中的应用提供了标准化流程。此外，杨卫华教授团队还促进了糖尿病视网膜病变智能辅助诊断技术评价体系的建立，进一步推动了人工智能技术在眼科疾病诊断中的标准化应用。

不断完善眼科人工智能的多学科合作与规范。眼科人工智能的应用和发展涉及医学、计算机科学、伦理学等多个学科。杨卫华、许言午教授等团队通过跨学科合作，推动了眼科人工智能技术的研发和应用。其团队在眼科人工智能领域的研究不仅关注技术开发，还注重临床应用实践中的伦理和法律问题。这种多学科合作模式有助于从不同角度完善眼科人工智能临床应用的规范化建设。

一方面，需要进一步完善人工智能技术的临床验证和评价体系，确保其在真实世界中的有效性和安全性。另一方面，随着技术应用的不断进步，还需持续更新伦理和法律框架，以适应新的应用场景。国内外研究团队通过制定临床研究评价指南、伦理专家共识及技术应用标准，为眼科人工智能的健康发展提供了坚实的理论和实践基础。未来，随着技术的不断进步和多学科合作的深化，眼科人工智能有望在规范化的基础上实现更广泛的临床应用，为眼科疾病的诊断和治疗带来更大的价值。

14.3 眼科人工智能的商业转化探索

眼科人工智能技术的商业化转化探索是当前领域的重要议题。我国眼科人工智能技术在医疗领域的商业化转化取得了显著进展，这一成就得益于相关领域的研发团队和企业单位的合作努力。其中，糖尿病视网膜病变智能诊断技术成为眼科人工智能商业化转化的先行者。2019年8月，中山大学中山眼科中心袁进教授领导的团队牵头起草了《基于眼底照相的糖尿病视网膜病变人工智能筛查系统应用指南》，为人工智能辅助糖尿病视网膜病变筛查与诊断的临床实践应用提供了统一标准。随后，深圳硅基智能科技有限公司和上海鹰瞳医疗科技有限公司等企业的糖尿病视网膜病变眼底图像辅助诊断软件通过了国家药品监督管理局批准，并获得医疗器械三类证，标志着这一技术进入商业化转化阶段。

与此同时，眼科学专家们也从医疗安全和临床需求出发，对眼科人工智能技术进行了广泛探索。中山大学中山眼科中心林浩添教授率先开设了全球首个人工智能眼科门诊，并与全国多家医院合作完成了多中心随机对照临床研究，验证了该技术在真实临床实践中的有效性和可行性。2021 年，林浩添教授团队与上海鹰瞳医疗科技有限公司等机构联合完成了全球首个眼科多病种人工智能真实世界研究。

随着糖尿病视网膜病变智能诊断等技术商业化的成功，我们可以看到这一领域的巨大潜力和市场需求。未来，眼科人工智能的商业转化可望呈现以下重要趋势和对策。

（1）眼科人工智能技术的商业化转化需要在技术研发和临床验证方面取得突破。研发团队需要加强与临床医生的合作，确保技术的准确性和实用性。同时，临床验证需要严格遵循相关规范和标准，确保技术在真实临床场景中的有效性和安全性。

（2）眼科人工智能技术的商业化转化需要依托于标准化的数据集和临床试验标准。这需要行业内各方共同努力，建立起适用于不同眼科疾病的标准数据集，并制定统一的临床试验标准，以提高技术的可信度和推广度。

（3）眼科人工智能技术的商业化转化需要产业链上下游的紧密合作。研发团队可以与医疗器械企业、医院、科研机构等建立合作关系，共同推动技术的转化与应用。同时，加强技术转让和产业化推广，将先进的眼科人工智能技术快速转化为实际产品，满足市场需求。

（4）眼科人工智能技术的商业化转化需要政府和相关部门的政策支持和产业引导。政府可以出台相关政策和规定，鼓励企业投入眼科人工智能领域的研发和应用，提供税收优惠和资金支持等政策措施，推动技术的商业化转化和产业发展。

眼科人工智能技术的商业化转化需要技术研发、临床验证、数据标准化、产业合作、政策支持等多方共同努力。通过加强合作与创新，共同推动眼科人工智能技术的商业化转化，为促进眼科健康事业的发展做出更大的贡献。

14.4　未来政策环境支持

为推动健康中国建设、提高人民健康水平，中共中央、国务院于 2016 年 10月 25 日正式印发并实施了《"健康中国 2030"规划纲要》。该纲要在优化我国医疗卫生改革顶层设计方面明确提出了战略目标，为数字健康和智能医疗的发展提供了重要推动力。随后，相关政策陆续发布，包括《新一代人工智能发展规划》《关于加快场景创新以人工智能高水平应用促进经济高质量发展的指导意见》等重要文件，为我国眼科人工智能事业的发展创造了积极的政策环境。

同时，我国在医学大数据管理、共享和应用方面也采取了积极的公共政策和支持措施，以推动科技创新、促进医学数据共享，并保障相关领域的合法权益，其中包括于2021年实施的《中华人民共和国民法典》（简称《民法典》），以及《中华人民共和国数据安全法》和《中华人民共和国个人信息保护法》等法规，为医学数据共享应用提供了法律依据，规范了数据安全和个体权益保护。

进一步地，中共中央、国务院于2022年12月19日印发了《关于构建数据基础制度更好发挥数据要素作用的意见》，其中明确了"遵循发展规律，创新制度安排""坚持共享共用，释放价值红利""强化优质供给，促进合规流通""完善治理体系，保障安全发展""深化开放合作，实现互利共赢"五个工作原则。这一文件为我国数据驱动创新科技和经济发展指明了方向，推动医学数据共享应用的可持续发展，为眼科人工智能领域的数据治理提供了整体性的管理框架。

这些政策文件和法规不仅规范了医学数据管理和共享，还为眼科人工智能技术的应用提供了明确的政策支持。在这样的政策环境下，眼科人工智能技术将得到更好的发展和推广，为眼科诊断、治疗和管理提供更加精准、高效的解决方案。未来，相信政府及相关部门仍会进一步加强对人工智能技术的政策支持，鼓励和引导企业加大研发投入，推动技术创新，提升技术水平。此外，政府还可以建立更加完善的政策框架，加强对眼科人工智能技术的监管和评估，保障其安全性和有效性，促进其健康、可持续的发展。

14.5　眼科人工智能人才培养

眼科人工智能的快速发展在一定程度上凸显了人才短缺的问题。由于该领域的复杂性，其涉及医学、工程和数据科学等多个学科，对跨学科的专业人才需求巨大。为解决这一潜在问题，有必要采取一系列措施加强相关人才的培养与引进。

应加强眼科人工智能相关领域的培训计划。通过开设专门的培训课程和研讨会，提高眼科医生、工程师和数据科学家等专业人才在人工智能领域的知识水平。这有助于弥补传统医学教育中缺乏人工智能知识的不足，使医学专业人才更好地应用人工智能技术。

为了培养更多跨学科的研究人才，可以在大学本科和研究生专业培养方向中设立"智能医学"专业方向。通过这种方式，学生能够在医学、工程和数据科学等领域中获得更为全面的知识，为未来从事眼科人工智能研究和应用奠定坚实基础。

另外，可以采取"医＋工、医＋理、医＋文结合的跨学科联合培养"模式，促使不同学科的学生在实际项目中进行合作。这样的培养模式有助于培养更为综合的人才，使他们不仅具备医学专业的深厚知识，还能熟练运用工程和数据科学的方法解决眼科领域的问题。

眼科人工智能人才培养是当前面临的一个复杂而迫切的任务。加强培训计划、设立新的专业方向及推行跨学科联合培养模式，可以有效增加眼科人工智能领域的专业人才储备，促进该领域的可持续发展。这些措施将为未来培养更多优秀的眼科人工智能专业人才提供坚实支持。

14.6　眼科人工智能交流平台的建设

当前，我国已经构建了多层次、多领域的眼科人工智能学术交流平台。这些交流平台吸引了全球优秀的眼科人工智能专家，向全球展示了中国眼科人工智能卓越成果的同时，也融合了国际眼科人工智能领域先进的技术和思想。通过这些平台，不但大陆与港澳台在眼科的临床与科研合作日渐紧密，越来越多的国际合作也使得各方能够借鉴全球最先进的眼科技术和治疗经验，领域内眼科人工智能专业人士共同分享知识，探讨未来发展方向，推动了中国眼科人工智能的不断创新和进步。

在这一交流状况下，建设眼科人工智能交流平台具有重要的意义。这样的平台有助于进一步促进国内外专家之间的深度合作，推动眼科人工智能领域的知识和技术交流。通过搭建更加开放和便捷的交流平台，可以实现知识的碰撞和创新思想的交流，推动眼科人工智能技术的不断创新。

建设眼科人工智能交流平台有助于推动科研成果的更广泛共享。眼科人工智能领域涉及众多专业知识和技术，通过平台的建设，可以促使研究者更积极地分享他们的研究成果、经验和方法，从而加速整个领域的发展。

平台的目标应当是实现多层次、多方面的信息传递和交流。平台应该包含从学术交流到技术创新的各个方面，旨在提供一个开放的环境，使得专家学者、行业从业者和相关机构能够更加直接、高效地沟通和合作。此外，平台还应该鼓励和支持新的研究方向和前沿技术的探讨，为眼科人工智能领域的未来发展提供更多可能性。

关于平台的形式和功能，可以考虑采用线上线下相结合的方式，包括定期的学术论坛、研讨会，以及专门的在线平台，如眼科人工智能论坛网站。这为专家学者提供分享研究成果和经验的机会，同时在线交流可促进不同地区、不同机构之间的合作。平台的功能应该包括学术论文的发布、在线讨论区、专家在线答疑等，以满足多层次、多方向的交流需求。

14.7　结　　语

　　眼科人工智能的发展现状令人振奋，同时前景也充满着希望与挑战。总结并展望眼科人工智能研究可以帮助眼科领域的专业人士、研究人员和决策者了解人工智能在眼科领域的潜在影响和未来趋势，从而更好地制定发展策略。通过分析眼科人工智能发展中的对策，可以为解决眼科人工智能发展过程中面临的挑战提供启示，这有助于引导研究方向，促进创新，提高眼科人工智能的实际应用价值。通过对眼科人工智能研究方向的展望与思考，可以促进医学专业人员、计算机科学家、法律专家等跨学科的合作和信息交流，共同探讨眼科人工智能的发展，为其可持续性和成功实施提供更全面的观点。

　　总体而言，分析眼科人工智能展望与对策有助于促使眼科医学与人工智能技术的融合更加有序、平衡，从而为患者提供更好的医疗服务，推动行业的可持续发展。未来，勇于创新、紧握未来发展方向、积极面对亟待解决的难题、建立眼科人工智能的交流平台等对于推动该领域的发展至关重要。通过政策支持、人才培养和交流平台建设等综合举措，相信眼科人工智能技术将在未来实现更大的突破，为眼科诊断、治疗和管理提供更精准、高效的解决方案，推动眼科领域的不断创新与进步。

参 考 文 献

陈泽君，赵靖康，何媛，2020. 基于 AI 眼科诊疗技术发展的研究. 世界最新医学信息文摘，20（8）：82-83.

丁妮，赵恬，2023. VR 眼动追踪技术的应用及进展. 现代电影技术，（2）：43-49.

杜玲芳，高娜，何芳，等，2022. 虚拟现实技术视觉训练联合家庭训练治疗大龄弱视儿童的效果观察. 当代医学，28（14）：103-106.

工业和信息化部，国家卫生健康委员会，国家发展和改革委员会，等，2021. "十四五" 医疗装备产业发展规划. [2024-05-12]. https://www.gov.cn/zhengce/zhengceku/2021-12/28/5664991/files/fe5d22b3789241cf8a4f2cafa8ce964f.pdf.

国家药品监督管理局，医疗器械技术审评中心，2022. 国家药监局器审中心关于发布人工智能医疗器械注册审查指导原则的通告. [2024-05-17]. https://www.cmde.org.cn/xwdt/shpg-zgg/gztg/20220309090800158.html.

黑环环，吴惠琴，2020. 人工智能在眼科领域的应用进展. 国际眼科杂志，20（6）：85-88.

黄英吉，钟猛猛，张庭霨，等，2021. 基于客观评价的图像质量评估方法综述. 电脑知识与技术，17（28）：92-94.

贾伟振，何秋生，卢冉，等，2021. 基于灰度调节和直方图重构的图像增强. 太原科技大学学报，42（6）：449-455.

李东芳，董燕玲，谢森，等，2021. 基于深度学习的 AS-OCT 图像分析系统构建及其在角膜病变辅助诊断中的应用. 中华眼科杂志，57（6）：447-453.

李利华，栾晓峰，2018. 基于空域、频域和时间域的复合图像增强方法. 医疗装备，31（1）：45-46.

刘飞，2021. 眼视光实操教学利器：VR 虚拟仿真进课堂. 中国眼镜科技杂志，（4）：92-94.

刘鸿莹，张春龙，曲靖野，等，2022. 隐私疲劳视角下智能穿戴设备用户隐私信息保护行为的影响因素研究. 情报科学，40（7）：37-47, 54.

隋成华，沃圣杰，高楠，等，2016. 基于 Placido 盘的角膜地形图仪成像系统设计与实现. 光学学报，36（12）：231-237.

唐隆喆，2023. 基于可穿戴式眼动仪的视线追踪方法研究. 兰州：兰州大学.

唐欣薇，李静，张征宇，等，2019. 眼球结构术后的相关影像学表现. 影像诊断与介入放射学，28（5）：368-373.

王飞跃，张梅，孟祥冰，等，2018. 平行眼：基于 ACP 的智能眼科诊疗. 模式识别与人工智能，31（6）：495-504.

王立军，李争平，李颖，等，2023. 元宇宙终端：虚拟（增强）现实关键硬科技发展趋势. 科技导报，41（15）：46-60.

王雯秋，孙晓东，2019. 人工智能辅助眼底影像——机遇与挑战并存. 中华眼视光学与视觉科学杂志，21（3）：166-169.

吴盛兰，2022. 波前像差仪在屈光不正检查中的应用. 中国眼镜科技杂志，（1）：135-139.

夏广宁，2021. AR智能眼镜的发展前景分析. 现代雷达，43（9）：115-116.

徐建锋，杨丽君，莫荔，等，2017. 真实世界下玻璃体腔内注射抗VEGF药物治疗眼底疾病的实效性研究. 国际眼科杂志，17（9）：1734-1737.

杨凤翔，2021. Oculyzer II和Topolyzer测量角膜地形图结果的比较. 芜湖：皖南医学院.

杨倩，刘万阳，吕世华，等，2018. 人工智能技术溯源、医学应用及其在眼科前节疾病的应用现状与展望. 中华眼科医学杂志（电子版），8（6）：270-275.

於水清，徐海萍，瞿佳，2011. 四种临床波前像差仪的原理和特点分析. 国际眼科杂志，11（5）：830-833.

袁进，雷博，张明，等，2019. 基于眼底照相的糖尿病视网膜病变人工智能筛查系统应用指南. 中华实验眼科杂志，37（8）：593-598.

张立，王艳玲，2010. 青年近视眼多种仪器测量角膜曲率的比较. 河北医学，16（3）：371-373.

张秀兰，李飞，2018. 人工智能和青光眼：机遇与挑战. 中华实验眼科杂志，36（4）：245-247.

赵健，2019. 基于人眼视觉特性的近眼显示技术研究. 南京：东南大学.

赵金凤，吴桢泉，郑磊，等，2019. 人工智能在眼科疾病诊疗的应用现状. 眼科新进展，39（5）：495-500.

中华医学会眼科学分会眼视光学组，2017. 重视高度近视防控的专家共识（2017）. 中华眼视光学与视觉科学杂志，19（7）：385-389.

周奕文，于薏，周亚标，等，2020. 睑板腺缺失面积的图像深度处理分析研究. 中华眼科杂志，56（10）：774-779.

邹昊翰，徐佳慧，张琳，等，2019. 基于机器学习的数据模型辅助诊断亚临床期圆锥角膜的研究. 中华眼科杂志，55（12）：911-915.

Aatila M，Lachgar M，Hamid H，et al.，2021. Keratoconus severity classification using features selection and machine learning algorithms. Comput Math Methods Med，2021：9979560.

Abdani S R，Zulkifley M A，Hussain A，2019. Compact convolutional neural networks for pterygium classification using transfer learning. Kuala Lumpur：2019 IEEE International Conference on Signal and Image Processing Applications（ICSIPA）.

Abdani S R，Zulkifley M A，Moubark A M，2020. Pterygium tissues segmentation using densely connected DeepLab. IEEE，229-232.

Abdani S R，Zulkifley M A，Zulkifley N H，2021. Group and shuffle convolutional neural networks with pyramid pooling module for automated pterygium segmentation. Diagnostics（Basel），11（6）：1104.

Abdelmotaal H，Mostafa M M，Mostafa A N R，et al.，2020. Classification of color-coded scheimpflug camera corneal tomography images using deep learning. Transl Vis Sci Technol，9（13）：30.

Abràmoff M D，Lavin P T，Birch M，et al.，2018. Pivotal trial of an autonomous AIbased diagnostic system for detection of diabetic retinopathy in primary care offices. NPJ Digit Med, 1: 39.

Abràmoff M D, Lou Y, Erginay A, et al., 2016. Improved automated detection of diabetic retinopathy on a publicly available dataset through integration of deep learning. Invest Ophthalmol Vis Sci, 57 (13): 5200-5206.

Ahn H, Kim N E, Chung J L, et al., 2022. Patient selection for corneal topographic evaluation of keratoconus: a screening approach using artificial intelligence. Front Med (Lausanne), 9: 934865.

Ahuja A S, Halperin L S, 2019. Understanding the advent of artificial intelligence in ophthalmology. J Curr Ophthalmol, 31 (2): 115-117.

Al-Aswad L A, Kapoor R, Chu C K, et al., 2019. Evaluation of a deep learning system for identifying glaucomatous optic neuropathy based on color fundus photographs. J Glaucoma, 28 (12): 1029-1034.

Al-Bander B, Williams B, Al-Nuaimy W, et al., 2018. Dense fully convolutional segmentation of the optic disc and cup in colour fundus for glaucoma diagnosis. Symmetry, 10 (4): 87.

Ali M A, Hurtut T, Faucon T, et al., 2014. Glaucoma detection based on local binary patterns in fundus photographs. Medical Imaging, 786-792.

Alibhai A Y, Or C, Witkin A J, 2018. Swept source optical coherence tomography: a review. Curr Ophthalmol Rep, 6 (1): 7-16.

Almazroa A, Sun W, Alodhayb S, et al., 2017. Optic disc segmentation for glaucoma screening system using fundus images. Clin Ophthalmol, 2017-2029.

Alsaih K, Yusoff M Z, Tang T B, et al., 2020. Deep learning architectures analysis for age-related macular degeneration segmentation on optical coherence tomography scans. Comput Methods Programs Biomed, 195: 105566.

Al-Timemy A H, Mosa Z M, Alyasseri Z, et al., 2021. A hybrid deep learning construct for detecting keratoconus from corneal maps. Transl Vis Sci Technol, 10 (14): 16.

An G, Omodaka K, Hashimoto K, et al., 2019. Glaucoma diagnosis with machine learning based on optical coherence tomography and color fundus images. J Healthc Eng, 2019: 4061313.

Ang M, Baskaran M, Werkmeister R M, et al., 2018. Anterior segment optical coherence tomography. Prog Retin Eye Res, 66: 132-156.

Arbelaez M C, Versaci F, Vestri G, et al., 2012. Use of a support vector machine for keratoconus and subclinical keratoconus detection by topographic and tomographic data. Ophthalmology, 119 (11): 2231-2238.

Arita R, Mizoguchi T, Kawashima M, et al., 2019. Meibomian gland dysfunction and dry eye are similar but different based on a population-based study: the hirado-takushima study in Japan. Am J Ophthalmol, 207: 410-418.

Asaoka R, Murata H, Hirasawa K, et al., 2019. Using deep learning and transfer learning to accurately diagnose early-onset glaucoma from macular optical coherence tomography images. Am J Ophthalmol, 198: 136-145.

Auksorius E, Borycki D, Wojtkowski M, 2021. Multimode fiber enables control of spatial coherence in Fourier- domain full-field optical coherence tomography for *in vivo* corneal imaging. Op Lett, 46 (6): 1413-1416.

Austin A, Lietman T, Rose-Nussbaumer J, 2017. Update on the management of infectious keratitis. Ophthalmology, 124 (11): 1678-1689.

Badrinarayanan V, Kendall A, Cipolla R, 2017. SegNet: a deep convolutional encoder-decoder architecture for image segmentation. IEEE Trans Pattern Anal Mach Intell, 39 (12): 2481-2495.

Banerjee A, Kulkarni S, Mukherjee A, 2020. Herpes simplex virus: the hostile guest that takes over your home. Front Microbiol, 11: 733.

Banerjee I, de Sisternes L, Hallak J A, et al., 2020. Prediction of age-related macular degeneration disease using a sequential deep learning approach on longitudinal SD-OCT imaging biomarkers. Sci Rep, 10 (1): 15434.

Batista F J F, Diaz-Aleman T, Sigut J, et al., 2020. RIM-ONE DL: a unified retinal image database for assessing glaucoma using deep learning. Image Analysis & Stereology, 39 (3): 161-167.

Beede E, Baylor E, Hersch F, et al., 2020. A human-centered evaluation of a deep learning system deployed in clinics for the detection of diabetic retinopathy. Honolulu: Conference on Human Factors in Computing Systems.

Bhaskaranand M, Ramachandra C, Bhat S, et al., 2019. The value of automated diabetic retinopathy screening with the EyeArt system: a study of more than 100, 000 consecutive encounters from people with diabetes. Diabetes Technol Ther, 21 (11): 635-643.

Bogunovic H, Abramoff M D, Zhang L, et al., 2014. Prediction of treatment response from retinal OCT in patients with exudative age-related macular degeneration. Iowa City: Ophthalmic Medical Image Analysis First International Workshop.

Bogunović H, Venhuizen F, Klimscha S, et al., 2019. RETOUCH: the retinal OCT fluid detection and segmentation benchmark and challenge. IEEE Trans Med Imaging, 38 (8): 1858-1874.

Bogunovic H, Waldstein S M, Schlegl T, et al., 2017. Prediction of anti-VEGF treatment requirements in neovascular AMD using a machine learning approach. Invest Ophthalmol Vis Sci, 58 (7): 3240-3248.

Burlina P M, Joshi N, Pekala M, et al., 2017. Automated grading of age-related macular degeneration from color fundus images using deep convolutional neural networks. JAMA Ophthalmol, 135 (11): 1170-1176.

Cao K, Verspoor K, Chan E, et al., 2021. Machine learning with a reduced dimensionality representation of comprehensive Pentacam tomography parameters to identify subclinical keratoconus. Comput Biol Med, 138: 104884.

Cao K, Verspoor K, Sahebjada S, et al., 2020. Evaluating the performance of various machine learning algorithms to detect subclinical keratoconus. Transl Vis Sci Technol, 9(2): 24.

Castro-Luna G, Jiménez-Rodríguez D, Castaño-Fernández A B, et al., 2021. Diagnosis of subclinical keratoconus based on machine learning techniques. J Clin Med, 10(18): 4281.

Cen L P, Ji J, Lin J W, et al., 2021. Automatic detection of 39 fundus diseases and conditions in retinal photographs using deep neural networks. Nat Commun, 12(1): 4828.

Chase C, Elsawy A, Eleiwa T, et al., 2021. Comparison of autonomous AS-OCT deep learning algorithm and clinical dry eye tests in diagnosis of dry eye disease. Clin Ophthalmol, 15: 4281-4289.

Chaurasia S, Vanathi M, 2021. Specular microscopy in clinical practice. Indian J Ophthalmol, 69(3): 517-524.

Chelaramani S, Gupta M, Agarwal V, et al., 2021. Multi-task knowledge distillation for eye disease prediction. Waikoloa: 2021 IEEE Winter Conference on Applications of Computer Vision(WACV).

Chen F, Cheng D, Pan J, et al., 2018. The efficacy and safety of Retcam in detecting neonatal retinal hemorrhages. BMC Ophthalmol, 18(1): 202.

Chen L C, Zhu Y, Papandreou G, et al., 2018. Encoder-decoder with atrous separable convolution for semantic image segmentation. Proceedings of the 15th European Conference on Computer Vision. Munich: Springer: 833-851.

Chen S, Wu Z, Li M, et al., 2023. FIT-net: feature interaction transformer network for pathologic myopia diagnosis. IEEE Trans Med Imaging, 42(9): 2524-2538.

Chen X, Zhao J, Iselin K C, et al., 2021. Keratoconus detection of changes using deep learning of colour-coded maps. BMJ Open Ophthalmol, 6(1): e000824.

Chen, H., Wang, Y., Xu, C. et al., 2019. Data-free learning of student networks. Seoul: IEEE International Conference on Computer Vision.

Chiu S J, Allingham M J, Mettu P S, et al., 2015. Kernel regression based segmentation of optical coherence tomography images with diabetic macular edema. Biomed Opt Express, 6(4): 1172-1194.

Cho H, Hwang Y H, Chung J K, et al., 2021. Deep learning ensemble method for classifying glaucoma stages using fundus photographs and convolutional neural networks. Curr Eye Res, 46(10): 1516-1524.

Çiçek Ö, Abdulkadir A, Lienkamp S S, et al., 2016. 3D U-net: learning dense volumetric segmentation from sparse annotation//Ourselin S, Joskowicz L, Sabuncu M, et al. Medical Image Computing and Computer- Assisted Intervention—MICCAI 2016. Lecture Notes in Computer Science. Cham: Springer: 424-432.

Clayton J A, 2018. Dry eye. N Engl J Med, 378(23): 2212-2223.

Clearfield E, Muthappan V, Wang X, et al., 2016. Conjunctival autograft for pterygium. Cochrane Database Syst Rev, 2(2): CD011349.

Clover J, 2018. Slit-lamp biomicroscopy. Cornea, 37(Suppl 1): S5-S6.

Cole E D, Moult E M, Dang S, et al., 2017. The definition, rationale, and effects of thresholding in OCT angiography. Ophthalmol Retinaa, 1(5): 435-447.

Consejo A, Bartuzel M M, Iskander D R, 2017. Corneo-scleral limbal changes following short-term soft contact lens wear. Cont Lens Anterior Eye, 40(5): 293-300.

Craig J P, Nelson J D, Azar D T, et al., 2017. TFOS DEWS II report executive summary. Ocul Surf, 15(4): 802-812.

Craig J P, Nichols K K, Akpek E K, et al., 2017. TFOS DEWS II definition and classification report. Ocul Surf, 15(3): 276-283.

Dai Q, Liu X, Lin X, et al., 2021. A novel meibomian gland morphology analytic system based on a convolutional neural network. IEEE Access, 9: 23083-23094.

de Boer J F, Hitzenberger C K, Yasuno Y, 2017. Polarization sensitive optical coherence tomography—a review. Biomed Opt Express, 8(3): 1838-1873.

De Fauw J, Ledsam J R, Romera-Paredes B, et al., 2018. Clinically applicable deep learning for diagnosis and referral in retinal disease. Nat Med., 24(9): 1342-1350.

de Lacerda A G, Lira M, 2021. Acanthamoeba keratitis: a review of biology, pathophysiology and epidemiology. Ophthalmic Physiol Opt, 41(1): 116-135.

De Luca A, Ferraro A, De Gregorio C, et al., 2023. Promising high-tech devices in dry eye disease diagnosis. Life(Basel), 13(7): 1425.

Deng X, Tian L, Liu Z, et al., 2021. A deep learning approach for the quantification of lower tear Meniscus height. Biomed Signal Process Control, 68: 102655.

Deshmukh M, Liu Y C, Rim T H, et al., 2021. Automatic segmentation of corneal deposits from corneal stromal dystrophy images via deep learning. Comput Biol Med, 137: 104675.

Devalla S K, Chin K S, Mari J M, et al., 2018. A deep learning approach to digitally stain optical coherence tomography images of the optic nerve head. Invest Ophthalmol Vis Sci, 59(1): 63-74.

Devda J, Eswari R, 2019. Pathological myopia image analysis using deep learning. Procedia Comput Sci, 165: 239-244.

Dey D, Slomka P J, Leeson P, et al., 2019. Artificial intelligence in cardiovascular imaging: JACC state-of-the-art review. J Am Coll Cardiol, 73(11): 1317-1335.

Dhaini A, Chokr M, El-Oud S, et al., 2018. Automated detection and measurement of corneal haze and demarcation line in spectral-domain optical coherence tomography images. IEEE Access, 6: 3977-3991.

Diaz-Pinto A, Morales S, Naranjo V, et al., 2019. CNNs for automatic glaucoma assessment using fundus images: an extensive validation. Biomed Eng Online, 18(1): 29.

Dong Z M, Wollstein G, Wang B, et al., 2017. Adaptive optics optical coherence tomography in glaucoma. Prog Retin Eye Res, 57: 76-88.

Dos Santos V A, Schmetterer L, Stegmann H, et al., 2019. CorneaNet: fast segmentation of cornea OCT scans of healthy and keratoconic eyes using deep learning. Biomed Opt Express, 10(2): 622-641.

Dosovitskiy A, Beyer L, Kolesnikov A, et al., 2020. An image is worth 16x16 words: transformers for image recognition at scale. Addis Ababa: International Conference on Learning Representations.

Duan L, Xu Y, Li W, et al., 2014. Incorporating privileged genetic information for fundus image based glaucoma detection. Med Image Comput Comput Assist Interv, 17 (Pt 2): 204-211.

Edward Sazonov, 2014. Wearable Sensors: Fundamentals, Implementation and Applications. New York: Academic Press: 17-25.

Eleiwa T, Elsawy A, Özcan E, et al., 2020. Automated diagnosis and staging of Fuchs' endothelial cell corneal dystrophy using deep learning. Eye Vis (Lond), 7: 44.

Elsawy A, Eleiwa T, Chase C, et al., 2021. Multidisease deep learning neural network for the diagnosis of corneal diseases. Am J Ophthalmol, 226: 252-261.

Fang X, Deshmukh M, Chee M L, et al., 2022. Deep learning algorithms for automatic detection of pterygium using anterior segment photographs from slit-lamp and hand-held cameras. Br J Ophthalmol, 106 (12): 1642-1647.

Fang, H., Li, F., Wu, J. et al., 2022. REFUGE2 challenge: a treasure trove for multi-dimension analysis and evaluation in glaucoma screening. arXiv: 2202.08994.

Farsiu S, Chiu S J, O'Connell R V, et al., 2014. Quantitative classification of eyes with and without intermediate age-related macular degeneration using optical coherence tomography. Ophthalmology, 12 (1): 162-172.

Feng S, Zhao H, Shi F, et al., 2020. CPFNet: context pyramid fusion network for medical image segmentation. IEEE Trans Med Imaging, 39 (10): 3008-3018.

Ferreira M M, Esteve G P, Junior G B, et al., 2020. Multilevel CNN for angle closure glaucoma detection using AS-OCT images. Niteroi: 2020 International Conference on Systems, Signals and Image Processing (IWSSIP).

Fialová S, Augustin M, Fischak C, et al., 2016. Posterior rat eye during acute intraocular pressure elevation studied using polarization sensitive optical coherence tomography. Biomed Opt Express, 8 (1): 298-314.

Flaxel C J, Adelman R A, Bailey S T, et al., 2020. Diabetic retinopathy preferred practice pattern®. Ophthalmology, 127 (1): P66-P145.

Flaxman S R, Bourne R R A, Resnikoff S, et al., 2017. Global causes of blindness and distance vision impairment 1990-2020: a systematic review and meta-analysis. Lancet Glob Health, 5 (12): e1221-e1234.

Fu D J, Faes L, Wagner S K, et al., 2021. Predicting incremental and future visual change in neovascular age-related macular degeneration using deep learning. Ophthalmol Retina, 5 (11): 1074-1084.

Fu H, Baskaran M, Xu Y, et al., 2019. A deep learning system for automated angle-closure detection in anterior segment optical coherence tomography images. Am J Ophthalmol, 203: 37-45.

Fu H，Cheng J，Xu Y，et al.，2018. Disc-aware ensemble network for glaucoma screening from fundus image. IEEE Trans Med Imaging，37（11）：2493-2501.

Fu H，Cheng J，Xu Y，et al.，2018. Joint optic disc and cup segmentation based on multi-label deep network and polar transformation. IEEE Trans Med Imaging，37（7）：1597-1605.

Fu H，Li F，Sun X，et al.，2020. AGE challenge：angle closure glaucoma evaluation in anterior segment optical coherence tomography. Med Image Anal，66：101798.

Fu H，Xu Y，Lin S，et al.，2017. Segmentation and quantification for angle-closure glaucoma assessment in anterior segment OCT. IEEE Trans Med Imaging，36（9）：1930-1938.

Fu H，Xu Y，Lin S，et al.，2018. Multi-context deep network for angle-closure glaucoma screening in anterior segment OCT//Frangi A，Schnabel J，Davatzikos C，et al. Medical Image Computing and Computer Assisted Intervention—MICCAI 2018. Lecture Notes in Computer Science. Cham：Springer：356-363.

Fu H，Xu Y，Lin S，et al.，2020. Angle-closure detection in anterior segment OCT based on multilevel deep network. IEEE Trans Cybern，50（7）：3358-3366.

Fu，H.，Yan，Y.，Zhang，S.，et al.（2019）. Attention guided network for retinal image segmentation//Shen D，et al. Medical Image Computing and Computer Assisted Intervention—MICCAI 2019. Lecture Notes in Computer Science. Cham：Springer：797-805.

Gao K，Niu S，Ji Z，et al.，2019. Double-branched and area-constraint fully convolutional networks for automated serous retinal detachment segmentation in SD-OCT images. Comput Methods Programs Biomed，176：69-80.

Gao M，Jiang H，Zhu L，et al.，2023. Discriminative ensemble meta-learning with co-regularization for rare fundus diseases diagnosis. Med Image Anal，89：102884.

Gao X，Lin S，Wong T Y，2015. Automatic feature learning to grade nuclear cataracts based on deep learning. IEEE Trans Biomed Eng，62（11）：2693-2701.

García G，del Amor R，Colomer A，et al.，2021. Circumpapillary OCT-focused hybrid learning for glaucoma grading using tailored prototypical neural networks. Artif Intell Med，118：102132.

George R，Mohan P，2019. Ocular surface analyzer. Kerala Journal of Ophthalmology，31（1）：72.

Gerendas B S，Bogunovic H，Sadeghipour A，et al.，2017. Computational image analysis for prognosis determination in DME. Vision Res，139：204-210.

Ghaderi M，Sharifi A，Jafarzadeh Pour E，2021. Proposing an ensemble learning model based on neural network and fuzzy system for keratoconus diagnosis based on Pentacam measurements. Int Ophthalmol，41（12）：3935-3948.

Gheisari S，Shariflou S，Phu J，et al.，2021. A combined convolutional and recurrent neural network for enhanced glaucoma detection. Sci Rep，11（1）：1945.

Ghemame M，Charpentier P，Mouriaux F，2020. Corneal topography in practice. J Fr Ophtalmol，43（1）：67-79.

Ghosh A K, Thammasudjarit R, Jongkhajornpong P, et al., 2022. Deep learning for discrimination between fungal keratitis and bacterial keratitis:DeepKeratitis. Cornea, 41（5）: 616-622.

Ghouali W, Grieve K, Bellefqih S, et al., 2015. Full-field optical coherence tomography of human donor and pathological corneas. Curr Eye Res, 40（5）: 526-534.

Giannaccare G, Vigo L, Pellegrini M, et al., 2018. Ocular surface workup with automated noninvasive measurements for the diagnosis of meibomian gland dysfunction. Cornea, 37 （6）: 740-745.

Gomes J A, Tan D, Rapuano C J, et al., 2015. Global consensus on keratoconus and ectatic diseases. Cornea, 34（4）: 359-369.

Grulkowski I, Manzanera S, Cwiklinski L, et al., 2018. Swept source optical coherence tomography and tunable lens technology for comprehensive imaging and biometry of the whole eye. Optica, 5（1）: 52.

Gulshan V, Peng L, Coram M, et al., 2016. Development and validation of a deep learning algorithm for detection of diabetic retinopathy in retinal fundus photographs. JAMA, 316（22）: 2402-2410.

Guo Y, Hormel T T, Xiong H, et al., 2019. Development and validation of a deep learning algorithm for distinguishing the nonperfusion area from signal reduction artifacts on OCT angiography. Biomed Opt Express, 10（7）: 3257-3268.

Guo Y, Hormel T T, Xiong H, et al., 2020. Automated segmentation of retinal fluid volumes from structural and angiographic optical coherence tomography using deep learning. Transl Vis Sci Technol, 9（2）: 54.

Hagan K, DuBose T, Cunefare D, et al., 2020. Multimodal handheld adaptive optics scanning laser ophthalmoscope. Opt Lett, 45（17）: 4940-4943.

Halička J, Sahatqija E, Krasňanský M, et al., 2020. Visual training in virtual reality in adult patients with anisometric amblyopia. Cesk Slov Oftalmol, 76（1）: 24-28.

Han B, Yao Q, Yu X, et al., 2018. Co-teaching: robust training of deep neural networks with extremely noisy labels. arXiv: 1804.06872.

Han K, Wang Y, Tian Q, et al., 2020. GhostNet: more features from cheap operations. Seattle: 2020 IEEE/CVF Conference on Computer Vision and Pattern Recognition （CVPR）.

Hao H, Zhao Y, Yan Q, et al., 2021. Angle-closure assessment in anterior segment OCT images via deep learning. Med Image Anal, 69: 101956.

Hashemi H, Heydarian S, Khabazkhoob M, et al., 2019. Keratometry in children: comparison between auto-refractokeratometer, rotating scheimpflug imaging, and biograph. J Optom, 12（2）: 99-110.

Hastie T, Tibshirani R, Wainwright M, 2015. Statistical learning with sparsity: the lasso and generalizations. Intern Stat Rev, 84（1）, 156-157.

He K, Zhang X, Ren S, et al., 2016. Deep residual learning for image recognition. Las Vegas: 2016 IEEE Conference on Computer Vision and Pattern Recognition (CVPR).

He X, Deng Y, Fang L, et al., 2021. Multi-modal retinal image classification with modality-specific attention network. IEEE Trans Med Imaging, 40 (6): 1591-1602.

Heisler M, Karst S, Lo J, et al., 2020. Ensemble deep learning for diabetic retinopathy detection using optical coherence tomography angiography. Transl Vis Sci Technol, 9 (2): 20.

Hemelings R, Elen B, Blaschko M B, et al., 2021. Pathological myopia classification with simultaneous lesion segmentation using deep learning. Comput Methods Programs Biomed, 199: 105920.

Henein C, Nanavaty M A, 2017. Systematic review comparing penetrating keratoplasty and deep anterior lamellar keratoplasty for management of keratoconus. Cont Lens Anterior Eye, 40 (1): 3-14.

Herber R, Pillunat L E, Raiskup F, 2021. Development of a classification system based on corneal biomechanical properties using artificial intelligence predicting keratoconus severity. Eye Vis (Lond), 8 (1): 21.

Hernandez-Matas C, Zabulis X, Argyros A A, 2021. Retinal image registration as a tool for supporting clinical applications. Comput Methods Programs Biomed, 199: 105900.

Hinton G, Vinyals O, Dean J, 2015. Distilling the knowledge in a neural network. Comput Sci, 14 (7): 38-39.

Holden B A, Fricke T R, Wilson D A, et al., 2016. Global prevalence of myopia and high myopia and temporal trends from 2000 through 2050. Ophthalmology, 123 (5): 1036-1042.

Hosoda Y, Miyake M, Meguro A, et al., 2020. Keratoconus-susceptibility gene identification by corneal thickness genome-wide association study and artificial intelligence IBM Watson. Commun Biol, 3 (1): 410.

Howard A, Sandler M, Chen B, et al., 2019. Searching for MobileNetV3. Seoul: 2019 IEEE/CVF International Conference on Computer Vision (ICCV).

Hu J, Chen Y, Yi Z, 2019. Automated segmentation of macular edema in OCT using deep neural networks. Med Image Anal, 55: 216-227.

Huang G, Liu Z, Van Der Maaten L, et al., 2017. Densely connected convolutional networks. Honolulu: 2017 IEEE Conference on Computer Vision and Pattern Recognition (CVPR).

Huazhu Fu, Yanwu Xu, Wong DW, et al., 2016. Automatic anterior chamber angle structure segmentation in AS-OCT image based on label transfer. Annu Int Conf IEEE Eng Med Biol Soc, 2016: 1288-1291.

Hung K H, Kao Y C, Tang Y H, et al., 2022. Application of a deep learning system in glaucoma screening and further classification with colour fundus photographs: a case control study. BMC Ophthalmol, 22 (1): 483.

Hung K H, Lin C, Roan J, et al., 2022. Application of a deep learning system in pterygium grading and further prediction of recurrence with slit lamp photographs. Diagnostics,

12（4）：888.

Hung N, Shih A K, Lin C, et al., 2021. Using slit-lamp images for deep learning-based identification of bacterial and fungal keratitis: model development and validation with different convolutional neural networks. Diagnostics, 11（7）: 1246.

Hwang E S, Perez-Straziota C E, Kim S W, et al., 2018. Distinguishing highly asymmetric keratoconus eyes using combined scheimpflug and spectral-domain OCT analysis. Ophthalmology, 125（12）: 1862-1871.

Issarti I, Consejo A, Jiménez-García M, et al., 2019. Computer aided diagnosis for suspect keratoconus detection. Comput Biol Med, 109: 33-42.

Jiang H, Zhong J, DeBuc D C, et al., 2014. Functional slit lamp biomicroscopy for imaging bulbar conjunctival microvasculature in contact lens wearers. Microvascular Research, 92: 62-71.

Jing D, Liu Y, Chou Y, et al., 2022. Change patterns in the corneal sub-basal nerve and corneal aberrations in patients with dry eye disease: an artificial intelligence analysis. Exp Eye Res, 215: 108851.

Jonnal R S, Kocaoglu O P, Zawadzki R J, et al., 2016. A review of adaptive optics optical coherence tomography: technical advances, scientific applications, and the future. Invest Ophthalmol Vis Sci, 57（9）: OCT51-OCT68.

Kamiya K, Ayatsuka Y, Kato Y, et al., 2019. Keratoconus detection using deep learning of colour-coded maps with anterior segment optical coherence tomography: a diagnostic accuracy study. BMJ Open, 9（9）: e031313.

Kamiya K, Ayatsuka Y, Kato Y, et al., 2021. Diagnosability of keratoconus using deep learning with placido disk-based corneal topography. Front Med（Lausanne）, 8: 724902.

Kamiya K, Ayatsuka Y, Kato Y, et al., 2021. Prediction of keratoconus progression using deep learning of anterior segment optical coherence tomography maps. Ann Transl Med, 9（16）: 1287.

Kansal S, Bhattacharya J, Srivastava V, 2020. Automated full-field polarization-sensitive optical coherence tomography diagnostic systems for breast cancer. Appl Opt, 59（25）: 7688-7693.

Kashani A H, Chen C L, Gahm J K, et al., 2017. Optical coherence tomography angiography: a comprehensive review of current methods and clinical applications. Prog Retin Eye Res, 60: 66-100.

Kato N, Masumoto H, Tanabe M, et al., 2021. Predicting keratoconus progression and need for corneal crosslinking using deep learning. J Clin Med, 10（4）: 844.

Kermany D S, Goldbaum M, Cai W, et al., 2018. Identifying medical diagnoses and treatable diseases by image-based deep learning. Cell, 172（5）: 1122-1131.e9.

Khan Z K, Umar A I, Shirazi S H, et al., 2021. Image based analysis of meibomian gland dysfunction using conditional generative adversarial neural network. BMJ Open Ophthalmol, 6（1）: e000436.

Kim J H, Kim Y J, Lee Y J, et al., 2023. Automated histopathological evaluation of pte-rygium using artificial intelligence. Br J Ophthalmol, 107 (5): 627-634.

Kirby M A, Pelivanov I, Song S, et al., 2017. Optical coherence elastography in ophthal-mology. J Biomed Opt, 22 (12): 1-28.

Kondo S, Kasai S, Hirasawa K, 2022. Computer aided diagnosis and out-of-distribution detection in glaucoma screening using color fundus photography. arXiv: 2202.11944.

Koo T, Kim M H, Jue M S, 2021. Automated detection of superficial fungal infections from microscopic images through a regional convolutional neural network. PLoS One, 16 (8): e0256290.

Koprowski R, Rzendkowski M, Wróbel Z, 2014. Automatic method of analysis of OCT images in assessing the severity degree of glaucoma and the visual field loss. Biomed Eng Online, 13: 16.

Kornblau I S, El-Annan J F, 2019. Adverse reactions to fluorescein angiography: a compre-hensive review of the literature. Surv Ophthalmol, 64 (5): 679-693.

Koustenis A Jr, Harris A, Gross J, et al., 2017. Optical coherence tomography angiog-raphy: an overview of the technology and an assessment of applications for clinical re-search. Br J Ophthalmol, 101 (1): 16-20.

Kovács I, Miháltz K, Kránitz K, et al., 2016. Accuracy of machine learning classifiers us-ing bilateral data from a Scheimpflug camera for identifying eyes with preclinical signs of keratoconus. J Cataract Refract Surg, 42 (2): 275-283.

Koyama A, Miyazaki D, Nakagawa Y, et al., 2021. Determination of probability of caus-ative pathogen in infectious keratitis using deep learning algorithm of slit-lamp images. Sci Rep, 11 (1): 22642.

Kucur Ş S, Holló G, Sznitman R, 2018. A deep learning approach to automatic detection of early glaucoma from visual fields. PLoS One, 13 (11): e0206081.

Kundu G, Shetty R, Khamar P, et al., 2023. Universal architecture of corneal segmental tomography biomarkers for artificial intelligence-driven diagnosis of early keratoconus. Br J Ophthalmol, 107 (5): 635-643.

Kuo A N, McNabb R P, Izatt J A, 2019. Advances in whole-eye optical coherence tomog-raphy imaging. Asia Pac J Ophthalmol (Phila), 8 (2): 99-104.

Kuo B I, Chang W Y, Liao T S, et al., 2020. Keratoconus screening based on deep learn-ing approach of corneal topography. Transl Vis Sci Technol, 9 (2): 53.

Kuo M T, Hsu B W, Yin Y K, et al., 2020. A deep learning approach in diagnosing fun-gal keratitis based on corneal photographs. Sci Rep, 10 (1): 14424.

Latif J, Tu S, Xiao C, et al., 2022. ODGNet: a deep learning model for automated optic disc localization and glaucoma classification using fundus images. SN Appl Sci, 4 (4): 98.

Lavric A, Valentin P, 2019. KeratoDetect: keratoconus detection algorithm using convolu-tional neural networks. Comput Intell Neurosci, 2019: 8162567.

Lawrence D R, Palacios-González C, Harris J, 2016. Artificial intelligence. Camb Q

Healthc Ethics, 25 (2): 250-261.

LeCun Y, Bengio Y, Hinton G, 2015. Deep learning. Nature, 521 (7553): 436-444.

Lee J, Kim Y K, Park K H, et al., 2020. Diagnosing glaucoma with spectral-domain optical coherence tomography using deep learning classifier. J Glaucoma, 29 (4): 287-294.

Lee T, Jammal A A, Mariottoni E B, et al., 2021. Predicting glaucoma development with longitudinal deep learning predictions from fundus photographs. Am J Ophthalmol, 225: 86-94.

Lekhanont K, Jongkhajornpong P, Sontichai V, et al., 2019. Evaluating dry eye and meibomian gland dysfunction with meibography in patients with stevens-Johnson syndrome. Cornea, 38 (12): 1489-1494.

Li B, Chen H, Zhang B, et al., 2022. Development and evaluation of a deep learning model for the detection of multiple fundus diseases based on colour fundus photography. Br J Ophthalmol, 106 (8): 1079-1086.

Li F, Yan L, Wang Y, et al., 2020. Deep learning-based automated detection of glaucomatous optic neuropathy on color fundus photographs. Graefes Arch Clin Exp Ophthalmol, 258 (4): 851-867.

Li F, Yang Y, Sun X, et al., 2022. Digital gonioscopy based on three-dimensional anterior-segment OCT an international multicenter study. Ophthalmology, 129 (1): 45-53.

Li L, Wang X, Xu M, et al., 2020. DeepGF: glaucoma forecast using the sequential fundus images//Martel A L, et al. Medical Image Computing and Computer Assisted Intervention—MICCAI 2020. Lecture Notes in Computer Science. Cham: Springer: 626-635.

Li L, Xu M, Liu H, et al., 2020. A large-scale database and a CNN model for attention-based glaucoma detection. IEEE Trans Med Imaging, 39 (2): 413-424.

Li M, Wang H, Liu Y, et al., 2016. Comparison of time-domain, spectral-domain and swept-source OCT in evaluating aqueous cells *in vitro*. Sci China Life Sci, 59 (12): 1319-1323.

Li P, Geng L, Zhu W, et al., 2020. Automatic angle-closure glaucoma screening based on the localization of scleral spur in anterior segment OCT. Iowa City: 2020 IEEE 17th International Symposium on Biomedical Imaging (ISBI).

Li S, Wang J J, Li H Y, et al., 2021. Performance evaluation of two fundus oculi angiographic imaging system: optos 200Tx and Heidelberg spectralis. Exp Ther Med, 21 (1): 19.

Li Y, Moon S, Chen J J, et al., 2020. Ultrahigh-sensitive optical coherence elastography. Light Sci Appl, 9: 58.

Li Z, Jiang J, Chen K, et al., 2021. Preventing corneal blindness caused by keratitis using artificial intelligence. Nat Commun, 12 (1): 3738.

Lim W S, Grimaldi G, Nicholson L, et al., 2021. Widefield imaging with Clarus fundus camera vs slit lamp fundus examination in assessing patients referred from the National Health Service diabetic retinopathy screening programme. Eye, 35 (1): 299-306.

Lin A, Rhee M K, Akpek E K, et al., 2019. Bacterial keratitis preferred practice pattern[®]. Ophthalmology, 126 (1): P1-P55.

Lin D, Xiong J, Liu C, et al., 2021. Application of comprehensive artificial intelligence retinal expert (CARE) system: a national real-world evidence study. Lancet Digit Health, 3 (8): e486-e495.

Liu B, Zhang B, Hu Y, et al., 2021. Automatic prediction of treatment outcomes in patients with diabetic macular edema using ensemble machine learning. Ann Transl Med, 9 (1): 43.

Liu M, Chen X, Wang B, 2021. Axial and horizontal registration guided speckle suppression in single-line HD mode for retinal optical coherence tomography images. Opt Commun, 487: 126807.

Liu Y, Yang J, Zhou Y, et al., 2020. Prediction of OCT images of short-term response to anti-VEGF treatment for neovascular age-related macular degeneration using generative adversarial network. Br J Ophthalmol, 104 (12): 1735-1740.

Liu Z, Cao Y, Li Y, et al., 2020. Automatic diagnosis of fungal keratitis using data augmentation and image fusion with deep convolutional neural network. Comput Methods Programs Biomed, 187: 105019.

Llorens-Quintana C, Garaszczuk I K, Szczesna-Iskander D H, 2020. Meibomian glands structure in daily disposable soft contact lens wearers: a one-year follow-up study. Ophthalmic Physiol Opt, 40 (5): 607-616.

Long E, Lin H, Liu Z, et al., 2017. An artificial intelligence platform for the multihospital collaborative mana- gement of congenital cataracts. Nature Biomedical Engineering, 1 (2): 24.

Long J, Shelhamer E, Darrell T, 2015. Fully convolutional networks for semantic segmentation. Boston: 2015 IEEE Conference on Computer Vision and Pattern Recognition (CVPR).

Loo J, Kriegel M F, Tuohy M M, et al., 2021. Open-source automatic segmentation of ocular structures and biomarkers of microbial keratitis on slit-lamp photography images using deep learning. IEEE J Biomed Health Inform, 25 (1): 88-99.

Lu C D, Kraus M F, Potsaid B, et al., 2013. Handheld ultrahigh speed swept source optical coherence tomography instrument using a MEMS scanning mirror. Biomed Opt Express, 5 (1): 293-311.

Luo J H, Wu J X, Lin W Y, 2017. ThiNet: a filter level pruning method for deep neural network compression. Venice: 2017 IEEE International Conference on Computer Vision (ICCV).

Lv J, Zhang K, Chen Q, et al., 2020. Deep learning-based automated diagnosis of fungal keratitis with *in vivo* confocal microscopy images. Ann Transl Med, 8 (11): 706.

Ma N, Zhang X, Zheng H T, et al., 2018. ShuffleNet V2: practical guidelines for efficient CNN architecture design//Ferrari V, Hebert M, Sminchisescu C, et al. Computer Vision—ECCV 2018. Lecture Notes in Computer Science. Cham: Springer: 122-138.

Ma X, Ji Z, Niu S, et al., 2020. MS-CAM: multi-scale class activation maps for weakly-supervised segmentation of geographic atrophy lesions in SD-OCT images. IEEE J

Biomed Health Inform, 24(12): 3443-3455.

Malyugin B, Sakhnov S, Izmailova S, et al., 2021. Keratoconus diagnostic and treatment algorithms based on machine-learning methods. Diagnostics, 11(10): 1933.

Martínez-Abad A, Piñero D P, 2017. New perspectives on the detection and progression of keratoconus. J Cataract Refract Surg, 43(9): 1213-1227.

Maruoka S, Tabuchi H, Nagasato D, et al., 2020. Deep neural network-based method for detecting obstructive meibomian gland dysfunction with *in vivo* laser confocal microscopy. Cornea, 39(6): 720-725.

Mas Tur V, MacGregor C, Jayaswal R, et al., 2017. A review of keratoconus: diagnosis, pathophysiology, and genetics. Surv Ophthalmol, 62(6): 770-783.

Mayya V, Kamath Shevgoor S, Kulkarni U, et al., 2021. Multi-scale convolutional neural network for accurate corneal segmentation in early detection of fungal keratitis. J Fungi (Basel), 7(10): 850.

Mazlin V, Xiao P, Dalimier E, et al., 2018. *In vivo* high resolution human corneal imaging using full-field optical coherence tomography. Biomed Opt Express, 9(2): 557-568.

McAlinden C, Schwiegerling J, Khadka J, et al., 2020. Corneal aberrations measured with a high-resolution scheimpflug tomographer: repeatability and reproducibility. J Cataract Refract Surg, 46(4): 581-590.

Medeiros F A, Jammal A A, Thompson A C, 2019. From machine to machine an OCT-trained deep learning algorithm for objective quantification of glaucomatous damage in fundus photographs. Ophthalmology, 126(4): 513-521.

Meng Q, Zuo C, Shi F, et al., 2021. Three-dimensional choroid neovascularization growth prediction from longitudinal retinal OCT images based on a hybrid model. Pattern Recog Let, 146: 108-114.

Merino D, Loza-Alvarez P, 2016. Adaptive optics scanning laser ophthalmoscope imaging: technology update. Clin Ophthalmol, 10: 743-755.

Mishra S S, Mandal B, Puhan N B, 2019. Multi-level dual-attention based CNN for macular optical coherence tomography classification. IEEE Signal Proc Lett, 26(12): 1793-1797.

Mohammadpour M, Heidari Z, Hashemi H, et al., 2022. Comparison of artificial intelligence-based machine learning classifiers for early detection of keratoconus. Eur J Ophthalmol, 32(3): 1352-1360.

Muhammad H, Fuchs T J, De Cuir N, et al., 2017. Hybrid deep learning on single wide-field optical coherence tomography scans accurately classifies glaucoma suspects. J Glaucoma, 26(12): 1086-1094.

Nafar Z, Wen R, Jiao S, 2018. Visible-light optical coherence tomography-based multimodal system for quantitative fundus autofluorescence imaging. Exp Biol Med(Maywood), 243(17-18): 1265-1274.

Nagasato D, Tabuchi H, Ohsugi H, et al., 2019. Deep-learning classifier with ultrawide-field fundus ophthalmoscopy for detecting branch retinal vein occlusion. Int J Ophthalmol, 12(1): 94-99.

Nagiel A, Lalane R A, Sadda S R, et al., 2016. ULTRA-WIDEFIELD FUNDUS IMAGING: a review of clinical applications and future trends. Retina, 36(4): 660-678.

Napoli P E, Nioi M, Mangoni L, et al., 2020. Fourier-domain OCT imaging of the ocular surface and tear film dynamics: a review of the state of the art and an integrative model of the tear behavior during the inter-blink period and visual fixation. J Clin Med, 9(3): 668.

Naseripour M, Hemmati S, Chaibakhsh S, et al., 2023. Cystoid macular oedema without leakage in fluorescein angiography: a literature review. Eye(Lond), 37(8): 1519-1526.

Natarajan S, Jain A, Krishnan R, et al., 2019. Diagnostic accuracy of community-based diabetic retinopathy screening with an offline artificial intelligence system on a smartphone. JAMA Ophthalmol, 137(10): 1182-1188.

Ni S, Wei X, Ng R, et al., 2021. High-speed and widefield handheld swept-source OCT angiography with a VCSEL light source. Biomed Opt Express, 12(6): 3553-3570.

Niazi M K K, Parwani A V, Gurcan M N, 2019. Digital pathology and artificial intelligence. Lancet Oncol, 20(5): e253-e261.

Niwas S I, Lin W, Bai X, et al., 2015. Reliable feature selection for automated angle closure glaucoma mechanism detection. J Med Syst, 39(3): 21.

Niwas S I, Lin W, Bai X, et al., 2016. Automated anterior segment OCT image analysis for Angle Closure Glaucoma mechanisms classification. Comput Methods Programs Biomed, 130: 65-75.

Niwas S I, Lin W, Kwoh C K, et al., 2016. Cross-examination for angle-closure glaucoma feature detection.IEEE J Biomed Health Inform, 20(1): 343-354.

Orlando J I, Fu H, Barbosa Breda J, et al., 2020. REFUGE Challenge: a unified framework for evaluating automated methods for glaucoma assessment from fundus photographs. Med Image Anal, 59: 101570.

Pan C W, Dirani M, Cheng C Y, et al., 2015. The age-specific prevalence of myopia in Asia. Optom Vis Sci, 92(3): 258-266.

Papaioannou L, Miligkos M, Papathanassiou M, 2016. Corneal collagen cross-linking for infectious keratitis: a systematic review and meta-analysis. Cornea, 35(1): 62-71.

Patel T P, Prajna N V, Farsiu S, et al., 2018. Novel image-based analysis for reduction of clinician-dependent variability in measurement of the corneal ulcer size. Cornea, 37(3): 331-339.

Peteiro-Barral D, Remeseiro B, Méndez R, et al., 2017. Evaluation of an automatic dry eye test using MCDM methods and rank correlation. Med Biol Eng Comput, 55(4): 527-536.

Pihlblad M S, Erenler F, Sharma A, et al., 2015. Anterior segment optical coherence tomography of the horizontal and vertical extraocular muscles with measurement of the insertion to limbus distance. J Pediatr Ophthalmol Strabismus, 53(3): 141-145.

Polans J, Keller B, Carrasco-Zevallos O M, et al., 2016. Wide-field retinal optical coherence tomography with wavefront sensorless adaptive optics for enhanced imaging of targeted regions. Biomed Opt Express, 8(1): 16-37.

Popescu Patoni S I, Muşat A A M, Patoni C, et al., 2021. Artificial Intelligence in Ophthalmology. Rom J Ophthalmol, 67(3): 207-213.

Porporato N, Baskaran M, Aung T, 2018. Role of anterior segment optical coherence tomography in angle-closure disease: a review. Clin Exp Ophthalmol, 46(2): 147-157.

Prabhu S M, Chakiat A, Shashank S, et al., 2020. Deep learning segmentation and quantification of Meibomian glands. Biomed Signal Process Control, 57(3): 101776.

Puliafito C A, 2014. OCT angiography: the next era of OCT technology emerges. Ophthalmic Surg Lasers Imaging Retina, 45(5): 360.

Rahimy E, 2018. Deep learning applications in ophthalmology. Curr Opin Ophthalmol, 29(3): 254-260.

Ran A R, Tham C C, Chan P P, et al., 2021. Deep learning in glaucoma with optical coherence tomography: a review. Eye(Lond), 35(1): 188-201.

Rastegari M, Ordonez V, Redmon J, et al., 2016. XNOR-net: ImageNet classification using binary convolutional neural networks//Leibe B, Matas J, Sebe N, et al. Computer Vision—ECCV 2016. Lecture Notes in Computer Science. Cham: Springer: 525-542.

Rasti R, Biglari A, Rezapourian M, et al., 2023. RetiFluidNet: a self-adaptive and multi-attention deep convolutional network for retinal OCT fluid segmentation. IEEE Trans Med Imaging, 42(5): 1413-1423.

Rasti R, Rabbani H, Mehridehnavi A, et al., 2018. Macular OCT classification using a multi-scale convolutional neural network ensemble. IEEE Trans Med Imaging, 37(4): 1024-1034.

Resnikoff S, Lansingh V C, Washburn L, et al., 2020. Estimated number of ophthalmologists worldwide(international council of ophthalmology update): will we meet the needs? Br J Ophthalmol, 104(4): 588-592.

Rohm M, Tresp V, Müller M, et al., 2018. Predicting visual acuity by using machine learning in patients treated for neovascular age-related macular degeneration. Ophthalmology, 125(7): 1028-1036.

Romo-Bucheli D, Erfurth U S, Bogunovic H, 2020. End-to-end deep learning model for predicting treatment requirements in neovascular AMD from longitudinal retinal OCT imaging. IEEE J Biomed Health Inform, 24(12): 3456-3465.

Rong Y, Xiang D, Zhu W, et al., 2019. Surrogate-assisted retinal OCT image classification based on convolutional neural networks. IEEE J Biomed Health Inform, 23(1): 253-263.

Ronneberger O, Fischer P, Brox T, 2015. U-net: convolutional networks for biomedical image segmentation//Navab N, Hornegger J, Wells W, et al. Medical Image Computing and Computer-Assisted Intervention—MICCAI 2015. Lecture Notes in Computer Science. Cham: Springer: 234-241.

Roy A G, Conjeti S, Karri S P K, et al., 2017. ReLayNet: retinal layer and fluid segmentation of macular optical coherence tomography using fully convolutional networks. Biomed Opt Express, 8(8): 3627-3642.

Ruiz Hidalgo I, Rodriguez P, Rozema J J, et al., 2016. Evaluation of a machine-learning classifier for keratoconus detection based on scheimpflug tomography. Cornea, 35(6): 827-832.

Saba L, Biswas M, Kuppili V, et al., 2019. The present and future of deep learning in radiology. Eur J Radiol, 114: 14-24.

Sabeti S, Kheirkhah A, Yin J, et al., 2020. Management of meibomian gland dysfunction: a review. Surv Ophthalmol, 65(2): 205-217.

Sánchez-González M C, Capote-Puente R, García-Romera M C, et al., 2022. Dry eye disease and tear film assessment through a novel non-invasive ocular surface analyzer: the OSA protocol. Front Med(Lausanne), 9: 938484.

Sandler M, Howard A, Zhu M, et al., 2018. MobileNetV2: inverted residuals and linear bottlenecks. Salt Lake City: 2018 IEEE/CVF Conference on Computer Vision and Pattern Recognition.

Sandra Johanna G P, Antonio L A, Andrés G S, 2019. Correlation between type 2 diabetes, dry eye and meibomian glands dysfunction. J Optom, 12(4): 256-262.

Schmidt-Erfurth U, Bogunovic H, Sadeghipour A, et al., 2018. Machine learning to analyze the prognostic value of current imaging biomarkers in neovascular age-related macular degeneration. Ophthalmol Retina, 2(1): 24-30.

Schmidt-Erfurth U, Waldstein S M, Klimscha S, et al., 2018. Prediction of individual disease conversion in early AMD using artificial intelligence. Invest Ophthalmol Vis Sci, 59(8): 3199-3208.

Seeböck P, Waldstein S M, Klimscha S, et al., 2019. Unsupervised identification of disease marker candidates in retinal OCT imaging data. IEEE Trans Med Imaging, 38(4): 1037-1047.

Selvaraju R R, Cogswell M, Das A, et al., 2017. Grad-CAM: visual explanations from deep networks via gradient-based localization. Venice: 2017 IEEE International Conference on Computer Vision(ICCV).

Setu M A K, Horstmann J, Schmidt S, et al., 2021. Deep learning-based automatic meibomian gland segmentation and morphology assessment in infrared meibography. Sci Rep, 11(1): 7649.

Sharma N, Bagga B, Singhal D, et al., 2022. Fungal keratitis: a review of clinical presentations, treatment strategies and outcomes. Ocul Surf, 24: 22-30.

Shi C, Wang M, Zhu T, et al., 2020. Machine learning helps improve diagnostic ability of subclinical keratoconus using Scheimpflug and OCT imaging modalities. Eye Vis(Lond), 7: 48.

Shibata N, Tanito M, Mitsuhashi K, et al., 2018. Development of a deep residual learning algorithm to screen for glaucoma from fundus photography. Sci Rep, 8(1): 14665.

Shu X, Beckmann L, Zhang H, 2017. Visible-light optical coherence tomography: a review. J Biomed Opt, 22(12): 1-14.

Simonyan K, Zisserman A, 2014. Very deep convolutional networks for largescale image recognition. arXiv: 1409.1556.

Sivaswamy J, Krishnadas S, Chakravarty A, et al., 2015. A comprehensive retinal image dataset for the assessment of glaucoma from the optic nerve head analysis. JSM Biomed Imaging Data Pap, 2(1): 1004.

Son J, Kim J, Kong S T, et al., 2021. Leveraging the generalization ability of deep convolutional neural networks for improving classifiers for color fundus photographs. Appl Sci, 11(2): 591.

Song D, Fu B, Li F, et al., 2021. Deep relation transformer for diagnosing glaucoma with optical coherence tomography and visual field function. IEEE Trans Med Imaging, 40(9): 2392-2402.

Song S, Zhou K, Xu J J, et al., 2019. Development of a clinical prototype of a miniature hand-held optical coherence tomography probe for prematurity and pediatric ophthalmic imaging. Biomed Opt Express, 10(5): 2383-2398.

Song W T, Lai C, Su Y Z, 2021. A statistical robust glaucoma detection framework combining retinex, CNN, and DOE using fundus images. IEEE Access, 9: 103772-103783.

Sosale B, Aravind S R, Murthy H, et al., 2020. Simple, Mobile-based Artificial Intelligence Algo r ithm in the detection of Diabetic Retinopathy (SMART) study. BMJ Open Diabetes Res Care, 8(1): e000892.

Spaide R F, Fujimoto J G, Waheed N K, et al., 2018. Optical coherence tomography angiography. Prog Retin Eye Res, 64: 1-55.

Srinivasan P P, Kim L A, Mettu P S, et al., 2014. Fully automated detection of diabetic macular edema and dry age-related macular degeneration from optical coherence tomography images. Biomed Opt Express, 5(10): 3568-3577.

Srivastava R, Cheng J, Wong D W K, et al., 2015. Using deep learning for robustness to parapapillary atrophy in optic disc segmentation. Brooklyn: 2015 IEEE 12th International Symposium on Biomedical Imaging (ISBI).

Stapleton F, Alves M, Bunya V Y, et al., 2017. TFOS DEWS Ⅱ epidemiology report. Ocul Surf, 15(3): 334-365.

Stegmann H, Werkmeister R M, Pfister M, et al., 2020. Deep learning segmentation for optical coherence tomography measurements of the lower tear Meniscus. Biomed Opt Express, 11(3): 1539-1554.

Su T Y, Liu Z Y, Chen D Y, 2018. Tear film break-up time measurement using deep convolutional neural networks for screening dry eye disease. IEEE Sens J, 18(16): 6857-6862.

Su T Y, Ting P J, Chang S W, et al., 2020. Superficial punctate keratitis grading for dry eye screening using deep convolutional neural networks. IEEE Sens J, 20(3): 1672-1678.

Sullivan D A, Dana R, Sullivan R, et al., 2018. Meibomian gland dysfunction in primary and secondary sjögren syndrome. Ophthalmic Res，59（4）：193-205.

Sun Q，Deng L，Liu J，et al.，2017. Patch-based deep convolutional neural network for corneal ulcer area segmentation//Cardoso M，et al. Fetal，Infant and Ophthalmic Medical Image Analysis. OMIA FIFI 2017. Lecture Notes in Computer Science. Cham: Springer: 101-108.

Sun X，Xu Y，Zhao W，et al.，2018. Optic disc segmentation from retinal fundus images via deep object detection networks. Annu Int Conf IEEE Eng Med Biol Soc，2018: 5954-5957.

Szegedy C，Vanhoucke V，Ioffe S，et al.，2016. Rethinking the inception architecture for computer vision. Las Vegas: 2016 IEEE Conference on Computer Vision and Pattern Recognition（CVPR）.

Taigman Y，Yang M，Ranzato M，et al.，2014. DeepFace: closing the gap to human-level performance in face verification. Columbus: 2014 IEEE Conference on Computer Vision and Pattern Recognition.

Tan Z，Chen X，Li K，et al.，2022. Artificial intelligence-based diagnostic model for detecting keratoconus using videos of corneal force deformation. Transl Vis Sci Technol，11（9）：32.

Terasaki H，Sonoda S，Tomita M，et al.，2021. Recent advances and clinical application of color scanning laser ophthalmoscope. J Clin Med，10（4）：718.

Tham Y C，Li X，Wong T Y，et al.，2014. Global prevalence of glaucoma and projections of glaucoma burden through 2040 A systematic review and meta-analysis. Ophthalmology，121（11）：2081-2090.

Thompson A C，Jammal A A，Berchuck S I，et al.，2020. Assessment of a segmentation-free deep learning algorithm for diagnosing glaucoma from optical coherence tomography scans. JAMA Ophthalmol，138（4）：333-339.

Thompson A C，Jammal A A，Medeiros F A，2019. A deep learning algorithm to quantify neuroretinal rim loss from optic disc photographs. Am J Ophthalmol，201: 9-18.

Ting D S W，Cheung C Y，Lim G，et al.，2017. Development and validation of a deep learning system for diabetic retinopathy and related eye diseases using retinal images from multiethnic populations with diabetes. JAMA，318（22）：2211-2223.

Ting D S W，Pasquale L R，Peng L，et al.，2019. Artificial intelligence and deep learning in ophthalmology. Br J Ophthalmol，103（2）：167-175.

Tiwari M，Piech C，Baitemirova M，et al.，2022. Differentiation of active corneal infections from healed scars using deep learning. Ophthalmology，129（2）：139-146.

Tuft S，Somerville T F，Li J O，et al.，2022. Bacterial keratitis: identifying the areas of clinical uncertainty. Prog Retin Eye Res，89: 101031.

Turner J M，Purslow C，Murphy P J，2023. Comparison of Javal-Schiøtz keratometer，Orbscan Ⅱz and Pentacam topographers in evaluating anterior corneal topography. Clin Exp Optom，106（5）：476-483.

Ung L，Bispo P J M，Shanbhag S S，et al.，2019. The persistent dilemma of microbial keratitis: global burden, diagnosis, and antimicrobial resistance. Surv Ophthalmol, 64 (3): 255-271.

Vaghefi E, Hill S, Kersten H M, et al., 2020. Multimodal retinal image analysis via deep learning for the diagnosis of intermediate dry age-related macular degeneration: a feasibility study. J Ophthalmol, 2020: 7493419.

Varadarajan A V, Poplin R, Blumer K, et al., 2018. Deep learning for predicting refractive error from retinal fundus images. Invest Ophthalmol Vis Sci, 59 (7): 2861-2868.

Vaswani A, Shazeer N, Parmar N, et al., 2017. Attention is all you need. arXiv: 1706.03762.

Veli M, Ozcan A, 2018. Computational sensing of *Staphylococcus aureus* on contact lenses using 3D imaging of curved surfaces and machine learning. ACS Nano, 12 (3): 2554-2559.

Venhuizen F G, van Ginneken B, Liefers B, et al., 2018. Deep learning approach for the detection and quantification of intraretinal cystoid fluid in multivendor optical coherence tomography. Biomed Opt Express, 9 (4): 1545-1569.

Viehland C, Chen X, Tran-Viet D, et al., 2019. Ergonomic handheld OCT angiography probe optimized for pediatric and supine imaging. Biomed Opt Express, 10 (5): 2623-2638.

Vienola K V, Dansingani K K, Eller A W, et al., 2021. Multimodal imaging of torpedo maculopathy withfluorescence adaptive optics imaging of individual retinal pigmented epithelial cells. Front Med (Lausanne), 8: 769308.

Virgili G, Menchini F, Casazza G, et al., 2015. Optical coherence tomography (OCT) for detection of macular oedema in patients with diabetic retinopathy. Cochrane Database Syst Rev, 1 (1): CD008081.

Vogl W D, Waldstein S M, Gerendas B S, et al., 2017. Predicting macular edema recurrence from spatio-temporal signatures in optical coherence tomography images. IEEE Trans Med Imaging, 36 (9): 1773-1783.

Vyas A H, Mehta M A, Kotecha K, et al., 2024. Tear film breakup time-based dry eye disease detection using convolutional neural network. Neural Comput Appl, 36 (1): 143-161.

Wan C, Shao Y, Wang C, et al., 2022. A novel system for measuring pterygium's progress using deep learning. Front Med (Lausanne), 9: 819971.

Wan Zaki W M D, Mat Daud M, Abdani S R, et al., 2018. Automated pterygium detection method of anterior segment photographed images. Comput Methods Programs Biomed, 154: 71-78.

Wang F, Ge Q M, Shu H Y, et al., 2021. Decreased retinal microvasculature densities in pterygium. Int J Ophthalmol, 14 (12): 1858-1867.

Wang J, Hormel T T, Gao L, et al., 2020. Automated diagnosis and segmentation of choroidal neovascularization in OCT angiography using deep learning. Biomed Opt Express, 11 (2): 927-944.

Wang J, Hormel T T, You Q, et al., 2019. Robust non-perfusion area detection in three retinal plexuses using convolutional neural network in OCT angiography. Biomed Opt Express, 11 (1): 330-345.

Wang J, Li S, Yeh T N, et al., 2021. Quantifying meibomian gland morphology using artificial intelligence. Optom Vis Sci, 98 (9): 1094-1103.

Wang J, Yeh T N, Chakraborty R, et al., 2019. A deep learning approach for meibomian gland atrophy evaluation in meibography images. Transl Vis Sci Technol, 8 (6): 37.

Wang J, Zhang M, Hwang T S, et al., 2017. Reflectance-based projection-resolved optical coherence tomography angiography. Biomed Opt Express, 8 (3): 1536-1548.

Wang M T M, Vidal-Rohr M, Muntz A, et al., 2020. Systemic risk factors of dry eye disease subtypes: a New Zealand cross-sectional study. Ocul Surf, 18 (3): 374-380.

Wang M, Shen L Q, Pasquale L R, et al., 2019. An artificial intelligence approach to detect visual field progression in glaucoma based on spatial pattern analysis. Invest Ophthalmol Vis Sci, 60 (1): 365-375.

Wang M, Zhu W, Shi F, et al., 2022. MsTGANet: automatic drusen segmentation from retinal OCT images. IEEE Trans Med Imaging, 41 (2): 394-406.

Wang P, Hu Q, Zhang Y, et al., 2018. Two-step quantization for low-bit neural networks. Salt Lake City: 2018 IEEE/CVF Conference on Computer Vision and Pattern Recognition.

Wang T C, Liu M Y, Zhu J Y, et al., 2018. High-resolution image synthesis and semantic manipulation with conditional GANs. Salt Lake City: 2018 IEEE/CVF Conference on Computer Vision and Pattern Recognition.

Wang T, Pfeiffer T, Akyildiz A, et al., 2022. Intravascular optical coherence elastography. Biomed Opt Express, 13 (10): 5418-5433.

Wang W, Li X, Xu Z, et al., 2022. Learning two-stream CNN for multi-modal age-related macular degeneration categorization. IEEE J Biomed Health Inform, 26 (8): 4111-4122.

Wang W, Sun Y, Eriksson B, et al., 2018. Wide compression: tensor ring nets. Salt Lake City: 2018 IEEE/CVF Conference on Computer Vision and Pattern Recognition.

Wang X, Chen H, Ran A R, et al., 2020. Towards multi-center glaucoma OCT image screening with semi-supervised joint structure and function multi-task learning. Med Image Anal, 63: 101695.

Wang X, Tang F, Chen H, et al., 2020. UD-MIL: uncertainty-driven deep multiple instance learning for OCT image classification. IEEE J Biomed Health Inform, 24 (12): 3431-3442.

Wang Y, Yao Q, Kwok J T, et al., 2021. Generalizing from a few examples: a survey on few-shot learning. ACM Comput Surv, 53 (3): 1-34.

Watson S, Cabrera-Aguas M, Khoo P, 2018. Common eye infections. Aust Prescr, 41 (3): 67-72.

Wei S, Shi F, Wang Y, et al., 2020. A deep learning model for automated sub-basal corneal nerve segmentation and evaluation using *in vivo* confocal microscopy. Transl Vis Sci Technol, 9(2): 32.

Weinreb R N, Aung T, Medeiros F A, 2014. The pathophysiology and treatment of glaucoma: a review. JAMA, 311(18): 1901-1911.

Wu J, Philip A M, Podkowinski D, et al., 2016. Multivendor spectral-domain optical coherence tomography dataset, observer annotation performance evaluation, and standardized evaluation framework for intraretinal cystoid fluid segmentation. J Ophthalmol, 2016: 3898750.

Wu M, Chen Q, He X, et al., 2018. Automatic subretinal fluid segmentation of retinal SD-OCT images with neurosensory retinal detachment guided by enface fundus imaging. IEEE Trans Biomed Eng, 65(1): 87-95.

Wu X, Huang Y, Liu Z, et al., 2019. Universal artificial intelligence platform for collaborative management of cataracts. Br J Ophthalmol, 103(11): 1553-1560.

Wu X, Qiu Q, Liu Z, et al., 2018. Hyphae detection in fungal keratitis images with adaptive robust binary pattern. IEEE Access, 6: 13449-13460.

Xiao P, Duan Z, Wang G, et al., 2020. Multi-modal anterior eye imager combining ultra-high resolution OCT and microvascular imaging for structural and functional evaluation of the human eye. Appl Sci, 10(7): 2545.

Xiao P, Fink M, Boccara A C, 2016. Full-field spatially incoherent illumination interferometry: a spatial resolution almost insensitive to aberrations. Opt Lett, 41(17): 3920-3923.

Xiao P, Mazlin V, Grieve K, et al., 2018. *In vivo* high-resolution human retinal imaging with wavefront-correctionless full-field OCT. Optica, 5(4): 409.

Xie Y, Zhao L, Yang X, et al., 2020. Screening candidates for refractive surgery with corneal tomographic based deep learning. JAMA Ophthalmol, 138(5): 519-526.

Xing G, Chen L, Wang H, et al., 2022. Multi-scale pathological fluid segmentation in OCT with a novel curvature loss in convolutional neural network. IEEE Trans Med Imaging, 41(6): 1547-1559.

Xiong J, Li F, Song D, et al., 2022. Multimodal machine learning using visual fields and peripapillary circular OCT scans in detection of glaucomatous optic neuropathy. Ophthalmology, 129(2): 171-180.

Xu B Y, Chiang M, Chaudhary S, et al., 2019. Deep learning classifiers for automated detection of gonioscopic angle closure based on anterior segment OCT images. Am J Ophthalmol, 208: 273-280.

Xu F, Jiang L, He W J, et al., 2021. The clinical value of explainable deep learning for diagnosing fungal keratitis using *in vivo* confocal microscopy images. Front Med(Lausanne), 8: 797616.

Xu W, Jin L, Zhu P Z, et al., 2021. Implementation and application of an intelligent pterygium diagnosis system based on deep learning. Front Med(Lausanne), 12: 759229.

Xu X, Guan Y, Li J, et al., 2021. Automatic glaucoma detection based on transfer induced attention network. Biomed Eng Online, 20 (1): 39.

Xu X, Zhang L, Li J, et al., 2020. A hybrid global-local representation CNN model for automatic cataract grading. IEEE J Biomed Health Inform, 24 (2): 556-567.

Xu Y, Duan L, Lin S, et al., 2014. Optic cup segmentation for glaucoma detection using low-rank superpixel representation. Med Image Comput Comput Assist Interv, 17 (Pt 1): 788-795.

Xu Y, Kong M, Xie W, et al., 2021. Deep sequential feature learning in clinical image classification of infectious keratitis. Engineering, 7 (7): 1002-1010.

Xu Z, Feng R, Jin X, et al., 2022. Evaluation of artificial intelligence models for the detection of asymmetric keratoconus eyes using Scheimpflug tomography. Clin Exp Ophthalmol, 50 (7): 714-723.

Yang H, Ahn Y, Askaruly S, et al., 2022. Deep learning-based glaucoma screening using regional RNFL thickness in fundus photography. Diagnostics (Basel), 12 (11): 2894.

Yang J J, Li J, Shen R, et al., 2016. Exploiting ensemble learning for automatic cataract detection and grading. Comput Methods Programs Biomed, 124: 45-57.

Ye J, Wang L, Li G, et al., 2018. Learning compact recurrent neural networks with block-term tensor decomposition. Salt Lake City: 2018 IEEE/CVF Conference on Computer Vision and Pattern Recognition.

Yeh C H, Yu S X, Lin M C, 2021. Meibography phenotyping and classification from unsupervised discriminative feature learning. Transl Vis Sci Technol, 10 (2): 4.

Yin P, Wu Q, Xu Y, et al., 2019. PM-Net: pyramid multi-label network for joint optic disc and cup segmentation//Shen D, et al. Medical Image Computing and Computer Assisted Intervention—MICCAI 2019. Lecture Notes in Computer Science. Cham: Springer: 129-137.

Yoo T K, Choi J Y, Kim H K, et al., 2021. Adopting low-shot deep learning for the detection of conjunctival melanoma using ocular surface images. Comput Methods Programs Biomed, 205: 106086.

Yousefi S, Yousefi E, Takahashi H, et al., 2018. Keratoconus severity identification using unsupervised machine learning. PLoS One, 13 (11): e0205998.

Zaleska-Żmijewska A, Wawrzyniak Z M, Dąbrowska A, et al., 2019. Adaptive optics (rtx1) high-resolution imaging of photoreceptors and retinal arteries in patients with diabetic retinopathy. J Diabetes Res, 2019: 9548324.

Zang P, Gao L, Hormel T T, et al., 2021. DcardNet: diabetic retinopathy classification at multiple levels based on structural and angiographic optical coherence tomography. IEEE Trans Biomed Eng, 68 (6): 1859-1870.

Zéboulon P, Ghazal W, Gatinel D, 2021. Corneal edema visualization with optical coherence tomography using deep learning: proof of concept. Cornea, 40 (10): 1267-1275.

Zhang G, Fu D J, Liefers B, et al., 2021. Clinically relevant deep learning for detection and quantification of geographic atrophy from optical coherence tomography: a model development and external validation study. Lancet Digit Health, 3 (10): e665-e675.

Zhang K, Liu X, Liu F, et al., 2018. An interpretable and expandable deep learning diagnostic system for multiple ocular diseases: qualitative study. J Med Internet Res, 20 (11): e11144.

Zhang S, Fu H, Xu Y, et al., 2020. Retinal image segmentation with a structure-texture demixing network// Martel A L, et al. Medical Image Computing and Computer Assisted Intervention—MICCAI 2020. Lecture Notes in Computer Science. Cham: Springer: 765-774.

Zhang X, Xiao Z, Higashita R, et al., 2020. A novel deep learning method for nuclear cataract classification based on anterior segment optical coherence tomography images. Toronto: 2020 IEEE International Conference on Systems, Man, and Cybernetics (SMC).

Zhang X, Zhou X, Lin M, et al., 2018. ShuffleNet: an extremely efficient convolutional neural network for mobile devices. Salt Lake City: 2018 IEEE/CVF Conference on Computer Vision and Pattern Recognition.

Zhang Y Y, Zhao H, Lin J Y, et al., 2021. Artificial intelligence to detect meibomian gland dysfunction from *in-vivo* laser confocal microscopy. Front Med (Lausanne), 8: 774344.

Zhang Y, Ma X, Li M, et al., 2022. LamNet: a lesion attention maps-guided network for the prediction of choroidal neovascularization volume in SD-OCT images. IEEE J Biomed Health Inform, 26 (4): 1660-1671.

Zhang Y, Zhang X, Ji Z, et al., 2021. An integrated time adaptive geographic atrophy prediction model for SD-OCT images. Med Image Anal, 68: 101893.

Zhang Z, Lin X, Yu X, et al., 2022. Meibomian gland density: an effective evaluation index of meibomian gland dysfunction based on deep learning and transfer learning. J Clin Med, 11 (9): 2396.

Zhang Z, Wang H, Wang S, et al., 2022. Deep learning-based classification of infectious keratitis on slit-lamp images. Ther Adv Chronic Dis, 13: 20406223221136071.

Zheng Q, Wang L, Wen H, et al., 2022. Impact of incomplete blinking analyzed using a deep learning model with the keratograph 5M in dry eye disease. Transl Vis Sci Technol, 11 (3): 38.

Zhou B, Khosla A, Lapedriza A, et al., 2016. Learning deep features for discriminative localization. Las Vegas: 2016 IEEE Conference on Computer Vision and Pattern Recognition (CVPR).

Zhu S, Shi F, Xiang D, et al., 2017. Choroid neovascularization growth prediction with treatment based on reaction-diffusion model in 3-D OCT images. IEEE J Biomed Health Inform, 21 (6): 1667-1674.

Zulkifley M A, Abdani S R, Zulkifley N H, 2019. Pterygium-Net: a deep learning approach to pterygium detection and localization. Multimed Tools Appl, 78 (24): 34563-34584.

数理医学丛书”已出版书目